护理管理学

（第2版）

（供护理学类专业用）

主　编　王　蕊　乔安花

副主编　刘　瑜　袁　群　丁永霞

编　者　（以姓氏笔画为序）

丁永霞（山西医科大学）

王　蕊（长治医学院附属和平医院）

乔安花（海军军医大学第二附属医院）

刘　瑜［襄阳市中医医院（襄阳市中医药研究所）］

杨　雪（西南医科大学中西医结合学院·附属中医医院）

李　媛（贵州中医药大学）

张建国（火箭军特色医学中心）

赵　娜（长治医学院附属和平医院）

袁　群（湖南中医药大学）

尉小芳［山西白求恩医院（山西医学科学院）］

智晓旭（南京医科大学附属肿瘤医院）

中国健康传媒集团
中国医药科技出版社

内容提要

本教材为"普通高等医学院校护理学类专业第二轮教材"之一,系根据本套教材编写总体原则、规范要求和本课程教学大纲的基本要求和课程特点编写而成。全书共十一章,内容主要包括管理理论与原理、护理程序与护理管理过程、现代护理管理方法与技术、领导与护理管理艺术、护理组织与组织文化管理、护理资源与护理业务技术管理、护理信息管理、护理质量与安全管理、护理管理与医院感染的预防和控制、护理工作中的法规与制度等。本教材为书网融合教材,即纸质教材有机融合电子教材、教学配套资源(PPT、微课、视频、图片等)、题库系统、数字化教学服务(在线教学、在线作业、在线考试),使教学资源更加多样化、立体化。

本教材主要供全国普通高等医学院校护理学类专业师生教学使用,也可供医院护理管理者和临床护士参考使用。

图书在版编目(CIP)数据

护理管理学/王蕊,乔安花主编.—2版.—北京:中国医药科技出版社,2022.8

普通高等医学院校护理学类专业第二轮教材

ISBN 978-7-5214-3209-1

Ⅰ.①护… Ⅱ.①王… ②乔… Ⅲ.①护理学–管理学–医学院校–教材 Ⅳ.①R47

中国版本图书馆 CIP 数据核字(2022)第 081579 号

美术编辑 陈君杞

版式设计 友全图文

出版 **中国健康传媒集团** | 中国医药科技出版社

地址 北京市海淀区文慧园北路甲 22 号

邮编 100082

电话 发行:010-62227427 邮购:010-62236938

网址 www.cmstp.com

规格 889mm×1194mm $\frac{1}{16}$

印张 13

字数 367 千字

初版 2016 年 8 月第 1 版

版次 2022 年 8 月第 2 版

印次 2022 年 8 月第 1 次印刷

印刷 北京紫瑞利印刷有限公司

经销 全国各地新华书店

书号 ISBN 978-7-5214-3209-1

定价 **38.00 元**

获取新书信息、投稿、为图书纠错,请扫码联系我们。

为了贯彻《中共中央、国务院中国教育现代化2035》"加强创新型、应用型、技能型人才培养规模"的战略任务要求，落实《国务院办公厅关于加快医学教育创新发展的指导意见》，紧密对接新医科建设对医学教育改革的新要求，满足新时代医疗卫生事业对人才培养的新需求，中国医药科技出版社在教育部、国家药品监督管理局的领导下，通过走访主要院校对2016年出版的全国普通高等医学院校护理学类专业"十三五"规划教材进行了广泛征求意见，有针对性地制定了第2版教材的出版方案，旨在赋予再版教材以下特点。

1.立德树人，融入课程思政

把立德树人贯穿、落实到教材建设全过程的各方面、各环节。课程思政建设应体现在知识技能传授中厚植爱国主义情怀，加强品德修养、增长知识见识、培养奋斗精神灌输，不断提高学生思想水平、政治觉悟、道德品质、文化素养等。医学教材着重体现加强救死扶伤的道术、心中有爱的仁术、知识扎实的学术、本领过硬的技术、方法科学的艺术的教育，培养医德高尚、医术精湛的人民健康守护者。

2.精准定位，培养应用人才

体现《国务院办公厅关于加快医学教育创新发展的指导意见》"立足基本国情，以服务需求为导向，以新医科建设为抓手，着力创新体制机制，分类培养研究型、复合型和应用型人才"的医学教育目标，结合医学教育发展"大国计、大民生、大学科、大专业"的新定位，注重人才培养应从疾病诊疗提升拓展为预防、诊疗和康养，以健康促进为中心，服务生命全周期、健康全过程的转变，精准定位教材内容和体系。教材编写应体现以医疗卫生事业需求为导向，以岗位胜任力为核心，以培养医工、医理、医文学科交叉融合的高素质、强能力、精专业、重实践的本科护理人才培养目标。

3.适应发展，优化教材内容

教材内容必须符合行业发展要求：体现医疗机构对护理人才在临床实践能力、沟通交流能力、服务意识和敬业精神等方面的要求；体现临床程序贯穿于教学的全过程，培养学生的整体临床意识；体现国家相关执业资格考试的有关新精神、新动向和新要求；注重吸收行业发展的新知识、新技术、新方法，体现学科发展前沿，并适当拓展知识面，为学生后续发展奠定必要的基础；满足以学生为中心而开展的各种教学方法的需要，充分发挥学生的主观能动性。

4.遵循规律，注重"三基""五性"

教材内容应注重"三基"(基本知识、基础理论、基本技能)、"五性"(思想性、科学性、先进性、启发性、适用性)；"内容成熟、术语规范、文字精炼、逻辑清晰、图文并茂、易教易学"；注意"适用性"，即以普通高等学校医学教育实际和学生接受能力为基准编写教材，满足多数院校的教学需要。

5.创新模式，提升学生能力

在不影响教材主体内容的基础上要保留"案例引导""学习目标""知识链接""目标检测"模块，去掉"知识拓展"模块。进一步优化各模块的内容，培养学生理论联系实践的实际操作能力、创新思维能力和综合分析能力；增强教材的可读性和实用性，培养学生学习的自觉性和主动性。

6.丰富资源，优化增值服务内容

搭建与教材配套的中国医药科技出版社在线学习平台"医药大学堂"（数字教材、教学课件、图片、视频、动画及练习题等），实现教学信息发布、师生答疑交流、学生在线测试、教学资源拓展等功能，促进学生自主学习。

本套教材凝聚了省属院校高等教育工作者的集体智慧，体现了凝心聚力、精益求精的工作作风，谨此向有关单位和个人致以衷心的感谢！

尽管所有参与者尽心竭力、字斟句酌，教材仍然有进一步提升的空间，敬请广大师生提出宝贵意见，以便不断修订完善！

普通高等医学院校护理学类专业第二轮教材

建设指导委员会

主 任 委 员　姜小鹰

常务副主任委员　（以姓氏笔画为序）

王金胜（长治医学院）　　　　　　　朱卫丰（江西中医药大学）

何清湖（湖南医药学院）　　　　　　唐世英（承德医学院）

副 主 任 委 员　（以姓氏笔画为序）

于景科（济宁医学院）　　　　　　　田维毅（贵州中医药大学）

吕雄文（安徽医科大学）　　　　　　何　涛（西南医科大学）

曾　芳（成都中医药大学）　　　　　熊　辉（湖南中医药大学）

委 员　（以姓氏笔画为序）

王　蕊（长治医学院）　　　　　　　王传功（济宁医学院）

王春平（潍坊医学院）　　　　　　　王垣芳（滨州医学院）

邓科穗（江西中医药大学）　　　　　卢咏梅（广州中医药大学）

田玉梅（湖南医药学院）　　　　　　田建丽（承德医学院）

田淑霞（天津中医药大学）　　　　　冯书营（河南中医药大学）

朱大诚（江西中医药大学）　　　　　朱天民（成都中医药大学）

乔安花（海军军医大学第二附属医院）　任立群（吉林大学）

伊淑莹（山东第一医科大学）　　　　刘建军（江西中医药大学）

齐洁敏（承德医学院）　　　　　　　孙贵香（湖南中医药大学）

阳大庆（湖南医药学院）　　　　　　苏衍萍（山东第一医科大学）

杜耍英（承德医学院）　　　　　　　李　颖（广东医科大学）

李天禹（遵义医科大学）　　　　　　李玉红（安徽医科大学）

李惠萍（安徽医科大学）　　　　　杨　渊（湖南医药学院）

肖洪玲（天津中医药大学）　　　　宋维芳（山西医科大学汾阳学院）

张　瑛（长治医学院）　　　　　　张凤英（承德医学院）

张春玲（贵州中医药大学）　　　　张银华（湖南中医药大学）

陈　廷（济宁医学院）　　　　　　武志兵（长治医学院）

罗　玲（重庆医科大学）　　　　　金荣疆（成都中医药大学）

周谊霞（贵州中医药大学）　　　　单伟颖（承德护理职业学院）

房民琴（三峡大学第一临床医学院）　孟宪国（山东第一医科大学）

赵　娟（承德医学院）　　　　　　赵秀芳（四川大学华西第二医院）

赵春玲（西南医科大学）　　　　　柳韦华（山东第一医科大学）

钟志兵（江西中医药大学）　　　　钟清玲（南昌大学）

洪静芳（安徽医科大学）　　　　　徐　刚（江西中医药大学）

徐旭东（济宁医学院）　　　　　　徐富翠（西南医科大学）

郭先菊（长治医学院）　　　　　　黄文杰（湖南医药学院）

龚明玉（承德医学院）　　　　　　章新琼（安徽医科大学）

梁　莉（承德医学院）　　　　　　彭德忠（成都中医药大学）

董志恒（北华大学基础医学院）　　蒋谷芬（湖南中医药大学）

雷芬芳（邵阳学院）　　　　　　　潘晓彦（湖南中医药大学）

魏秀红（潍坊医学院）

数字化教材编委会

主　编　王　蕊　乔安花
副主编　刘　瑜　袁　群　丁永霞
编　者　（以姓氏笔画为序）
　　　　丁永霞（山西医科大学）
　　　　王　蕊（长治医学院附属和平医院）
　　　　乔安花（海军军医大学第二附属医院）
　　　　刘　瑜［襄阳市中医医院（襄阳市中医药研究所）］
　　　　汤海燕（火箭军特色医学中心）
　　　　杨　雪（西南医科大学中西医结合学院·附属中医医院）
　　　　李　媛（贵州中医药大学）
　　　　李旭妍（长治医学院附属和平医院）
　　　　张建国（火箭军特色医学中心）
　　　　赵　娜（长治医学院附属和平医院）
　　　　袁　群（湖南中医药大学）
　　　　智晓旭（南京医科大学附属肿瘤医院）

PREFACE 前　言

近年来，随着医学模式的转变，卫生经济体制的改革和人民群众对医疗服务需求的变化，护理工作范围不断扩大，对医院护理组织管理的要求也日益增加。护理管理学作为将管理学理论和方法应用于护理实践并逐步发展起来的一门应用学科，是护理专业的必修课，主要研究护理现象和规律，通过计划、组织、人力资源管理、领导、控制五个管理职能，达到保证护理管理效率的目的。

本教材第一版出版后得到了广大院校及读者的厚爱和肯定，为进一步落实《全国护理事业发展规划（2021—2025 年）》提出的"加强护教协同，提高护理人才培养质量"及《高等学校课程思政建设指导纲要》指出的"把思想政治教育贯穿人才培养体系，全面推进高校课程思政建设"的要求，本次修订内容更加贴近大健康理念，注重服务生命全周期、健康全过程。同时增加课程思政内容，注重培养学生的医德、医术。

教材内容结构由管理理论、管理方法的介绍，逐步过渡到护理实践的应用，再到管理范围的拓展，多角度全方位阐述了护理管理的具体内容，体现循序渐进、由浅入深的原则。同时，引入护士熟悉的护理程序的思维方式，诠释抽象的管理概念，教材内容更加贴近临床实际，案例丰富，具有时代性、艺术性、实践性，可以有效提升学生运用管理学知识的能力，同时塑造学生尊重生命、宽厚仁爱、慎独、奉献的优良品质。本教材在各章设有"学习目标""案例引导""知识链接""本章小结""目标检测"等模块，同时配套教学资源（PPT、微课、视频、图片等）、题库系统、数字化教学服务（在线教学、在线作业、在线考试），使教学资源更加多样化、立体化，可以帮助学生从课前预习，到课后复习，更好消化、吸收所学内容，提高学习效果，增强自学能力。

本教材由王蕊、乔安花担任主编，具体编写分工如下：第一章由王蕊编写、第二章由丁永霞编写、第三章由刘瑜编写、第四章由乔安花编写、第五章由赵娜编写、第六章由尉小芳编写、第七章由智晓旭编写、第八章由杨雪编写，第九章由张建国编写、第十章由袁群编写、第十一章由李媛编写。

本教材在编写过程中，参考、借鉴了一些著作和文献资料，在此仅向有关作者表示诚挚的谢意。同时，本教材的编写也得到了各编者及其所在单位的大力支持，在此一并表示衷心的感谢。限于编者水平和经验，书中难免存在疏漏和不足之处，敬请广大读者和专家提出宝贵意见，以便我们不断修订改正！

编　者

2022 年 6 月

目 录 CONTENTS

第一章　管理学与护理管理学

管理是人类社会组织活动的一个最基本的手段，自人们开始以群体方式去完成个人无法实现的目标以来，管理就成为协调各种资源的最重要因素之一。任何一项活动要想有效率且达到目标，都需要管理。可以说管理无处不在、无时不在。把管理作为一门学科进行研究，已有上百年的历史。管理学注重对管理活动和管理规律的研究，是各类专业管理学科的共同基础。护理管理学就是将管理学提供的理论和方法，结合护理工作的特点进行研究和探索，从而指导护理实践的一门学科。📱微课

⇒ **案例引导**

案例　"1个和尚挑水喝，2个和尚抬水喝，3个和尚没水喝"，这个在中国流传了几千年的故事人尽皆知，人们从中引发了不少的思考也得到了很多启迪。

讨论　1. 从管理学角度来分析这个古老的故事，会有什么思考与启迪？

　　　2. 如果让你来解决这个问题，你将如何解决3个和尚没水喝的问题？

第一节　管理与管理学

PPT

一、概述

（一）管理的概念

管理（management）自古有之，对于管理的科学概念，不同时期的不同管理学派，从不同的研究角度提出了各自的看法。如："管理是由计划、组织、指挥、协调及控制等职能要素组成的活动过程""管理就是由一个或更多的人来协调他人活动，以便收到个人单独活动不能达到的效果而进行的各种活

动""管理是管理者与被管理者共同实现既定目标的活动过程""管理就是对整个系统运动、发展和变化的有目的、有意义的控制行为";此外，还有"管理就是决策""管理就是领导"等。综上所述，管理就是管理者根据一定的内外环境条件，通过科学预测，运用计划、组织、人力资源管理、领导、控制等职能，对人、财、物、时间、信息、空间及技术等资源优化组合、合理利用，与被管理者共同实现组织目标的过程。

管理的概念包括以下几方面：①管理是有意识、有目的的活动。管理的目的不仅是通过群体的努力实现组织目标，同时还要注重实现组织中个体的发展和实现组织的社会责任。②管理通过计划、组织、人力资源管理、领导和控制等职能发挥其作用。管理职能是管理者开展管理工作的方法和手段。③管理的本质是协调。协调包括两方面的内容，一是包括人力资源在内的一切可以协调的各种有形和无形的资源，使之成为一个有机整体，形成强大的竞争能力；二是管理活动是在特定的环境条件下进行的，必然受到内外环境的制约，在管理实践的过程中，必须协调组织的内外环境，并根据环境的变化不断创新。④管理是在着眼于效能的同时，设法提高效率。管理大师彼得·德鲁克曾在《有效的主管》一书中简明扼要地指出："效率是以正确的方式做事，而效能则是做正确的事。"即不仅要正确做事，并且要力争做正确的事。

（二）管理学的概念

管理学是系统研究管理活动的基本规律和一般方法的科学，它所提出的管理基本原理、基本思想是各类管理学科的概括和总结，是整个管理学科体系的基石。其任务是：研究在现有的条件下，如何通过合理组织和配置人、财、物等因素，提高生产力水平。

管理学已经成为一门独立的学科，并具有自己的学科特征。这些特征主要有：①管理学是集社会科学和自然科学为一体，建立起来的一门综合性的交叉学科。就现代管理学来看，它综合了经济学、心理学、政治学、法学、数学，并运用社会学、哲学、人类学、历史学、统计学等学科的知识和方法，对管理现象进行分析和研究。②管理学是一门应用科学。管理学所提出的理论和方法是管理实践经验的总结与概括，同时管理的理论和方法又必须为管理实践服务，并在管理过程中得到不断验证，从而显示出管理理论和方法的强大生命力。③管理学是一门发展的科学。随着人类生产和社会的迅速发展和进步，一方面，管理学研究形成的规律、理论和方法等，都需要进一步得到实践的验证，需要不断完善和细化；另一方面，管理学研究面临着许多新的课题和研究领域。因此，管理学的研究必然会随着管理实践的发展而不断发展，使之更加科学化，更加适应管理实践的需要。

⊕ **知识链接**

管理经典

美国主流管理学派认为管理是"为了达到同一目标而协调集体所做努力的过程"。法国学者普遍认为"管理可以被看作是为实现所要达到的目标而协调人力和财力的一种合理方法"。我国有学者认为"管理就是通过共同劳动加以组织指挥，以期达到最大效能的活动"。

二、管理的基本特征

（一）管理的二重性

管理的二重性是指管理具有自然属性和社会属性。管理的自然属性（natural property）指管理是一种不随个人意识和社会意识的变化而变化的客观存在。管理的社会属性（social property）是指管理所具有的监督劳动、维护生产关系的特性。它反映了一定社会形态中生产资料占有者的意志，是为一定的经济基础服务的，受一定的社会制度和生产关系的影响和制约。具体是指：管理既有与一定生产力相联系的自然属性，又有与一定生产关系相联系的社会属性，管理是一种存在于一定生产关系中的生产力。认识到管理的二重性，要求我们在借鉴国外先进的管理思想和方法的同时，必须结合本国国情，建立有中国特色的管理模式。

（二）管理的科学性与艺术性

管理的科学性表现在管理是由许多概念、基本原则、原理等组成的知识体系，有一套分析问题、解决问题的方法论。艺术性是指管理者在管理活动中除掌握一定的理论和方法外，更要具有灵活运用这些知识和技能的技巧和诀窍。在管理活动中，既要遵循管理过程中客观规律的科学性要求，又要体现灵活协调的艺术性。因此，管理既是一门科学，又是一门艺术，它是科学与艺术的统一。不注重管理的科学性而只强调其艺术性，会使管理活动表现得比较随意；不注重管理的艺术性而只强调其科学性，管理活动将会是僵硬的管理。只有在真正把握管理的原理以及理论实质的基础上，管理者才能在管理过程中进行创新性和多样性的管理。

（三）管理的普遍性

管理的普遍性表现为管理活动涉及人类每一个社会角落，它与人类的社会活动、各种组织活动及家庭活动都是息息相关的。从人类为了生存而进行集体活动的分工和协作开始，管理便随之产生。管理的普遍性决定了它所涉及管理范围的广泛性。例如在学习和工作中，每一项目标的完成过程都应用了管理；在生活中，人们对于自己生存和发展作出的规划是管理；在解决"3个和尚没水喝"的过程中存在着管理，所以说管理无处不在、无时不在。林菊英主编的《医院护理管理学》中指出：在护理工作中，护士、患者及其他有关人员构成了一个管理体系，护士是管理者，患者是被管理者。护士在为患者提供优质服务的过程中，必须利用各种途径了解患者的有关信息，根据现有的条件和患者的需求，为患者制订切实可行的护理计划。所以，学习护理管理知识并不是只有护理管理者才需要，而是应该普及给所有护理人员。

（四）管理的共同性

管理的共同性主要体现在管理目标和管理任务的共同性。虽然组织内各管理人员所处的层次不同，在执行这些职能时各有侧重，但他们的目标与基本任务是相同的，都需要为集体创造一种环境，使人们在其中可以通过努力去实现组织内部共同的目标。例如，上层主管（如医院护理部主任）比基层主管（如病房护士长）在执行管理任务时，更侧重于计划职能，但他们有共同的目标，都是为了保证护理安全、提高护理质量。

（五）管理的人本性

管理的人本性体现在所有的管理活动要力求符合人性的要求，体现以人为中心，尊重人性，有助于人的发展的管理理念。在管理活动中，人是管理活动的主体，也是管理活动的客体。在管理的主体和客体之间有着人、财、物、信息等管理活动和管理联系，人是社会关系的产物，是一切社会财富的创造者，是整个管理活动中最能动、最活跃的因素，是最核心的资源和竞争力的源泉，而其他资源都是围绕如何充分利用"人"这一核心资源，如何服务于人而展开。因此，任何管理都要以人为中心，把满足人的需要，提高人的素质，处理好人际关系，调动和激发人的主动性、积极性和创造性放在首位，从而实现组织利益最大化。

（六）管理的创新性

管理创新是指组织形成创造性思想并将其转换为有用的产品、服务或作业方法的过程。即富有创造力的组织能够不断地将创造性的思想转变为某种有用的结果。但值得注意的是，创新并不一定是全新的东西，旧的东西以新的形式出现或以新的方式结合也是创新。管理创新内容可以分为 3 个方面：管理思想与理论上的创新；管理机制与制度上的创新；管理技术与方法上的创新。

三、管理职能

管理职能（management functions）是指管理的作用和功能，通过帮助组织充分利用其资源以实现组织目标，是管理活动内容的理论概括。对管理职能的认识和划分是随着科学技术的进步和管理理论的发展不断演变的。最早提出管理具体职能的是法国的法约尔（H. Fayol），他认为，管理的职能是计划、组织、指挥、协调和控制。之后，人们对管理职能从不同的角度提出了各种不同的划分法。例如，随着行为科学的形成和发展，管理从重视技术因素转向更加重视人的因素；西蒙（H. A. Simon）等把决策功能从计划职能中划分出来，提出了决策职能、创新职能。尽管人们对管理职能的划分各持己见，但基本上都是对决策、计划、用人、组织、领导、协调、沟通、激励、监督、控制、创新等功能的不同组合。这里只从计划、组织、人力资源管理、领导、控制、创新这六种职能做简要介绍。

（一）计划职能

计划职能是指管理者为了实现组织目标而对采取的行动方案作出选择及具体安排，其他职能都是围绕计划职能行使的。计划的前提是预测，通过预测事物的发展规律、趋势和可能的结果，制定出活动方案。计划的核心是决策，决策就是对方案进行选择，其主要内容涉及：分析内外环境、确定组织目标、制订组织发展战略、提出实现既定目标和战略的策略与作业计划、规定组织的决策程序等。任何组织的管理活动都是从计划开始的，因此，计划职能是管理的首要职能。

（二）组织职能

组织职能是指组织必要的人力和其他资源去执行既定的计划，以实现管理目标的一种功能。管理活动中，计划付诸实施必须要通过具体的行动，利用组织工作才能发挥计划的作用。管理学认为，组织职能一方面是为了实现计划目标而建立起来的，包括多层次、多岗位并有相应人员形成隶属关系的组织结构，是一种静态的实体组织，如医院、企业、学校等；另一方面，是指为了实现计划目标所进行的组织活动，是一种动态的组织过程。

组织结构是表明组织各部分排列顺序、空间位置、聚散状态、联系方式及各要素之间相互关系的一种模式，是整个管理系统的"框架"。常见的组织结构形式包括直线制、职能制、直线职能制、矩阵制、事业部制等，每种组织结构有其各自的优缺点及适用环境。

（三）人力资源管理职能

人力资源管理职能是指管理者根据组织管理的需要，对人力资源进行获取与配置、培训与开发、考核与激励、安全与保障、凝集与整合等，最终实现组织目标和个人价值的过程。包括两个主要内容：一是吸引、开发及保持一个高素质的员工队伍；二是通过高素质的员工实现组织使命和目标。人力资源是组织中具有创造力、最有价值的资本，因此人力资源管理是组织竞争和发展的关键。随着管理理论研究和实践的不断深入，人力资源管理已发展为一门独立的管理学科。

（四）领导职能

领导职能是指管理者为了实现组织目标而对被管理者施加影响的过程。组织目标的实现需要全体组织成员的努力。组织结构中的成员，由于个人目标、性格、需求、爱好、价值观、工作职责和掌握信息量等方面存在着很多差异，在相互合作过程中必然产生各种矛盾和冲突，需要领导者来指导人们的行为、沟通人们之间的信息、促进相互的理解、统一人们的思想和行为，激励每个成员自觉地为实现组织目标而共同努力。领导这一职能贯穿在整个管理活动中。

（五）控制职能

在执行计划的过程中，常会受到各种因素的干扰，使实践活动与计划出现偏差。为了保证组织工作能够按照既定的计划进行，管理者必须对组织活动进行监控，将实际表现与预先设定的目标进行比较。当一个组织实际运行情况偏离计划时，管理者需要及时寻找偏差，分析其产生的原因，并采取有效的纠正措施。一方面，纠正偏差是指通过把不符合要求的管理活动引入正常轨道，从而保证既定目标的实现；另一方面，也可以通过重新制定目标、修订计划、调整人员配备或对领导方式做出变革等方式，以符合当前情况的要求。因此，控制职能不仅是计划得以实施的重要保障，更能积极地影响计划工作。

（六）创新职能

创新是人类主观能动性的高级表现形式，是推动社会发展的不竭动力。以西蒙（H. A. Simon）等为代表的管理学家，在总结前人对管理职能分析的基础上，提出了创新职能以及创新可以使组织的管理不断适应时代发展的论点。创新职能就是组织为了适应内外环境的变化，达到科技进步的目的而实施的管理活动。创新已成为管理过程中不可或缺的重要职能。管理活动的创新建立在管理者具备观念和理论上超前跨越的基础上，辅以组织结构和体制上的创新，以确保整个组织采用新技术、新设备、新方法等手段，最终通过计划、组织、领导、控制等管理职能，更好地实现组织的目标。

四、管理的对象与方法

（一）管理的对象

管理对象也称为管理客体，是指管理者实施管理活动的对象。在一个组织中，管理对象主要是指人、财、物、信息、时间、空间、技术等一切资源，其中最重要的是对人的管理。

1. 人　现代人力资源管理的奠基人彼得·德鲁克（Peter Drucker）明确指出，相对于其他资源，人力资源还具有其他资源没有的特性，即协调、整合、判断以及想象的能力。人具有主观能动性，有办法控制自己究竟要把工作做到多好以及做多少工作，而不像其他资源那样只是消极参与，被动地作出反应。因此，人力资源被认为是生产活动中最活跃的因素，被经济学家称为"第一资源"。随着信息技术的飞速发展、竞争的日益激烈、全球化步伐的加快，人才争夺战在全球范围内愈演愈烈，人力资源及人力资源管理的思想更加深入人心。

2. 财　财力资源是指一定时期，由一个国家或一个经济组织所实际掌握和支配的物质资料的货币表现。财力资源是企业经营管理活动的经济基础，也是其他资源形成和发展的基础条件。任何组织都可以通过财力资源的有效整合和使用，达到财尽其力，实现用有限的财力资源创造更大的社会和经济效益。

3. 物　物资是人类从事社会实践活动的基础，所有组织的生存和发展都离不了物质基础。在进行物力资源管理时，管理者要遵循事物的发展规律，根据组织管理目标和实际情况，对各种物力资源进行最优配置和最佳的组合利用，达到物尽其用的目的。

4. 信息　信息资源是企业生产及管理过程中所涉及的一切文件、资料、图表和数据等信息的总称。随着信息社会的到来，广泛收集信息、精确加工和提炼信息、快速准确传递与处理信息、有效利用信息已成为信息管理的重要内容。

5. 时间　时间是运动物质的存在形式，时间是无形的，但却是有价值的。不同的人具有相同的时间，可能实现的价值却不尽相同。管理者要善于管理和安排时间，做到尽可能地提高效率，在最短的时间完成更多的事情。

6. 空间 从资源学的角度出发，空间资源主要包括高度资源、环境资源和物资资源、研究和开发空间资源，进一步加强人类对空间资源的利用已引起世界各国的关注。

7. 技术 技术资源指组织占有的新技术和新方法。技术管理包括新技术和新方法的研发、引进、保管和使用，以及各种技术标准、使用方法的制定与执行等。在知识经济高速发展的社会，技术管理在一定程度上决定了一个组织的核心竞争力，对组织的成败有直接影响。

（二）管理的方法

管理的方法是管理者为实现组织管理目标，保证管理活动顺利进行所采取的工作方式、方法和手段的总称。管理方法包括法律、行政、经济、教育和技术等方法，它们构成一个完整的管理方法体系。

1. 法律方法 是国家为了保证和促进人民群众的根本利益及社会经济发展，通过各种法律、法令、条例、司法及仲裁工作，调整、约束社会经济的总体活动和各企业、单位在社会活动中所发生的各种关系的管理方法。管理的法律方法中，既包括国家正式颁布的法，也包括各级政府机构和各个管理系统所制定的具有法律效力的各种社会规范。当然，法律方法不能解决所有问题，它只是在有限的范围之内发生作用。而法律范围之外，还有各种大量的经济关系、社会关系需要用其他方法来管理和调整。所以，法律方法应该和管理的其他方法综合使用，才能达到最有效的管理目标。

2. 行政方法 是组织为了保证计划目标的落实，依靠行政组织的权威，运用命令、规定、指示及条例等行政手段，按照行政隶属关系，以权威和服从为前提，直接指挥下属工作的管理方法。行政方法具有权威性、强制性、垂直性、具体性、无偿性的特点。

3. 经济方法 是为了获取较高的经济效益与社会效益，根据客观经济规律，运用各种经济手段，协调各种不同经济主体之间关系的管理方法。经济方法的实质是通过物质利益，采用各种经济手段，协调不同经济利益之间的关系，以最大限度地调动各方面的积极性、主动性及创造性。经济方法与其他方法一样，必须正确运用才能充分发挥其价值。

4. 教育方法 教育是为了提高受教育者的素质并改变其行为，按照一定的目的要求，对受教育者从各方面施加影响的一种有计划的活动。其目的是提高人的素质，教育的内容涉及与完善人的素质相关的各个方面。对组织成员不断进行培养教育，是管理者进行管理的一项重要内容。

5. 技术方法 是指组织中各个层次的管理者根据管理活动的需要，自觉运用自己或他人掌握的各类技术，以提高管理的效率和效果的管理方法。其实质是把技术融进管理中，利用技术来辅助管理。对于当今社会的各种类型组织的管理者，要想在日益复杂和多变的环境中，对包括人力资源在内的各种组织资源进行有效的协调，以维持、巩固和增强组织的活力，单凭传统管理手段是远远不够的。相反，环境的多变性和组织自身的复杂性，决定了管理者必须善于运用已发展起来的、并被管理实践证明为行之有效的各类技术，来提高管理的效率和效果。技术方法主要包括信息技术、决策技术、计划技术、组织技术和控制技术等。

第二节　护理管理与护理管理学

PPT

一、概述

（一）护理管理的概念

护理管理是以提高护理服务质量以及工作效率为主要目标的活动过程。世界卫生组织（WHO）对护理管理是这样定义的：护理管理是为了提高人们的健康水平，系统地利用护士的潜在能力和有关的其他人员、设备、环境及社会活动的过程。

（二）护理管理学的概念

护理管理学（nursing management）是研究护理管理活动中普遍规律、基本原理、方法和技术的学科。它根据护理学的特点，运用管理学的原理和方法，对护理工作中的人员、技术、设备、信息等诸要素进行科学的计划、组织、领导、协调和控制，从而提高护理工作的效率和质量，更好地满足人们的健康需求。

（三）护理管理的特点

护理管理涉及范围广、内容丰富、实践性强。在具备管理一般特征的基础上，护理管理作为一门专业性的学科，具有其自身显著的特点。护理管理的特点是与护理学科的特点相对应的，护理学是诊断和治疗人们现存的和潜在的健康问题的反应学科，具有不同于医疗实践的独特领域。这就要求护理管理只有适应护理学科的特点，才能有效发挥作用，成为推动护理学科发展的动力。

1. 广泛性 表现在护理管理范围和参与管理的护理人员的广泛。护理管理对护理工作所涉及的范围及所需要的资源都要进行管理，包括组织管理、人员管理、业务管理、质量管理、病区管理、物资管理、经济管理、教学和科研管理等，尤其是近几年发展起来的社区医疗护理服务等，充分体现了护理管理范围的广泛性。其次，参与护理管理的人员除了不同层次的护理管理者，还包括其他护理人员。如护理副院长或护理部主任主要制定全院的护理工作目标、任务和标准，组织和指导全院性护理工作，控制护理质量等；对于基层护士来说，主要对患者、病房及物资等进行管理。也就是说，不同层次的护理人员担任相应的管理责任。因此，护理管理的广泛性要求每位护理人员都应掌握管理理论及知识。

2. 独立性 目前，护理学已经形成了自己的理论体系和知识体系，有属于该学科特有的中心概念，即人、环境、健康和护理；有隶属于该学科的独特的表达方式，如护理诊断，并且初步形成了相对完整的学科体系；有独立的研究内容，即从人的整体性出发，促进和保持人类的健康；在探求学科知识方面，有成熟的量性研究和正趋于成熟的质性研究方法。因此，护理管理必须适应护理学科的发展，在护理管理活动中体现护理专业的独立性。

3. 人本性 护理服务的对象是人，护理管理者必须树立以人为本的管理理念。一是护理工作一切为了患者。要教育护理人员一切以患者为中心，自觉尊重和关心患者，满足患者的需求，在管理标准和方式上也强调了人本思想，近年来提出的优质护理服务，就是要找出就医顾客认为有价值的服务，然后提供相匹配的或超越他们期望值的服务。护理质量评价方法不仅包括要素质量、流程优化评价还有以患者满意为导向的评价。二是对护理人员的管理也要强调人本性。随着护理管理水平的提高和发展，管理的要素越来越多，但人永远是管理的首位，护理管理者要充分理解护士、尊重护士，注重护士的不同需求，调动每个人的积极性，充分挖掘和发挥护理人力资源的潜力。

4. 综合性和实践性 护理管理学是以管理学为基础，综合了多学科的知识及研究成果，结合护理专业特点的一门综合性应用学科，在护理管理中要全面应用有关的知识及理论，并运用到护理实践中。护士必须接受相当程度的教育学习和系统培训，将医学、护理学、管理学、社会学及心理学等知识广泛运用到护理实践中，以达到最佳的社会效益和经济效益，并在实践中不断验证与完善护理理论。

二、护理管理思想的形成与发展

（一）国外护理管理思想的形成与发展

国外古代医院的萌芽与宗教密切相关，最早设立医院的是古印度佛教寺院，以慈善事业为宗旨，对患者、孤儿等进行生活上和精神上的支持和照顾。

科学的护理管理是从 19 世纪中叶开始，弗洛伦斯·南丁格尔被誉为近代护理学的创始人。她首先提出护理管理要采用系统化方式、创立护理管理制度、设立护理组织机构、注重护士技术操作；重视采光、给水、通风、清洁等环境因素对患者康复的影响；注重对人力资源、财力资源使用率的研究；主张对患者一视同仁，给予同样的关爱和照顾；强调预防医学的观念等。以南丁格尔为代表的近代护理学的创立，使医院形成了较完整的系统和分科，明确了医、护、技分工，注重各种规章制度和操作规程的制定和落实，护理开始了标准化管理。世界各国相继学习和使用南丁格尔的护理管理模式，使得护理管理更加具体和实际，并逐渐得到发展，护理专业成为一门科学——护理学。

进入 20 世纪后，随着社会的进步、医学科学的迅速发展，特别是伴随着护理学科发展的需要，作为管理学的分支学科，护理管理学也得到了迅猛发展并日趋完善，医院的护理管理组织体系进一步完善，护理管理人员的分工越来越明确，现代管理学的许多先进的理论、技术和方法在护理管理实践中得到更加广泛的应用。20 世纪 80 年代以后，美国等国家提出护理行政人员应顺应时代的需要，要与护理教育、高品质护理及护理研究三大政策对应。护理管理已由经验管理走上了科学管理的轨道。

（二）国内护理管理思想的形成与发展

我国几千年的中医学为我国护理学的起源提供了丰富的理论和技术基础，其中倡导的"三分治，七分养"中的"养"即指护理，是我国古代对医学与护理学的关系所作出的高度概括。

清代末年，西方的一些护理管理经验逐渐传入我国，进一步丰富了护理的内涵以及护理管理的科学理论体系。1909 年，中国护士会（1923 年改称为中华护士会，1936 年改为中华护士学会，现称为中华护理学会）成立，成为护士相互联系与交流的纽带。学会的主要任务是制定和统一护士学校的课程，编写教材，办理学校注册，组织毕业生考取护士执照以及颁发执照等。中国护士会的成立是中国护理事业发展史上的一个重要里程碑。

1949 年以后，随着护理事业的发展，我国护理工作进入了一个崭新的发展时期，护理组织结构逐步得到完善，并逐渐形成了比较系统、全面的护理管理制度。这些护理管理制度成为护理管理的重要依据，检查、督导规章制度的有效贯彻落实，成为护理管理者工作的重要内容。

20 世纪 80 年代初，我国的护理高等教育恢复并进一步发展，在各高等护理教育课程中逐步开设了"护理管理学"。护理管理者不断借鉴先进的护理理论、管理方法，积极探索适合我国国情的护理工作模式及管理模式。20 世纪 90 年代，在责任制护理的基础上，引入了整体护理观念，这一护理模式的转变导致了护理管理模式的变革。随着现代管理学的发展，护理学与现代管理学不断交叉、融合，护理管理学得到了迅速发展，并逐渐形成了自己的学科体系，护理管理工作逐渐朝向现代化、科学化、标准化、制度化和法制化的方向发展。随着护理学科由二级学科提升为一级学科，为护理事业的发展提供了更加广阔的发展空间，也对护理管理提出了更高的要求。

三、护理管理的任务

我国的护理管理经过多年的发展，已取得一定的成就。目前我国护理管理学面临的任务主要是总结我国护理管理的经验，研究并借鉴先进的护理管理模式和方法，创立适应我国的护理管理理论体系。根据工作内容不同可分为护理业务技术管理、护理质量管理、护理科研管理、护理人力资源管理等。

（一）提高护理业务技术水平

护理业务技术管理就是对护理的业务技术活动进行计划、组织、协调和控制，使这些技术能准确、及时、安全、有效地应用于临床，以达到优质高效的护理业务技术管理的工作目标。护理业务技术管理是医院护理管理的基本工作，也是医院科学管理、提高护理质量及进行护理教育管理的重要保证。在"以人为本"的现代护理管理理念中，护理业务技术管理水平的高低直接影响护理服务的效果和效率。

随着护理学科的发展，护理业务技术的科学性要求越来越高，许多科学技术成果已广泛应用于护理工作领域。这就要求护理人员在不断提高业务技术水平的同时，也要不断提高护理业务技术管理水平。护理业务技术水平在某种意义上讲对提高护理质量起决定性的作用，护理业务技术水平的提高必须依靠技术管理来实现。只有对护理工作实行科学的组织管理，才能调动和发挥护理人员的积极性，合理使用技术力量，密切协同配合，以提高护理工作质量和效率。有效的、高水平的护理技术管理是帮助患者获得最佳健康水平这一护理工作目标的重要前提，也是提高护理质量的重要保证。

（二）加强护理质量管理

护理质量是衡量医院质量的重要标志之一，是护理管理的核心。护理质量管理是根据护理工作的特点和护理质量形成的过程和规律，应用质量管理的方法与工具，对构成护理质量的各要素进行计划、组织、协调和控制，以保证护理服务达到规定的标准和满足服务对象需要的活动过程。随着质量意识的不断强化，医院护理管理者已逐步将现代管理理论和方法广泛地运用于护理质量管理，并取得了较好的效果。护理质量管理的目标将致力于提高患者的生命质量和生活质量。护理质量管理应转变质量管理模式，在结合我国国情的基础上建立符合以服务对象需求为导向、更加注重预防质量问题发生的质量管理指标和评价机制，以全面质量管理为基础，以健全的质量保证体系为核心，以信息控制为手段的护理质量管理模式，将成为 21 世纪护理质量管理的发展方向。

（三）重视护理科研管理

护理科研是通过科学方法，系统地研究或评价护理问题，改进护理工作，提高对患者的护理水平。护理科研管理是运用现代管理的科学原理、原则和方法，结合护理科研规律和特点，对护理科研工作进行计划、组织、协调和控制，以保证和促进护理科研工作开展的一项重要活动。随着护理学科的发展，护理科研的重要性日益突出。护理科研的发展，可以进一步提高护理质量，有利于护理人才的培养及促进护理学科的发展，关系到人类的健康和医学的进步。因此，护理管理者应紧紧抓好护理科研管理，按照护理学发展的特点和规律，充分发挥人力、物力、财力、时间、信息及技术等资源，促进护理科研目标的实现。

（四）做好护理人力资源管理

护理人力资源管理是指管理者为了充分发挥护理人员的作用，对其进行科学的选拔、培训、规划、开发和利用等的一系列管理活动。在此过程中，管理者需要遵循一定的原则，完成对护理人员的有效开发、合理使用和科学管理，做到人尽其才、才尽其用，充分调动护理人员的积极性，使护理人员的个人潜能得到最大限度的发挥，不断降低人力成本，配合其他管理职能，提高护理工作效率。

四、护理管理学研究内容

管理的普遍性决定了管理学研究内容的广泛性。护理管理学研究的就是护理领域内护理管理活动的基本规律和一般方法，包括护理实践、护理教育、护理科研及护理理论中涉及管理的相关问题。研究和应用护理管理学，有助于提高整个护理队伍的素质和科学管理水平，有助于改善护理管理的现状和提高护理工作的效率和质量，从而推动护理学科的发展。当前护理管理学研究的内容主要如下。

（一）护理管理模式研究

管理模式是在管理人性假设的基础上设计出的一整套具体的管理理念、管理内容、管理工具、管理程序、管理制度和管理方法论体系并将其反复运用于组织，使组织在运行过程中自觉加以遵守的管理规则。随着医疗模式的转变，健康观内涵的扩展，必然带来护理管理模式的改变。现在医院以患者护理服务为主的护理管理模式，决定了我国各护理管理机构只适用于医院患者的管理，缺乏职能扩展的适应能力；另外，在临床护理中，管理者也应密切关注当前社会发展的动态与趋势，不断研究、修正及优化管理模式。如在管理过程中，引入创新管理理论、以人为本的服务理念、组织再造理论、学习型组织理论、跨文化管理理念、战略弹性管理理念等一系列理论和理念，通过对它们的贯通运用，大大提高护理管理模式的先进性和前瞻性，使其具有较长时期的生命力。

（二）护理质量管理研究

护理质量是医院质量的重要组成部分，在护理管理中必须贯彻质量核心的理念。质量管理经历了从质量检验—统计质量控制—全面质量管理—质量管理国际标准化的发展过程，这就要求护理管理者应运用现代科学的方法建立完整的质量管理体系，在遵循护理质量管理原则的基础上，采用先进的护理质量管理工具，在护理质量管理上不断研究和创新，主要包括护理质量观念、质量管理战略战术、质量管理思维与知识、质量管理中人员使用、质量管理标准和质量管理技术创新等。

（三）护理人力资源管理研究

护理人力资源的合理配置与优化是护理管理学研究的一项重要内容。护理管理学就是研究如何运用现代管理方法，对人才进行合理的选拔、培训、组织和调配，充分发挥人的主观能动性，使人尽其才、才尽其用、事得其人、人事相宜，最终实现组织目标的过程。护理人力资源管理的研究内容包括：建立合理的护理人力资源管理体系和考核的指标体系，对护理人力资源需求进行预测，通过岗位分析，确定岗位性质及对护士的具体要求，建立护理人才库，进行合理的绩效评价及薪酬管理，探讨各级护士继续教育培训机制和内容等。

（四）护理经济管理研究

护理经济管理是通过对护理服务的资源利用、成本核算、效益评估及市场拓展等的研究，构建具有我国特色的护理经济理论体系，包括对护理服务的全面认识、护理市场需求供给的调查分析、护理需求供给与市场、护理成本价格与效益、健康生产中的护理价值、护理评价与预测等，以适应卫生体制改革的需要，增强护理服务的综合竞争力，达到合理配置护理资源的目的。护理经济管理不仅是成本核算，还包括掌握国际潮流，增强护理竞争力。

（五）护理文化建设研究

护理文化贯穿在临床护理工作中，是用于指导人们工作的思维模式、工作方法、措施的物质的和非物质的事物的总和。其实质是一种以调动护士积极性、主动性与创造性为中心的新的护理管理模式。护理文化建设研究就是要求人们在汲取和借鉴国内外企业管理的先进经验基础上，研究如何在我国的医院全面进行护理文化建设，以优秀的护理文化促进护理体制创新、技术创新与制度创新，建立起既符合市场经济体制，又具有护理自身发展特点、符合现代化企业管理制度的护理管理体制和运行机制，发挥护理文化的推动作用。

（六）护理管理环境研究

组织环境处于发展变化之中，组织内部要素与各种环境因素的平衡经常被打破，从而导致了组织结构的变化。作为护理管理者应主动适应不断变化的环境，分析自身所特有的优劣势，充分利用医疗卫生组织的内外部资源和条件实现护理服务的目标。

五、护理管理学的学习与研究方法

护理管理学是一门综合性的交叉学科，是社会科学与人文学科的混合体，它既不是一门纯理论的学科，也不是一门纯操作的学科。管理的概念和概念之间的普遍原理和关系只是具备了理论的一面，要很好的解决管理学问题还需要在这些知识本质的基础上进行灵活运用，进行技巧性的分析和解决，是一个边学习、边探讨研究的过程。同时，由于护理管理学是一门处于不断发展中的年轻学科，新的管理理念及管理方法不断出现，这就需要人们必须用探讨研究的方法和态度进行学习。护理管理学的学习和研究的方法有别于其他的学科，要在反复的学习研究中进行验证，才能增加管理的高效性和普适性。

（一）基本原则

1. 以唯物辩证法为基础 马克思主义的唯物辩证法是学习和研究护理管理学的强大的思想武器，是方法论的基础。学习和研究护理管理学，应坚持实事求是的科学态度，深入护理管理实践，进行调查研究，总结护理管理实践经验，使管理实践经验上升为管理理论。同时，在学习和研究中还要认识到一切现象都是相互联系和制约的，一切事物也都是不断发展变化的。因此，必须用全面的、联系的、历史的、发展的眼光，去观察和分析护理管理中的问题，不能一成不变地看待护理管理活动。如：唯物辩证法中对立统一规律对于分权与控制的度的把握，管理民主和科学的统一，充分揭示了管理生活中矛盾的客观性和普遍性、矛盾的同一性和斗争性、矛盾的复杂性和多样性。否定之否定规律揭示了管理生活中管理主体与管理客体之间永恒矛盾的存在，以及管理向更高层次发展的真理等。随着管理学的发展，出现了许多管理的方法，但各种具体的方法运用都应当在科学的总的方法论的指导下进行，否则具体管理方法的运用难以得出一个科学的结论。唯物辩证法为人们更好、更深刻、更科学的认识社会管理现象的发展规律提供了科学的方法论。

2. 坚持系统的思维方法 所谓系统方法，是指用系统的观点和理论来研究和分析管理活动的过程。所谓系统，是指由相互作用和相互依赖的若干组成部分结合而成的，具有某种特定功能的有机整体。系统本身，又是它所从属的一个更大系统的子系统。学习和研究护理管理学，必须用系统方法作为主要的思维方法，对影响护理管理过程中的各种因素及其关系进行全面的、系统的分析研究。

从护理管理的角度看，系统有两层含义：第一层含义，指系统是一种实体，如护理部就是一个实体系统的组织，就必须用系统理论来理解、分析和研究组织的结构和功能；第二层含义，是指系统是一种解决和研究问题的方法或手段，要求在解决和研究护理管理问题时，必须具有整体观、过程观、反馈观、"开放"与相对"封闭"观等有关系统的基本观点。唯有如此，才能形成科学的护理管理理论和有效的护理管理活动。

3. 以理论联系实际为指导原则 护理管理学是一门应用性、实践性很强的综合学科，它是科学性与艺术性的统一。这就决定了在学习和研究护理管理学时，应更多地采用理论联系实际的方法。例如，可以通过护理管理案例的调查和分析、运用护理管理理论指导护理管理实践、带着问题学习等多种形式。通过这种方法，有助于提高学习者运用护理管理的基本理论和方法去发现问题、分析问题和解决问题的能力；同时，由于护理管理学是一门处于不断发展中的年轻学科，因而需要用探讨研究的方法和态度来学习，通过护理管理理论与实践的结合，使管理理论在护理管理实践中不断加以验证，并总结和提升护理管理的实践经验，进而丰富、深化和发展管理理论。

（二）具体方法

1. 观察总结的方法 按照理论联系实际的要求，学习和研究护理管理学必须通过观察护理管理实践，总结护理管理经验，并进行提炼概括，使其上升为理论。前人的护理管理实践，特别是众多护理管理者的管理实践经验，蕴藏着深刻的管理哲理、原理和方法，因此有必要运用综合、抽象等逻辑方法，总结他人的护理管理实践经验，进而形成系统的护理管理理论来进一步指导护理管理实践。这样学习和研究护理管理学，会收到事半功倍的效果。如护理人员可以通过外出学习、参观交流的学习方式，总结管理方法和管理经验，用于指导护理管理工作。

2. 比较分析的方法 有比较才有鉴别。如今世界各国都十分重视对护理管理及学科的研究。在学习和研究护理管理学时，要注意其二重性，既要吸收发达国家护理管理中科学性的东西，又要避免盲目照搬，应从我国国情出发加以取舍和改造，有分析、有选择地学习和借鉴。在学习和研究国外护理管理经验时，至少要考虑到四个不同，即社会制度的不同、生产力发展水平的不同、自然条件的不同和民族习惯及其传统文化的不同。这就要求人们：学会运用比较研究的方法对世界上先进的护理管理理论和实践进行比较研究，分辨出其一般性和特殊性，可以被人们借鉴的东西和不可借鉴的东西，真正做到兼收并蓄，不断丰富我国护理管理学的内容，建立具有中国特色的护理管理学科体系。

3. 历史研究的方法 就是指要研究护理管理的发展、演变的历史，考察护理管理的起源、历史演变、护理管理思想和管理理论的发展历程、重要的护理管理案例，从中揭示护理管理规律和护理管理学的发展趋势，寻求具有普遍意义的护理管理原理、原则、方式和方法。无论是我国的历史，还是国外的历史，都有大量的关于护理管理方面的文化传承，有许多值得研究的经典护理管理事例。只要坚持正确的指导思想，通过细致的工作方法，深入研究前人留下的护理管理思想精华，就会有所收获、有所创新、有所发展。

4. 案例研究的方法 是指对有代表性的管理案例进行剖析，从中发现可借鉴的经验、方法和原则，从而加强对管理理论的理解与方法的运用，这是管理学研究和学习的重要方法。案例研究法已经在护理管理教学中成为广为推行的学习研究方法，效果甚佳。学习研究护理管理学，必须掌握案例教学法、案例研究法，将自己置身于模拟的护理管理情景中，学习运用所学的护理管理原理、原则和方法去指导护理管理实践。

总之，研究和学习护理管理学，要以马克思主义的唯物辩证法为总的方法论进行指导，同时综合运用各种方法，吸收和采用多学科的知识，从系统的观点出发，理论联系实际，实事求是，这样才能真正掌握和发展护理管理学科，为提高我国的护理管理水平作出贡献。

第三节　护理管理面临的挑战与发展趋势

PPT

一、护理管理面临的挑战

随着科学技术和经济的迅速发展及医疗体制的改革，护理学科也进入了发展的黄金时代。但是，由于人口老龄化、人们日益增长的健康保健需求及护理专业自身的变革等，使护理管理面临着许多需要解决的问题，如何正确认识和解决这些问题是护理管理者必须接受的挑战。

（一）日益扩大的护理工作范畴给护理管理带来的挑战

老龄化是全球面临的一个重大问题，人口老龄化带来了前所未有的卫生服务问题；同时，与生活方式、心理及社会因素密切相关的慢性疾病的发病率逐年提高，并成为影响社会人群健康和生活质量的重要因素，但由于医疗资源的限制，这些患者不可能都集中到医院进行治疗，这必将使患者的需求与医院有限床位资源之间的矛盾日益突出，以个人、家庭和社区为基础的医疗保健服务模式，已是全球卫生事业发展的必然趋势。而这一变革，必然使护理服务的范围从医院扩大到社区，从个体转移到群体，从疾病护理治疗为重点转向以预防保健为重点。服务模式决定管理模式，医院以患者护理服务为主的服务模式决定了目前我国各级医院护理管理部门多适用于医院患者护理管理，还需提高其职能扩大的能力。

（二）日益增长的健康需求给护理管理带来的挑战

在一些老的传染病仍持续存在并继续影响人们健康的情况下，与生活方式、心理及社会因素密切相关的慢性非传染性疾病的发病率逐年提高，并成为影响人们健康和生活质量的重要因素；同时，随着对健康内涵认识的深化，人们的健康观也发生了转变，对卫生服务的要求也从单纯地治疗疾病，发展到预防疾病、促进健康和提高生活质量，人们对健康保健需求的日益扩大给护士的职能赋予了新的内涵，提出了更高的要求。护士不仅是患者医疗护理措施的提供者，还应是健康教育的执行者和心理问题的疏导者。因此，护士不但要掌握医学、护理学的基本知识，还应掌握一定的社会学、人文学、心理学等多学科的知识。经过多年护理教育体制的改革，我国已形成较完整的教育体系，并向临床输送了一批优秀护理人才，并开始在临床发挥骨干作用，但与社会的需求还存在很大的差距，护理队伍整体素质仍较低，缺乏开展精神和心理支持、健康教育、康复指导、临终关怀等所需的相关知识及技巧，难以满足人民日益增长的健康保健需求。

（三）人才短缺给护理管理带来的挑战

医学的飞速发展及科学技术的进步，护理人才的竞争已成为护理管理的突出问题。平均住院日缩短，床位周转率提高，使护士在单位时间内的工作量增加，护理任务日趋繁重，护理服务供需矛盾日益突出，尤其随着社区卫生服务体系的逐步建立、健全，使护理功能不断扩展，护士的数量更加不能满足人们健康保健的需求。另外，由于目前我国的护理管理者大多来自基层护理人员，缺乏专门的护理管理培训，经验式管理还普遍存在，与国外护理已形成具有专业特色的情况相比，我国在护理管理的科学化和专业化方面还有较大距离。护理技术人才、管理人才及科研人才的培养已迫在眉睫。

（四）科技、信息化的快速发展给护理管理带来的挑战

随着科学技术的发展，各种高新技术不断应用于医疗护理领域，护理手段和设备逐步趋于自动化、信息化和远程化。护士可能会一味追求技术的成功，从而过分依赖仪器、设备，造成护患关系的物化倾向。护患关系由"人（护）—人（患）"模式向"人（护）—机—人（患）"模式转变，人际关系被人机关系阻隔或替代，导致护患关系疏远。但是，信息化的快速发展，特别是云计算、大数据、移动互联网、物联网等信息技术的快速发展，也为优化护理流程、提高护理服务效率、改善护理服务体系、实现护理管理方式的深刻转变创造了有利的条件。如何让技术和信息更好地服务于临床护理工作，满足患者多层次的需求，是护理管理面临的又一挑战。

（五）循证护理给护理管理带来的挑战

循证护理也称实证护理，是指护士在临床护理过程中审慎、明确、明智地将科研结论与护士临床经验和技能、患者愿望相结合，进行临床护理决策的护理实践新模式。这种模式显然是对传统的以经验和直觉为主进行护理决策的习惯和行为的挑战。同时，在循证护理理念下的护理行政管理则强调重视决策证据和组织的个性特征，善于认识下属、激励下属，知人善用，重视成本与效益观念和风险意识，这无疑对护理管理者提出了更高的要求，是对习惯于传统管理模式的管理者提出的挑战。

二、护理管理的发展趋势

随着经济社会和医学科学的迅速发展，国内外临床护理管理呈现出新的发展趋势，主要包括科学化、人性化、整体化、专业化和国际化等趋势，这些新的发展趋势，既顺应了临床护理工作发展的需要，揭示了护理管理的内在规律，又反映了护理管理思想和管理理论的进步。对此科学地加以分析和把握，对护理管理工作者进一步转变管理观念、创新管理方式、提高管理水平具有深远意义。

1. 管理方法科学化　科学化管理是护理管理的主要趋势和基本特点。多年来，我国护理管理虽然有显著进步，但护理管理理念和方式方法与现代医院管理制度的建设要求还存在巨大差距，护理管理的科学化水平亟需提高。护理管理者的思想应从经验管理转变到科学决策的管理；从过去重视过程的管理转向多层次、多元化的目标管理；从过去的求同思维的一维分散管理转向多维系统化的管理；从重视硬件管理到重视软件的管理；从监督管理转向激励管理；从定性或定量管理转向定性定量相结合的管理

等，护理管理实践将更广泛地与管理学科结合，具体确切的数据支持、理论指导及科学的管理技术和方法等将成为护理管理者进行科学管理的重要工具。

2. 管理方式人性化　护理管理既要加强科学管理，又要重视人性化管理。人性化管理是由现代行为科学演变出来的一种新的管理理念，依据人性特征进行的人力资源管理。人性特征是多方面的，有辨别和接受思想的能力，有不同层次的需求，人性化管理日益成为调动护士积极性、提高护理质量的有效手段。进行人性化管理，一方面要加强护理文化建设，倡导以患者为中心的理念，以患者满意为最高标准；另一方面，重视护理人员的需要，以激励为主，侧重于使护士受到尊重、获得自我实现的满足。例如，保障和鼓励护士参与医院重大问题的决策，在护理团队中与领导协商制定护理发展目标和个人目标等。通过加强护理管理制度建设，特别是健全护理服务规范制度、护士的教育培训制度、岗位责任制度、激励制度等，发挥护理人员的主观能动性，调动护士工作积极性。

3. 管理理念整体化　新的医学模式促使护理工作从疾病护理转向以患者为中心的护理方式——整体护理，整体护理是指护理应把服务对象视为生物的、心理的、社会的、文化的人，从他们的多样化需求出发，实现全程、全方位的护理服务，而护理程序是整体护理的核心；另一方面，护理活动本身是由一些相互关联和相互作用的部分组成的一个系统的整体。整体化观念存在于护理业务和护理管理的各个环节。例如，护理程序各步骤及护理人员之间的沟通网络的协调一致、连续且环环相扣的完整统一；护理行政与业务、护理管理与品质保证、护理教育与研究及临床护理业务等各个环节都应紧密联系，相互配合，协调一致，以保证护理整体水平的全面提高。

4. 管理队伍专业化　目前，我国的护理管理人员一般是由有丰富临床护理经验的，工作多年的护理人员担任，多数没有接受过系统、规范的管理知识培训，在科学管理的意识、管理方法、管理水平等方面与社会对医学发展的要求仍有很大的差距。现代护理管理的最新观点认为，护理管理人员必须懂得和掌握护理、管理、心理、经济、法律等基本知识和技能，在管理思想现代化、管理组织高效化、管理方法科学化等方面提出了更高的要求，即对临床出身的护理管理人员进行管理专业教育，使之成为既通晓临床护理业务又精通护理管理的专家，使管理人才专业化。

5. 管理趋势国际化　随着全球经济一体化发展趋势越来越明显，特别是网络技术和计算机技术的普及，国际国内的交流逐渐增多，人口资源跨国流动引起病源和医疗服务国际化的需求日益突出，护理管理呈现了国际化趋势。在这种影响的驱动下，护理管理者应主动加强护理领域的国际交流与合作；在临床护理工作、护理管理、护理教育模式及护理研究方面不断改革创新；善于进行跨文化管理，特别是培养护士和引导护士理解和尊重多元文化及其习惯，提升护士的国际化竞争力等。

目标检测

答案解析

1. 护理管理的任务有哪些？
2. 管理职能有哪些？
3. 如何理解管理的科学性和艺术性？两者有何关系？
4. 案例分析：3 个和尚挑水吃的故事家喻户晓。有一位管理学家在一次演讲中新编了这个故事：有两座离得很远的庙，每座庙里各有 3 个和尚，都面临着没有水吃的局面。为此，第一座庙的和尚发明了接力挑水法，即第一个和尚挑到半路停下来休息，第二个和尚继续挑，又转给第三个和尚，挑到缸里灌进去，空桶回来再接着挑，大家都不累，水很快就挑满了，他们天天都有吃不完的水。第二座庙的和尚制定新的庙规，谁挑的水多，晚上吃饭时多加一道菜；谁挑的水少，晚上吃饭时就没有菜。因此大家都争先恐后去挑水。

　　讨论：（1）通过本章节的学习，你得到哪些启发？

　　　　　（2）你还有什么更好的办法帮助他们解决没水喝的问题吗？

书网融合……

本章小结　　　　　微课　　　　　题库

第二章　管理理论与原理

📖 学习目标

知识要求：

1. 掌握　科学管理理论和行为科学管理理论的主要观点；管理原理的概念和原则。

2. 熟悉　管理理论发展阶段及各阶段代表性理论。

3. 了解　各种管理理论学派的主要观点；管理理论新思想。

技能要求：

1. 具备发现、分析并解决护理管理实际中存在问题的能力。

2. 能够在护理管理实际中应用所学管理理论。

素质要求：

在护理管理中牢固树立以人为本的思想，树立系统观、动态观、效益观的哲学理念。

自从有了人类集体活动就有了管理实践，长期的实践活动孕育了智慧的思想，从古代中国《论语》《孙子兵法》《老子》《周礼》《三国演义》、古巴比伦《汉谟拉比法典》，到近代《国富论》《政治经济学原理》，无不闪耀着管理的思想光芒。生产技术的进步催生着思想的产生，尤其是产业革命后，西方众多管理思想经过不断地实验、总结、提炼、系统化，逐步形成了管理理论，自19世纪末开始，其演变大致经历了三个阶段，即经典管理理论阶段、行为科学理论阶段、现代管理理论阶段。

⇒ 案例引导

　　案例　为全面提升护理服务质量，2010年国家发布《卫生部关于加强医院临床护理工作的通知》，提出推行优质护理服务，在责任制整体护理基础上，实施"改模式、重临床、建机制"的护理改革策略，深化护理岗位管理、完善人员培训、拓展管理领域。2015年印发的《进一步改善医疗服务行动计划》进一步加强了护理流程管理，推动了日间手术、延续护理服务、临床路径与疾病诊断相关组（DRG）单病种付费的发展。同时不断利用现代信息技术构建护理大数据库，开展护理敏感性指标的监测，推行"互联网＋护理服务"，拓展了优质护理服务的内涵，将优质护理服务推向更高层面。

　　讨论　我国推行的优质护理服务工程中蕴含了哪些管理原理和理论？

PPT

第一节　经典管理理论

　　经典管理理论阶段是19世纪末和20世纪初在美国和欧洲形成的，当时主要是应用科学技术解决工业生产中生产效率低下、单纯依赖经验的问题，这阶段的管理学观点注重管理的科学性、精确性、法理性和纪律性，把管理的对象仅视为被动的受支配者和经济人、机器的附属物品，对社会因素考虑很少。这一阶段以泰勒的科学管理理论、法约尔的一般管理理论、韦伯的行政组织理论为代表，也被称之为古典管理理论。

一、泰勒的科学管理理论 [e]微课

费雷德里克·泰勒（Frederick W. Taylor）是美国著名的古典管理学家，科学管理理论的创始人。他22 岁时加入米德韦尔钢铁公司，从机械工提升为车间管理员、技师、工长、总工程师。通过"金属切削试验""搬运铁块试验""铁锹试验"对劳动组织与生产管理问题进行了研究，首次运用科学标准化管理方法代替经验管理。1911 年，泰勒发表了《科学管理原理》，标志着一个崭新的管理时代的到来，泰勒也因此被称为"科学管理之父"。

⊕ 知识链接

泰勒的三大管理试验

搬运铁块试验：此项试验主要是由工人用手将 92 英镑的铁块搬到火车皮上。泰勒通过精心安排工作程序和休息时间，并规定完不成任务者就调到其他部门工作或者被解雇，将工人每天平均搬运工作量由最初的 12.5 吨提高到了 47.5 吨。

铁锹试验：泰勒在观察铲掘煤粉和铁砂的工作时意识到每铲铁砂和煤粉的重量不同会影响工作效率。他通过大量的试验得出平均每铲的重量为 21 磅时铲掘工作效率最高，并根据这个数据设计了各种工具，能按照铲掘物的不同使每铲重量处于工作效率最高的所需数额。

金属切削试验：泰勒为了解决工人怠工的问题，用了 26 年，试验了 3 万多次，耗费了 80 万吨钢材和 15 万美元，获得了各种机床适当转速、进刀量及切削用量标准等资料，制定了工作量标准，并发明了高速钢和计算尺，减少了切削时间，提高了生产率。

科学从来都是坚持不懈地探索，从无数的失败中方能寻找到真谛。

（一）泰勒科学管理理论的主要观点

1. 效率至上　科学管理的根本目的是谋求最高的工作效率。泰勒认为最高的工作效率是雇主和雇员达到共同富裕的基础。他通过对工人工作的工时和动作进行详细的观察和分析，制定科学工作定额，以谋求最高的工作效率。

2. 挑选一流的员工　为了能够尽可能地把每个人的劳动生产率提高到最大限度，泰勒认为需要选择最合适的工人在最合适的岗位，以实现工作人员的能力与所从事的工作最佳匹配，并根据岗位要求培训人员。

3. 实行标准化管理　泰勒认为，在工作中有必要建立各种标准的操作方法、规定和条例，使用标准化的机器、工具和材料。只有标准化才能大幅度地提高劳动生产效率。

4. 实行奖励性的报酬制度　在工资制度上实行差别计件制。按照作业标准和时间定额，规定不同的工资率。对超额完成工作定额的工人，以较高的工资率计件支付工资；对完不成定额的工人，按较低的工资率支付工资。

5. 劳资双方共同协作　在劳动过程中，雇主关心的是成本降低，工人关心的是提高工资。泰勒认为"雇主和雇员的真正利益是一致的，除非实现了雇员的财富最大化，否则不可能永久地实现雇主的财富最大化。劳资双方必须互相信任、共同努力，以提高劳动生产率，从而使双方受益。

6. 计划职能与执行职能的分离　明确雇主与雇员各自的工作和职责。把雇主的管理工作称为计划职能，雇员的劳动称为执行职能，并且必须按照计划规定的标准执行。将计划职能和执行职能分开，用科学的方法取代经验方法。

7. 实行职能工长制 泰勒认为，职能工长应具有 9 种素质，但是一个工长不可能完全具备 9 种素质，为了使工长职能更有效地发挥，就要进一步细化，使每个工长的管理工作专门化，并在自己的工作范围内直接指挥调度工人，更容易提高效率。

8. 例外原则 泰勒认为，较大的企业要实行例外原则。高层管理者要把日常管理的权限下放，只保留企业重大事项的决策权、指挥权，这样可以使高层管理高效化。这一原则，至今仍是管理中极为重要的原则之一。

（二）泰勒科学管理理论的主要贡献

1. 经验管理上升为科学管理 最早采用观察、记录、调查、试验等方法研究管理问题，并创造了一套具体的科学管理方法，在历史上首次将管理由经验上升为科学，极大地提高了生产率，体现了管理讲求效率的优化思想和调查研究的科学方法。

2. 首次将管理职能与执行职能分开 泰勒在研究中强调，合理的分工和专业化对于提高生产率的重要性，管理者的主要工作内容是计划，被管理者的主要工作内容是执行，把管理从生产劳动中分开，是管理走向专业化、职业化的标志，为管理理论的创立奠定基础。

（三）泰勒的科学管理理论在护理管理中的应用

1. 制定护理工作规范、标准和流程 护理工作标准和流程要简洁、清晰、操作性强，使每一名护士在工作中得心应手、节约时间、提高效率。真正做到"把时间还给护士，把护士还给患者，最终让患者受益"。

2. 实施岗位管理 护士从身份管理向岗位管理转变，护理管理者综合每名护士的特点，将合适的护士放在合适的工作岗位上，协助其做好职业生涯规划。

3. 开展绩效管理提高工作积极性 基于护士的工作岗位、工作量、风险系数等开展的绩效管理能够充分调动护士的工作积极性和主动性，促进护理团队的整体发展。

二、法约尔的一般管理理论

亨利·法约尔（Henri Fayol）是法国杰出的经营管理思想家，他通过近 30 年的管理实践及对管理过程的研究，从企业最高管理者的角度概况总结的管理理论具有普遍意义，故称为一般管理理论，集中体现在他的著作《工业管理与一般管理》和《管理的一般原则》中。

（一）法约尔管理过程理论的主要观点

1. 经营活动与管理活动 法约尔认为企业的经营和管理是不同的概念，经营包括技术活动、商业活动、财务活动、安全活动、会计活动和管理活动。管理活动又包括计划、组织、指挥、协调和控制五项职能。管理活动普遍存在于所有的组织活动中，是关系到其他活动能否顺利进行的关键。

2. 倡导管理教育 法约尔认为管理能力就像技术能力一样可以通过教育来获得，而管理理论的建立是管理教育的基础。管理能力首先应该在学校获得，其次可以在车间内获得。

3. 提出管理的一般原则 法约尔提出 14 项一般原则。①劳动分工：包括技术工作分工和管理工作分工，目的是让劳动专业化。②权力与责任的统一：权力包括正式权力和个人权力，职权应与职责对等。③纪律：是对公司和员工之间达成的协议的服从和遵守，以尊重为基础，应严明纪律。④统一指挥：一个下属只接受一位上级领导的命令。⑤统一领导：一个组织由一位领导人按照一项计划领导并协调全体行动。⑥个人利益服从集体利益：公司利益高于个人利益，国家利益应高于公民个体或公民团队的利益。⑦报酬公平：人员报酬应尽可能做到公平合理。⑧集权：就是降低下级的作用。集权的程度应视管理人员的个性、道德品质、下级人员的可靠性以及企业的规模、条件等情况而定。⑨等级链：从最高权力机构到低层下属的一系列层级，明确职权顺序和信息传递顺序。⑩秩序：人员和物品应当在恰当的时候处在恰当的位置上。⑪公平：管理者应该公平地对待每一位下属。⑫人员稳定：管理者应该掌握人员的稳定和流动的合理尺度，有计划地做人事计划，降低员工的高流动率。⑬创新精神：领导和全体员工的自主性和主动性。⑭集体精神：成员之间应形成和谐而又团结的相互关系。

（二）法约尔管理过程理论的主要贡献

1. 明确提出管理定义 法约尔对管理进行明确的定义并创立相应的管理理论，他的理论引起社会对管理的讨论，最终形成社会一致公认的管理理论。他的观点后来还成为管理定义的基础。

2. 强调管理的普遍性 对于管理普遍性的认识和实践，在当时社会是一个重大的贡献。他一再强调"管理职能"并不是某个负责人或企业领导的个人职责，也不是他们的特权；管理职能是企业领导和所有成员共同承担的职责。

3. 奠定管理过程学派的理论基础 法约尔的管理过程理论，对于现代管理理论具有深远的影响。该理论最先将经营与管理分开，归纳了管理的五大职能，是管理学发展史上一个重要的里程碑，为管理学提供了科学的理论框架，奠定了管理过程学派的坚实基础。

（三）法约尔管理过程理论在护理管理中的应用

1. 强调护理管理者的权责对等 作为一名护理管理者应该随时关注工作的发展方向，充分发挥组织、协调、控制的职责，才能使工作按照计划的方向顺利进行。

2. 重视护理管理人员的管理学教育 护理管理者不仅要重视专业上的深造，更要接受管理学上的培训教育，从专家型的管理者迈向管理型的专家。

3. 实行等级管理、统一领导 贯彻护理三级管理制度，做到各层级分工明确、各司其职，在职责管辖范围内指导工作，做到统一领导、统一指挥。

三、韦伯的行政组织理论

马克斯·韦伯（Max Weber）是德国著名的社会学家，与泰勒、法约尔是同一时代的古典管理理论的代表人物。其著作《社会和经济组织的理论》一书中提出了理想的行政组织理论，从行政管理的角度出发，对管理的组织结构进行了细致研究，解决了管理组织结构优化的问题，对后来管理学的发展起到了深远而积极的影响，被誉为"组织理论之父"。

（一）韦伯行政组织理论的主要观点

1. 权力是组织形成的基础 韦伯认为任何一种组织都必须以某种形式的权力为基础，才能实现其目标。韦伯把这种权力划分为3种类型：一是法定型的权力，是以法律确立的职位权力服从为基础；二是传统型的权力，是以对社会习惯、社会尊崇为基础；三是超凡魅力型的权力，是以对领袖个人魅力的崇拜为基础。韦伯认为建立在法定型权力基础上的组织具有精确性、稳定性、纪律性、有效性，才是理想组织，韦伯称这种组织为行政组织。

2. 行政组织体系的特点 韦伯认为理想的行政组织体系至少要做到：①明确分工。组织内存在明确的分工，每个职位应有明确规定的权利和义务。明确的分工是更好合作的前提。②等级系统。拥有自上而下的等级系统的组织才是一个井然有序且具有完整的权责相互对应的组织，规定成员间的命令与服从关系。③人员使用。每个职位按照其基础的资格限制，通过公开考核选拔后给予任用，按照其职位支付薪水，并建立相对应的奖励惩罚和升迁制度，务求人尽其才。④专业分工和技术训练。对所属成员进行合理分工，明确其工作范围和职责权利，通过不断的技术培训提高他们的工作效率。⑤组织成员间关系。组织中人员之间的关系完全以理性准则为指导，不受个人感情的影响。

3. 行政组织的结构　韦伯认为，行政组织结构可分为三层：最高领导层，主要职能为决策；行政官员层，相当于中层管理，主要负责贯领导层的决策；一般工作人员层，即直接操作层，从事具体的实际工作。

（二）韦伯行政组织理论的主要贡献

1. 明确了有效组织的权力基础　韦伯的行政组织理论在管理思想上最大的贡献是对行政组织模式的阐述，指明了制度化的组织准则。

2. 指出了行政组织的基本特征　挖掘出行政组织体制的连续性、纪律性、验证性和可靠性的特征。

3. 提供了高效理性的管理体制　韦伯界定了权力和个人的关系，组织管理在分权体系下，使得个人能够借助组织管理，发挥最大绩效。

（三）韦伯行政组织理论在护理管理中的应用

1. 建立适合的护理管理组织结构　在护理管理中，医院要根据自己的规模建立不同层级的护理管理组织结构，三级医院多采用护理部主任、科护士长、护士长的三级垂直管理；二级医院多采用总护士长、护士长的二级垂直管理。不同层级管理结构中，每一层级分工明确，职责和权力相互对应，形成自上而下的管理等级系统。

2. 优化人员使用机制　严格实行护士资格准入制度、职称资格考试制度，建立良好的选用激励机制，使护理人员的个人才能发挥最大效能。

3. 丰富护理专业岗位　按需设岗，丰富专业岗位类型，如增设教学岗、科研岗、实验岗、专家门诊岗等，帮助护士做好职业发展规划，做到各取所需、各尽所能。

第二节　行为科学理论

PPT

20 世纪 20 年代末，随着生产力发展组织结构的日益复杂，人们认识到只凭物质、技术及金钱来提高生产力是片面的。于是不少学者开始应用心理学、社会学、人类学等知识来研究组织中人们的行为、动机及行为过程和效果之间的关系。通过改善人与人之间的关系，激励人的积极性，提高生产率，这就产生了行为科学的管理，其中具有代表性的包括梅奥的人际关系理论、麦格雷戈的人性管理理论、马斯洛的需求层次理论、勒温的群体动态理论等。直到 20 世纪 60 年代中叶，才出现了组织行为学的名称，用于专指管理学中的行为科学。

一、梅奥的人际关系理论

梅奥（George Elton Myao）是美国行为科学家、人际关系学说的创始人。他在 1933 年发表了《工业文明中人的问题》，又在 1945 年发表了《工业文明的社会问题》，这两本著作记载了他参加指导的霍桑试验的过程和结论，也详细论述了人际关系理论的主要思想。

⊕ **知识链接**

霍桑试验

1924～1932年美国国家研究委员会和方电公司共同主持了一项研究活动，由于研究是在西方电器公司的霍桑工厂进行的，因此被后人们称为霍桑试验。霍桑工厂当时拥有25000名职工，并且以女工为主，主要生产电话机和电器设备。霍桑试验分阶段进行，影响较大的4个试验和结果如下。

1. 照明与工人工作效率的关系试验，发现照明条件改善并未提高生产率。

2. 继电器装配室的试验，发现与工人充分交流会增加工人热情，降低缺勤率。

3. 大规模访谈与普查，发现改变工人与管理者的关系可以改变工作效率。

4. 电话线圈装配工试验，发现工人之间组成的小团体会自觉维持一个略低于管理要求的非正式的定额工作量。

这一试验表明，维护团队内部的团结，可以抵抗物质条件的引诱。金钱并不是刺激工人积极性的唯一因素。

（一）梅奥人际关系理论的主要观点

1. 工人是"社会人"而不是"经济人" 传统组织理论认为工人是单纯追求金钱收入的"经济人"。梅奥认为工人作为复杂的社会成员，除了有物质收入方面的需求外，还有社会、心理等需求，如人际感情、安全、归属和受人尊重等方面的需求，工人的情绪对生产率有直接的影响。因此，管理者不仅要重视技术和物质，而且还要从社会心理角度对工人进行关注。

2. 组织中存在非正式组织 梅奥通过霍桑试验发现，一切组织中都存在着两种类型，正式组织和非正式组织。正式组织是为了实现组织目标，有目的、有计划、有意识地设计和建立的各种关系体系。而非正式组织是组织成员在工作和长期接触中，由于相互了解和加深感情，或因情趣、爱好及利益相同而自发形成的一种相对稳定的群体。非正式组织虽然没有成文的章程和规范，它却对正式组织有相当大的影响力。因此，管理者要重视非正式组织对群体的影响。

3. 工人的士气或情绪是决定生产力的一个重要因素 传统的管理理论认为，工厂的生产效率主要受工作方法、工作条件、工资制度等约束，只要改善原有的工作条件、采用科学合理的工作方法、实行恰当合理的工资制度，就可以大大提高工人的劳动生产率。梅奥通过霍桑试验发现，工厂生产率的高低，主要取决于工人的士气，所谓士气，也就是工作的积极性、主动性与协作精神等结合成一体的精神状态；还取决于工人对各种需要的满足程度，工人的满足程度越高，他的劳动士气就越高，最终的劳动生产率也就越高。

（二）梅奥人际关系理论的主要贡献

1. 奠定了行为科学的基础 人际关系理论弥补了古典管理理论的不足，将科学管理研究的内容从工作条件改变到人的行为上来，强调了群体动力的重要性，开辟了管理理论研究的新领域，为现代行为科学的发展奠定了坚实的基础，为管理方法的变革指明了方向。

2. 发现了霍桑效应 霍桑效应是在霍桑试验中发现的一种实验者心理学效应，是指那些意识到自己正在被别人观察的个体具有改变自己行为的倾向，社会心理学家也称为"宣泄效应"。

（三）梅奥人际关系理论在护理管理中的应用

1. 采用试点方式开展新项目、新业务 护理管理工作中有创新或改革的内容需要推广时，切忌急于求成，可以首先选择1～2个护理单元进行试点，总结经验后再逐渐推广，最终得到全面落实。

2. 护理管理者应重视非正式组织的作用　作为一名护理管理者，应重视非正式组织的作用，采取积极的引导方式，充分发挥非正式组织的正向作用，使整个护理团队向着健康、和谐的方向发展。

3. 护理管理者应该掌握有效的沟通技巧　有效沟通有助于管理工作顺利开展，护理管理者掌握良好的沟通技巧，让护理人员感受到管理者的关心和需要，充分发挥每一名护理人员的工作积极性，增加组织的凝聚力，共同高效完成护理组织目标。

4. 重视团队的文化建设　护理管理者应该重视团队的文化建设，传承前辈的文化内涵，并将其发扬光大，让这无形的"软约束"力量构成组织有效运作的内在驱动力。

二、麦格雷戈的人性管理理论

道格拉斯·麦格雷戈（Douglas M·Mc Gregor）是美国著名的行为科学家，是人际关系学派最具有影响力的管理学家之一。他在 1957 年 11 月的美国《管理评论》杂志上发表了《企业的人性方面》一文，提出了有名的"X 理论－Y 理论"。该理论侧重于对个体行为的研究。

（一）麦格雷戈的人性管理理论的主要观点

麦格雷戈在进行大量研究的基础上，提出了两大类可供选择的人性观。

1. X 理论　麦格雷戈把传统的管理观点叫作 X 理论，它是以"经济人"假设为基础，该理论在 18 世纪末至 19 世纪末的整整一个世纪中占统治地位。这种观点对人性的假设包括：①人都是懒惰的，他们具有尽可能地逃避工作的特性。于人都没有什么雄心壮志，不求上进，不愿担当责任。②个人目标与组织目标相矛盾时，为了达到组织目标必须靠外力严加管制。③人都是缺乏理智的，不能克制自己，很容易受到别人的影响。

2. Y 理论　麦格雷戈认为工作过程中存在的问题，只有从管理上找原因，才能排除影响员工积极性发挥的障碍。他把这种理论称为 Y 理论，该理论实现了个人目标与组织目标的结合。这种观点对人性的假设包括：①人并非天生懒惰，厌恶工作并不是人的本性。工作可能是一种满足，因而自愿去执行。②人们愿意实行自我管理、自我控制，别人的控制、处罚不是达到目的的唯一手段。③人们不仅会接受责任，而且会谋求责任。④个人目标和组织目标可以统一，如果给人提供适宜的机会，就能够将个人目标与组织目标统一。⑤人都具有解决问题的能力和想象力，只是一般人的潜力没能得到充分发挥。

（二）麦格雷戈的人性管理理论的主要贡献

1. 阐述了人性假设与管理理论的内在关系　揭示了人本管理原理的实质，人性假设是管理理论的哲学基础。

2. 管理理论以人性假设变化为前提　人性假设管理理论动态分析了人性假设的变化对管理理论的影响，提出了不同人性假设在实践中表现为不同的管理理念和行为的观点，进而提出了管理理论的发展是以人性假设变化为前提的理论观点。

3. 现代管理理论的基础　人性假设管理理论提出了管理活动中要充分调动人的主动性、积极性和创造性，实现个人目标与组织目标一体化的思想，对现代管理理论的发展和管理水平的提高具有重要的意义。

（三）麦格雷戈的人性管理理论在护理管理中的应用

1. 科学用人，使其处于最佳绩效状态　护理管理者应该掌握和了解人性假设管理理论，做到科学用人，才能充分调动护士的工作积极性、能动性和创造性，使每一名护士处于最佳绩效状态，提高护理组织绩效。

2. 依据护理人员不同的人性观采取相应的约束手段　针对本性 X 理论占主导思想的护士，护理管理者应该用严格的管理制度和法规等约束作为实现组织目标的有效手段；针对本性内 Y 理论占主导思想的护士，护理管理者应该鼓励护士参与并帮助其自我实现，发挥护士的自主性和参与意识，从而实现组织目标。

PPT

第三节　现代管理理论阶段与创新前沿理论

第二次世界大战结束以后，随着现代自然科学和生产技术的日新月异，很多学者从不同的学科、不同的角度出发，运用不同的方法对管理理论展开研究，形成了许多新的学术学派，这些理论和学派在内容上相互联系、相互影响。美国管理学家哈罗德·孔茨 1961 年发表了《管理理论丛林》，梳理总结了 6 种学派观点，1980 年重新归纳为 11 个学派，管理理论从行为科学阶段进入多元化发展阶段。

一、代表性的现代管理学派

（一）管理过程学派

管理过程学派又称管理职能学派、经营管理学派。早期代表人物是法约尔，战后代表人物是哈罗德·孔茨和西里尔·奥唐奈里奇。该学派认为管理是个过程，由计划、组织、人事、领导和控制的 5 种职能组成。

（二）社会协作系统学派

社会协作系统学派是将组织作为一个有机的整体，把组织人员的关系看成一种协作的社会系统，代表人物是巴纳德等。该理论认为正式组织的协作系统，包含协作意愿、共同的目标、信息联系三个要素。

（三）社会技术系统学派

该学派认为某些情境下，技术系统对生产率的提高更显著，同时能够对社会系统产生强烈影响，代表人物是特里斯特。这一学派理论强调管理需要对社会系统和技术系统协调管理，当二者发生冲突时，技术系统应作出变革以适应社会系统。

（四）决策理论学派

决策理论学派是在社会系统管理学派的基础上，吸收行为科学和系统论的管理学派观点，运用电子计算机技术和运筹学的方法而形成的一门新兴的管理学派。代表人物是赫伯特·西蒙和詹姆斯·马奇。这一学派认为管理就是决策，强调决策的重要性，决策贯穿于管理的全过程。

（五）群体行为学派

同人际关系学派密切相关，但是它更关注的是一定群体中人的行为，而不是一般的人际关系和个人行为；它以社会学、人类文化学、社会心理学为基础进行研究。代表人物为梅奥、卡特·卢因。这一学派重点研究各种小群体的行为公式，包括群体的吸引力、群体的内聚力与士气、群体的结构及目标、群体规范和压力等内容。

（六）经验主义学派

经验学派又称案例学派、代表人物是彼得·德鲁克和欧内斯特·戴尔。这一学派的中心是强调管理的艺术性，通过分析许多组织管理人员的经验，然后加以概括，找出成功的经验中具有共性的东西，使其系统化、理论化，并据此向管理人员提供实际的建议。

（七）权变理论学派

权变理论学派又称为因地制宜理论、形势管理理论等。代表人物是卢桑斯、伍德沃德等。这一学派认为管理中不存在普遍使用的"最佳管理理论"，有效的管理是根据组织的内外因素灵活地应用各种管理方法解决相应的管理问题的过程。

（八）管理角色学派

管理经理角色学派认为管理者在实际工作中扮演着十种角色，首脑、领导者、联络者、信息接受者和传播者、发言人、谈判者、企业家、事故处理者、分配者，代表人物是亨利·明茨伯格。

二、现代管理理论的新发展

20世纪80年代后，企业文化、知识管理、公司治理等新兴管理理论不断涌现，并对管理实践发挥了积极的指导作用。90年代后，信息技术的发展推动了管理理论的创新，产生了虚拟组织、流程再造、学习型组织、商业模式等管理理论。进入21世纪，移动互联网、大数据、云计算、量子新科技以及普遍存在的商业问题，呼唤新的管理理论，量子管理理论应运而生。管理理论适应时代而不断更新着。

（一）流程再造理论

业务流程再造于1993年由迈克尔·哈默在《企业再造：企业革命的宣言》中正式提出，指的是对企业的业务流程做根本性的思考和彻底重建，改善业务成本、质量、服务、速度，最大限度地适应顾客、竞争、变化。

1. 流程再造程序　包括全面分析原有流程的功能和效率，设计和评估流程改进方案，制定流程改进所需要的配套方案，组织实施持续改善。

2. 流程再造技术　包括价值链分析、流程优先矩阵、鱼骨分析法、作业成本法、标杆法、质量功能配置等。

3. 流程再造模式　包括有全新式再造和系统性再造，前者适用于身处困境、濒临死亡的组织，后者适用于原有流程稳定、业绩较好的组织。系统性再造的方法有清除、简化、整合、自动化。

（二）学习型组织理论

学习型组织理论源起于20世纪60年代，该理论认为学习是组织可持续存在的基本要求，学习型组织的基本价值在于解决问题，而不是简单的学习知识。1990年，麻省理工学院彼得·圣吉出版了《第五项修炼——学习型组织的艺术与实务》，完善了学习型组织理论。

1. 五项修炼的内容　包括自我超越、改善心智模式、建立共同愿景、团队学习、系统思考，这五项是一个有机整体，其间的关系犹如一个火箭，团队学习和改善心智模式是基础，系统思考是核心发动机，自我超越和共同愿景是向上的张力。

2. 理想的学习型组织　具有组织开放化、结构扁平化、交流信息化、学习共享化的特征。

3. 学习型组织的创建　组织要通过营造氛围、鼓励学习、培训管理人员、平衡工作与生活和学习、适应环境来创建学习型组织。

（三）企业文化理论

20世纪80年代以来，学术界和企业界普遍认为企业文化对公司绩效会产生显著影响，美国专家通过比较美日两国企业的差异，发展了企业文化理论。

1. 企业文化的定义　是指企业在经营过程中所创造的具有自身特色的物质财富和精神财富的总和，包括物质文化、行为文化、制度文化、精神文化四个层次，精神文化为其核心，是企业意识形态的总和，也是物质文化、行为文化、制度文化的升华。

2. 企业文化的功能　具有导向、凝聚、激励、约束、辐射五大功能。

3. 企业文化的塑造　可通过凝练组织的核心价值观、强化价值观认同、建立考核制度、设计行为规范、设计外显文化来塑造企业文化。

⊕ **知识链接**

量子思维

当今量子科技被应用于许多领域，量子时代的组织呈现兼容并包、整体性与关联性、自组织性、参与性以及使命感等特征，管理需要突破传统局限，树立量子思维。量子思维就是运用量子物理的哲学来观察、解释和分析宇宙的思维。量子科学哲学观认为人起着主导作用，组织不仅是客观的存在，而且是主客观的统一，个体的参与对于改变世界发挥着重要作用。量子思维包括整体观、不确定性、主客观统一、非线性几方面的内容。

三、现代管理理论在护理管理中的应用

护理组织系统作为医院系统中一个重要组成部分，在结构、规模、服务理念、行为规范、岗位设定等方面均需与我国医疗卫生事业及医院整体发展相适应。组织变革应用于护理管理中，主要体现在以下几方面。

1. 运用组织变革，适时调整组织系统　目前，各级医疗机构的护理组织系统均应结合我国各时期卫生事业发展需要，结合医院护理工作的实际情况，以深化医药卫生体制改革为契机，加强护士队伍建设，全面提升护理服务水平和专业技术水平，优化护士队伍结构，使护士总数满足临床工作的需求，从而满足人民群众的健康服务需求。

2. 建设学习型护理组织　护理管理人员要通过培训、沙龙等方式，创造学习交流的氛围，组建学习小组，开展新技术、新项目，培养从临床管理中发现问题、用科研的思维解决问题的心智模式，不断超越创新。

3. 创造护理组织文化　树立大医精诚、爱心仁术的护理核心价值观，完善核心制度，规范护士行为，让文化内化于心、外化于行。

第四节　中国现代管理理论的探索

PPT

中国管理理论有着五千年文化的厚重历史积淀，汲取古代"阴阳合德""仁爱忠恕""修身齐家""道法自然""守持戒律"等儒道佛哲学智慧，我国学者从管理理论的演进与发展、中西文化的差异、管理的民族文化情景、中国企业管理实践的不足等多个角度对中国特色的管理理论进行了不懈的探索和创新，经历了一个从理念到理论、从简单到深化、从思路到体系的过程，产生了中国情境下的特色理论成果。

一、代表性理论及主要内容

（一）和谐管理理论

和谐管理理论由西安交通大学席酉民教授及其团队于 2006 年提出并建立，在其著作《和谐管理理论研究》中系统阐述了理论体系的思想。和谐管理理论认为人类行为及其所组成的社会组织活动具有高

度不确定性、多样性和多重意义，须用演化的视角来对这些过程进行理解。是一套以"和谐主题""和则""谐则""和谐耦合""和谐心智""和谐领导力""和谐扩展"等概念为主要内容的动态的、迭代的理论体系。

1. "和则" 代表为解决具有高度不确定性的管理问题而采取的"能动致变"的措施，通常表现为员工激励机制和构建特定的企业文化等，其核心是利用由"人"的因素所带来的不确定性来应对管理活动中的不确定性。

2. "谐则" 代表通过理性设计与优化来提升组织架构的有效性、工作流程与制度，对具有相对确定性的管理问题进行整体优化来应对由"物"的要素所引起的不确定性。

3. "和谐耦合" 指的是在实现"和谐主题"的过程中，"和则"与"谐则"之间动态调整以及适配来共同应对复杂管理问题的过程。

4. "和谐心智" 指领导者在应对不确定性、模糊性、复杂性和快变性环境带来具备的心智模式，包括愿景使命导向的系统观、"和谐主题"思维导向下的方向感、"谐则"与"和则"互动式的共生系统构建、支撑"和谐耦合"的融合力与平衡力、突破现状、升级和谐的边缘创新力五个方面。

（二）东方管理理论

东方管理理论由复旦大学苏东水教授首创并由其团队经过 30 多年的研究形成，并于 2003 年出版著作《东方管理》。其原创性观点包括五个方面。

1. 十五个东方哲学要素："道、变、人、威、实、和、器、法、信、筹、谋、术、效、勤、圆"。
2. 核心是"三为"思想："以人为本、以德为先、人为为人"。
3. 内容为"三学、四治、五行"：三学指中国管理、西方管理、华商管理；四治指治国、治生、治家、治身；五行指人道、人心、人缘、人谋、人才。
4. 体系为"学""为""治""行""和"的"五字经"。
5. 目标是实现"人和、和合、和谐"，构建"和谐社会"。

（三）道本管理理论

道本管理理论由我国南开大学商学院齐善鸿教授提出，倡导在管理中运用规律自身的力量，充分体现人在管理中的主体性，专注于规律而不是服从于人的有限理性。齐善鸿教授在其著作《道本管理：精神管理学说与操作模式》一书中详细阐述了该理论的思想和应用方法，主要观点如下。

1. 人是管理的出发点和最终归宿 管理的一切内容必须适合于对人性认知的进步，管理必须适应和持续解放生产力，管理必须承担社会责任并且服务于其目的性。

2. 管理应从人性和人类精神发生发展的基本规律开始 沿着这一"自发"和客观存在的规律，追寻管理的基本价值取向。

3. 精神管理的模式体系 包括主体性与管理模式、自我管理模式、本能管理模式、情感管理模式、新激励管理模式、组织人格管理模式和新制度管理模式等。

二、中国现代管理理论在护理管理中的应用

1. 熟悉护士成长规律，创造护士成长平台 管理中以护为本，将科室发展目标与护士个人成长目标结合，为护士创造发展空间，实现科室业务技术创新与个人成长同步。

2. 加强风险管理，提高护理质量 按照"谐则"思想，完善护理管理中风险管理制度、优化护理流程属于"谐则"措施，按照"和则"思想强化医护人员风险意识、引导员工在不确定状况下作出较好判断，培养护理管理者勇于变革、应对挑战的"和谐心智"。

PPT

第五节　管理原理

原理是带有普遍性的、最基本的、可以作为其他规律基础的规律，具有普遍意义的道理。管理原理是大量管理实践经验的升华，是对管理工作的实质内容进行科学分析总结而形成的基本道理。学习和掌握管理原理，对做好管理工作具有普遍的指导意义。现代管理的基本原理包括系统原理、人本原理、动态原理、效益原理。

一、系统原理

现代人类社会是由人、财、物、信息等组成的系统，管理活动是对系统的管理，没有系统也就没有管理。系统原理是现代管理科学的一个最基本的原理。它是指人们在从事管理工作时，运用系统的观点、理论和方法对管理活动进行充分的系统分析，以达到管理的优化目标。

（一）概念

系统（system）是由相互作用和相互依赖的若干组成部分或要素结合而成的，具有特定功能的有机整体。在自然界和人类社会中，所有的事物都是以系统的形式存在的，任何事物都可以看作是一个系统。任何系统都是由两个或两个以上要素组成的，单独一个要素不能构成系统。系统具有整体性、层次性、目的性、环境适应性等特征。

（二）基本原则

1. 整分合原则　是指在管理中将统一领导和分级管理有机地结合起来，在系统的整体规划下明确分工，在明确分工的基础上进行有效的综合。管理者的责任在于从整体要求出发，进行整体把握、客观分析、科学分解、综合组织，明确各个子系统的目标。因此，分解非常关键，管理者只有有了正确的分解，才能做到合理分工，最终才能够做到规范明确的整体把握。

2. 相对封闭原则　是对于系统内部，系统的各个环节必须首尾相接，形成回路，使各个环节的功能充分发挥；对于系统外部，任何系统都具有开放性，与相关系统有输入和输出关系。在管理工作中，任何试图把本系统封闭起来与外界隔绝的做法，都会导致失败。睿智的管理者应该掌握相对封闭的原则，充分估计到外部对系统的种种影响，努力使系统从外部吸入有利的能量和信息，充分发挥管理的效能。

（三）系统原理在护理管理中的应用

1. 护理管理者应具有全局观念　医院是一个具有医疗、教学、科学研究和预防保健等功能的系统，医院内的护理系统是其中的一个分系统。这个分系统是一个相对封闭的系统，完成工作需要有医疗系统、后勤保障系统、药学系统等相关部门的配合和支持。

2. 优化护理系统的结构状况、分工合作　护理管理者必须根据所处的不同环境、面临的不同人物以及不一样的内外部条件进行适当的结构调整，这是保障护理管理系统整体性能最优化的首要条件。护理管理必须要在整体规划下有明确的分工，又在分工的基础上有效地合作才能使管理工作发挥最大效能。

3. 处理好管理中横向与纵向的关系　在医院的护理系统中应该秉承上级管理下级、下级对上级负责的原则。我国医院根据其功能和任务，建立独立完善的护理管理体系，护理管理工作从最高管理层一直贯穿到组织最低层，各层级应该责权分明。由于管理者本身能力和精力的限制，必须掌握好管理的宽度和管理层次，做到科学划分管理层次，逐级进行管理。

二、人本原理

(一) 概念

人本原理就是以人为本的管理思想，它要求人们在管理活动中坚持一切以人为中心，以人的利益为根本，强调人的主观能动性，力求实现人的全面、自由发展。其实质就是充分肯定人在管理活动中的主体地位和作用，一切管理活动都要围绕调动人的工作积极性、自主性和创造性进行，在实现组织目标的同时，最大限度地实现组织成员的自我价值。人本原理认为管理就是由人进行的管理和对人进行的管理，因此，管理活动的中心作用是发挥人的积极性、创造性和主动性。

(二) 基本原则

1. 能级原则 核心内容是人员的特点与优势和岗位要求有机结合与匹配，做到能级对应。简单而言就是根据人的能力大小，赋予相应的权力和责任，使组织的每一个人都各司其职，做到人尽其才，以此来最大限度地发挥组织的整体效用。有效的能级原则应该注意：①管理能级应具有分层、稳定的组织形态。稳定的管理结合应该是正三角形，即上尖底宽。能级原则要求做到知人而用，用最少的人发挥最大的效能。②不同能级应该责、权、利一致。责权利和能级相对应，做到在其位、谋其职、尽其责、获其荣。③各类能级应该动态对应。用发展的眼光确定人的能力，在实践中不断发掘和培养人的能力，使相应的人才处于相对应的能级岗位上，这样才能保证管理系统处于高效运转的稳定状态。

2. 动力原则 管理中的动力是指在管理活动中可导致人们的活动朝着有助于实现组织整体目标方向有序的、合乎管理要求的定向活动的力量。组织发展的动力有物质动力、精神动力、信息动力3种。

(1) 物质动力 是通过物质手段，推动管理活动向特定方向运动的力量。物质是人生存发展的基础，物质动力是组织行为的首要动力。

(2) 精神动力 是在长期管理活动中培育形成，被多数人认同和恪守的理想、奋斗目标、价值观念和道德规范、行为准则等。精神动力是实现人类高层次需要的源泉。是激发人类持久努力的核心动力。

(3) 信息动力 即信息交流产生的动力。信息动力为人在组织中的适应性发展和职业生涯规划提供了条件，尤其是在当今信息社会，信息是组织经营中关键性资源，是推动组织发展的动力。

3. 行为原则 人的行为具有一定的规律，行为原则是管理者要掌握被管理对象的行为规律，进行科学的分析和有效的管理。根据被管理者的个性倾向和特征，为其创造良好的工作环境和发展规划，从而做到用各人所长、优化群体组合，提高管理效果。

(三) 人本原理在护理管理中的应用

护理管理是对人的管理，在管理活动中重视人的因素对管理效能起到决定性的作用。如何更好地调动护士工作的积极性，有针对性地利用各种激励措施，建立科学合理的绩效考评制度尤为重要。

1. 分层次设岗，合理利用人力资源 护理人力资源管理要从传统的身份管理逐渐向护理岗位管理转变，根据医院和科室护士的整体人力资源分配情况合理预算，制定各级护士的聘任标准及岗位职责。使每一名护士均有与其能级相对应的岗位，不同的岗位体现不同的绩效，激发护理人员的工作热情。

2. 有针对性地调动人员的积极性 护理管理者应该改变原有、传统的管理方式，有针对性地利用精神鼓励、物质鼓励、授权等各种激励措施，充分调动护理人员的工作潜能，大大提高其工作积极性和主动性。

3. 研究总结护理人员行为规律 心理学强调，需要和动机是决定人的行为之基础，护理管理者只有对护理人员的行为进行行之有效的科学管理，才能最大限度地发挥每一名护理人的潜能。

三、动态原理

(一) 概念

动态原理是指管理者在管理活动中，随时注意把握被管理对象运动、变化的情况，不断调整各个环节以实现管理人员与被管理人员共同达到既定目标的活动过程。在管理对象和外部环境不断运动和变化的情况下，应该注意不断调整管理的方法，选择适当的管理手段，以适应各种变化，最终实现组织的长远目标。

(二) 基本原则

1. 反馈原则 是指管理者在进行管理活动时，为了组织任务能够及时、高效地完成，必须及时了解和掌握系统外部环境的变化情况及系统自身活动的进展程度，随时将系统的运行状态和已经取得的结果与初始目标进行比较，当发现较大偏差时应及时采取相应的措施予以纠正偏差、控制系统活动，确保组织目标完成。任何一种调整，只有在反馈结构下，才能不断调整，逐渐趋于完善，使之处于优化状态。

2. 弹性原则 是指任何管理活动都要有适应客观情况变化的能力，都必须留有充分的余地，在出现变化后仍能较好地适应环境，实现目标。管理必须遵循弹性原则，主要有以下原因：①管理活动所涉及的因素众多且复杂。在一个较大的管理系统所涉及的众多因素面前，管理者的认识不可能全部把握住它们。因此，管理必须留有余地，以增强组织管理系统的应变能力。②管理本身所具有的不确定性。由于事物是不断发展和变化的，也给管理带来较大的不确定性。某一种管理方法，可能适应一种情况，但是不一定适应另外一种情况。③管理是多种因素的合力，需要综合平衡，但是实践中往往不可能达到最佳平衡，这就需要留有可供调节的余地。

(三) 动态原理在护理管理中的应用

1. 具备动态管理理念 随着医疗卫生事业的发展，新的卫生政策、管理制度、管理方法的出现，护理领域也面临着很多挑战，要求护理人员的思想、观念、行为方式、知识结构都要不断变化。护理管理者必须动态管理，有效、及时、准确地把握以上的变化，收集信息、及时反馈，适时对管理方式进行调整，因地制宜，保持充分的弹性，才能保证目标的如期实现。

2. 充分发挥信息作用 在日常的护理质量检查过程中，护理部应对科室护理工作进行质量监督并定期反馈质量检查结果，护士长应有针对性地提出整改方案，进行信息的反馈，及时、有效地进行调整和控制，以保证管理目标的实现。

四、效益原理

(一) 概念

效益原理是指组织的各项管理活动都要以实现有效性、追求高效益作为目标的一项管理原理。它表明现代社会中任何一种有目的的活动，都存在着效益问题，是组织活动的一个综合体现。影响效益的因素很多，比如技术水平、管理水平、资源消耗等。从效益原理来讲，管理的目标就是追求最高效益。一般而言，效益包括经济效益和社会效益，经济效益比较直观，社会效益是一笔无形的财富。因此，管理者只有在经济效益和社会效益两方面均进行合理的评判，才能真正体现组织的效益。

(二) 基本原则

1. 价值原则 是指管理工作中管理者通过对人力资源、物力资源、财力资源、时间资源、空间资源、信息资源科学而有效地管理，从而创造更大的经济效益和社会效益。管理学中的价值是指衡量事物有益程度的尺度，是功能与费用的综合反映。有效地管理会充分发挥组织的功能，能够使资源得到充分利用，带来组织的最高效益。落后的管理会影响组织功能的发挥，造成资源的浪费和损失，影响组织的效益。

2. 投入产出原则　即效益是一个对比概念，通过以尽可能小的投入来取得尽可能大的产出的途径来实现效益的最大化。

（三）效益原理在护理管理中的应用

1. 注重护理服务的效益　针对经济效益和社会效益而言，作为护理管理者更应该注重社会效益这一笔无形的财富，讲究护理服务、注重社会效益是护理管理工作中追求的最高目标。

2. 坚持整体性原则、处理好局部利益和全局利益的关系　当局部利益和全局利益发生冲突时，护理管理者应该把全局利益放在首位，做到局部利益服从全局利益，从而获得最佳的整体效益。

3. 注重实效，将长远目标与当前任务相结合　不仅要"正确地做事，更要引导被管理者做正确的事"，使管理的效益与组织目标方向紧密相连，才能在激烈的竞争中立于不败之地。

目标检测

答案解析

1. 泰勒科学管理理论的主要贡献是什么？
2. 法约尔的一般管理理论的主要观点是什么？
3. 学习型组织理论在护理管理中的应用体现在哪些方面？
4. 如何应用人本原理指导护理管理实践？
5. 案例分析：某三甲医院胃肠外科为国家临床重点专科，为了提升结直肠外科患者健康服务质量，近几年来实施了医护一体化模式，以结直肠外科亚专业为核心，重组了医疗和护理团队的人力资源，护士长与医疗组织组成决策层，负责患者管理方案的决策和指导；责任护士与责任医师组成实施层，在决策层的指导下完成方案的实施；护士与医生共同讨论、制订和实施以患者为中心的管理方案。护士在该模式中发挥管理协调职能，承担团队合作中的协调与管理工作，包括联络多科会诊、培训和指导新进医生及实习医生等。实施该模式一年后，调查数据显示，结直肠手术患者的平均住院日缩短，护士的工作环境包括护士参与医院事务、医护合作、高质量护理服务的基础、充足的人力和物力、护理管理者的能力及领导方式这五个方面都得到显著改善。

讨论：试用你所学的管理学理论和原理，分析医护一体模式改善护士工作环境，缩短患者平均住院日的原因。

书网融合……

本章小结

微课

题库

第三章　护理程序与护理管理过程

⇒ **案例引导**

案例　小王是某医院肿瘤科的一名责任护士，在护理一名癌症晚期患者时，小王发现该患者存在压力性损伤风险，为了保证患者安全，预防护理不良事件的发生，小王认真评估患者情况，分析了可能导致该患者发生压力性损伤的所有相关因素，并制定了相关的护理计划，在接下来的工作中，相关人员根据该护理计划对患者进行护理，有效地预防了压力性损伤的发生，保证了患者的安全。

讨论　小王作为一名普通护士，她是否在实施护理管理？

PPT

第一节　概　　述 🔲微课

一、护理程序概述

（一）概念

护理程序（nursing process）是在临床护理工作中，以增进和恢复护理对象的健康为目的所进行的一系列有目的、有计划的护理活动。护理程序是一种科学的确认问题、解决问题的工作方法，是一个综合的、动态的、具有决策和反馈功能的持续循环的工作过程。所谓综合的是指护理过程中要运用多学科的知识处理问题；动态的是指在计划实施的过程中应根据情况不断地调整护理措施；决策的是指制定的护理计划是建立在充分评估的基础上；反馈是指通过评价确定护理效果是否达到预测目标，以结束护理程序或修订护理计划并引入护理程序的下一循环。

（二）护理程序步骤

护理工作是"按程序进行的工作"，用"程序"一词来形容护理最早出现在 20 世纪 50 年代，真正意义上的第一代护理程序于 1967 年才出现，包括"评估、计划、实施和评价"四个步骤。1973 年，北美护理诊断协会将"护理诊断"添加到护理程序里，至此护理程序发展成为五个步骤，即"评估、诊断、计划、实施和评价"。与四步骤护理程序相比，五步骤的护理程序，使护理工作各阶段的任务更加清晰明了，但在实际工作中这5个步骤往往是相互交叉的。

1. 评估（assessment） 是有系统、有目的、有计划地收集资料，并对资料进行评判的过程。评估是护理程序的第一步，准确的评估可使护士掌握正确的第一手资料，保证护理问题、护理目标、护理计划的准确性。评估又是一个动态连续的过程，护士根据收集的资料发现问题，随时调整护理计划，贯穿护理工作始终。

2. 诊断（diagnosis） 是根据评估得到的信息，提出现存的或潜在的护理问题，作出护理诊断。是护理程序的第2步，护理诊断为制定护理计划提供依据，为护理活动的实施和评价奠定基础。

3. 计划（planning） 是指为了协助解决相关问题，达到预期护理目标，而制定的护理措施。制定护理计划分3个步骤完成。第一步是确定问题的轻重缓急。当患者出现多个护理问题时，护士需要根据问题的严重程度依次排列，确定问题的优先解决顺序，以便根据问题的轻重缓急安排护理工作。第二步是制定护理目标。护理目标是指通过护理干预后，期望护理对象达到的健康状况。目标是护理计划中很重要的一部分，是护士行动的指南，要切实可行。第三步是围绕护理问题、护理目标制定护理措施。制定护理措施的过程也是护士运用知识和经验作出决策的过程。

4. 实施（implementation） 是将护理计划付诸实现。护士在实施计划的过程中扮演着多种角色，既是决策者、实施者，又是教育者、组织者，还是协调者。

5. 评价（evaluation） 是护理人员在执行护理计划过程中和执行护理计划后，不断对护理计划的实施效果进行评价的过程。护理程序的评价活动不止是上一轮护理程序的结束，同时又是为了改进护理措施而进行下一轮护理程序循环的开始。例如，在护理程序实施的过程中，护士运用评判性思维对患者的病情和护理照顾的效果进行评价，若患者出现新的护理问题，或者结果偏离预期目标或未达到预期效果，都必须重新评估、重新计划，以便取得更好的护理效果。

⊕ **知识链接**

评判性思维

通过一定的标准评价思维，进而改善思维，是合理的反思性的思维。护理评判性思维，需要护士灵活地运用学习的知识、经验，对患者存在的问题进行识别、评估、分析、假设，在反思的基础上对护理决策进行判断和推理的过程。日常的护理工作、个案查房、疑难病例讨论均会使用到。

二、护理管理过程

一直以来，人们都用管理的职能来描述管理的过程。也就是说，每一项管理工作都是从计划开始，经过组织、领导实施计划，并通过控制工作的落实促进目标的最后实现。护理管理是管理的科学理论和方法在护理管理实践中的应用，护理管理过程也包括计划、实施和控制三大步骤。

1. 计划 是指在工作之前预先拟定具体目标、内容和步骤，是管理的首要职能，也是管理工作的第一步。计划工作包括：确定组织宗旨、制定组织目标、确定工作方案、制定辅助计划、预算等一系列活动的"过程"。它的基本含义是确定目标和实现目标的途径。

2. 实施 是管理过程中一个极其重要的阶段。将具体的计划落实到行动上，这个落实计划的过程称之为实施。实施过程中涉及组织、领导等管理职能的有效发挥。

3. 控制　是指在计划实施的过程中通过不断检查、评价，确定实施过程中所发生的每一件事是否符合所规定的计划、所发布的指示及所确立的原则。其目的是发现计划实施过程中的缺点和错误，予以纠正，以保证目标的实现。控制随管理的产生而产生，并伴随管理整个过程，是护理管理过程中的重要步骤之一。

三、护理程序与护理管理过程

（一）护理程序与护理管理过程的关系

护理程序是以解决患者的健康问题为目的进行评估、诊断、计划、实施、评价的工作方法。护理管理则是以提高人们的健康水平为目的进行计划、组织、领导、控制的活动过程。两者都是为了实现同一目标而采取的程序化的护理活动。护理管理第一步是评估资源、确定问题，制定计划实现计划职能，在护理程序中体现为评估患者状况、确定护理诊断、制定护理计划；护理管理第二步是通过组织、领导实施计划，在护理程序中体现为实施护理计划；护理管理的第三步是实施控制，在护理程序中定义为评价，但护理程序中的评价工作，实质上也包括对评价的结果进行反馈、分析和改进。可见，护理程序实质上就是护士为解决临床护理问题而进行的具体护理管理活动，是护理管理在临床护理管理的具体体现之一。两者之间在工作程序方面的对应关系如图 3 - 1 所示。

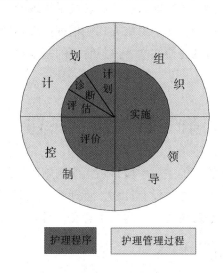

图 3 - 1　护理程序与护理管理过程的关系

（二）护理程序在护理管理过程中的应用

1. 有利于形成程序化的思维方式　用护理程序的工作方法进行护理管理，早在 20 世纪末林菊英先生就在她编著的《医院护理管理学》一书中提到过。她认为"护理管理可运用护理程序进行，管理按程序进行第一步是计划，即对有关护理质量的诸多因素进行估量与分析；二是确立目标或找出问题，类似于临床上护理程序中的护理诊断；三是制定计划，列出解决问题的各种措施；四是实施；五是评价"。运用护理程序的步骤与方法思考护理管理过程，有助于帮助护理人员形成程序化的思维方式，便于护理管理者理解护理管理过程。

2. 用护理程序解决问题的工作方法解决管理问题　护理程序是以解决问题为理论基础的管理方法之一。护理程序应用于临床护理，主要目的是为患者解决健康问题；用于护理管理，主要目的则是解决管理方面的问题。护理管理者可以把需要解决的管理问题纳入护理程序的资料收集、评估、计划、实施、评价的过程中，有效地解决管理问题。例如一位新任职的护理部主任，为了提高医院护理服务满意度，她必须先评估本院目前的护理服务现状，罗列出影响护理服务满意度的相关因素，科学分析，找出影响护理服务满意度的主要问题，也就是需要优先解决的问题，然后针对问题制定目标和改进措施，并在实施过程中不断评价或控制，最终达到改进护理服务的目的。目前，在临床管理实践中，护理程序的工作方法已被运用于护理教学管理、健康教育管理、时间管理、护理质量管理、护理安全管理等多个护理管理领域，为提高护理管理水平起到了一定的作用。

3. 用护理程序的工作方法引导护士参与管理 随着护理专业的发展，护士作为最基层工作的护理工作者，其角色也逐渐走向多元化，护士既是决策者、组织者、实施者、协调者，同时又是管理者和被管理者。例如，在为患者实施健康教育时，护士通过评估患者的知识现状，确定患者需求，制定健康教育目标和教育计划，然后组织实施计划，并不断评价教育效果改进教育计划，最终达到健康教育目标合格。在这个过程中，护士、患者及其他相关人员构成了护理管理体系，护士利用护理程序对患者实施临床护理，从根本上使护理工作摆脱了过去传统的执行医嘱和被动工作的局面，使护士从被动护理变为主动护理，既使患者获得优质护理服务，又使护士的自身价值在护理程序的运用中得到发挥。如果护士能利用护理程序这种非常熟悉的工作方法进行自我管理或参与组织管理，既有利于个人绩效的进步，又能达到全员参与管理、提升组织绩效的目的。

通过管理职能的划分把管理过程划分为几个相对独立的部分，便于在理论上进行研究，国内多数护理管理教材的编写，也都重点从阐述管理职能入手，而忽视了管理的过程化。为了培养广大护理人员的程序化管理思维方式，本章将依照护理程序的思维方式，根据护理管理过程的先后顺序，依次讲解管理的计划、实施、控制等重要步骤，目的是使初学者熟悉管理的基本过程，为进一步深入实践科学的和现代的管理做铺垫。

第二节 计 划

PPT

计划是管理的首要职能，也是管理的主要手段，是组织实施决策的依据，更是组织实施指挥和控制的主要途径。离开计划，管理将不复存在。没有计划，管理就无从下手。任何管理活动如果不以计划为依据，或是不从计划工作入手，就必然失去管理的基本意义，最终就无从获得效率。

一、计划的概念与作用

（一）计划的概念

什么是计划呢？美国管理学家哈罗德认为计划工作"就是在我们所处的地方或要去的地方之间铺路搭桥"。本教材在第一章开篇案例关于"1个和尚挑水喝，2个和尚抬水喝，3个和尚没水喝"的事件中，假若3个和尚想实现"有水喝"的目标，必须预先拟定合理的方案，这个方案就是我们所说的计划。具体的说，计划就是为实现组织目标，预先对行动的时间、方法、步骤和手段进行安排，是对未来的行动进行设计的过程。也可以说，计划是对组织在未来的一段时间内的目标和实现目标途经的策划及预先拟定的方案。狭义的计划，单指制定计划的活动过程。广义的计划不但包含制定计划，还包括执行计划和检查计划两个阶段。

一个有效的工作计划，通常回答以下6个问题：①What——计划完成的工作是什么。每一项管理工作都是始于一个问题，即现有状况与预期状况之间的不一致性，管理者通过评估现状，确立管理问题，也就是明确所进行的活动。②Why——指为何要做，即明确目标和目标的意义，只有目标明确，意义肯定，才能使计划的执行者在计划的实施过程中充分发挥主观能动性，变被动工作为主动工作。③Where——指在什么地方做。包括什么部门、什么场景、环境条件及环境要求，也就是计划实施的空间。④Who——指计划中人员的分工和职责。包括谁来领导、谁来实施、由谁检查控制等。⑤When——指什么时候开始、什么时候完成。这是计划中时间管理的目标，有了时间安排，才便于有效地进行时间控制。⑥How——指怎么样做，是实现计划的措施和方法。

（二）计划的作用

美国企业家理查 S·史·罗马（Richard·S·Sloma）指出："对一件方案，宁可延误其计划的时间以确保日后执行之成功，切勿在毫无适切的轮廓之前即草率开始执行，而终于导致错失该方案之目标"，可见计划的重要性。计划作为管理的首要职能，对组织的活动具有直接的指导作用。

1. 为组织成员提供工作目标　计划是每一个组织都要做的工作，通过计划所制定的目标，可以指引组织中的成员了解组织的目标和方向，明确各自在计划中应承担的责任和任务，减少组织成员在方向问题上的冲突，有利于组织协调，有利于激励作为行为主体的组织成员工作的积极性。

2. 有利于预测风险，减少工作失误　由于组织机构所处的管理环境是一个动态变化的环境，在制定计划的过程中，管理者需要通过对组织资源和形势问题充分评估，预测计划实施过程中所可能出现的问题，并制定备选计划方案，其中多数备选方案都可作为组织内外环境发生变化时应急使用。因此，计划工作的落实，可以预先给未来可能发生的偏差提供控制方法，帮助组织应对偏差，减少不必要的工作失误。例如某科室在制定年度工作计划时，通过了解护士年龄和婚姻现状，预测到下年度护士结婚和生育的人数较多，可能会出现人员短缺的问题，所以提前做了人力资源调整方案，有效地应对了当年因护士休假造成的人员紧缺问题，对人力资源不足造成的护理风险做了有效地应对，保证了护理安全。

3. 有利于提高管理效率　管理的对象包括人、财、物、时间、信息等多方面的内容，尤其是护理工作，更是琐碎繁杂，计划方案通过对"5 个 W 和 1 个 H"的明确，实际上是对组织工作目标和途径作了有效的部署，使组织活动井然有序，减少了盲目性，避免不协调的行为发生，避免组织资源的多余投入和重复浪费，从而提高组织的工作效率、管理效率。

4. 可以作为实施控制的依据　控制活动是指通过纠正脱离计划的偏差使活动保持既定的方向。控制活动的依据是计划目标，如果没有计划给出的方向，控制活动就会失去活动依据，因此计划的制定是实施控制的依据。

二、计划的表现形式与分类

（一）计划的表现形式

计划的表现形式有宗旨或使命、战略、目标、政策、程序、规则、方案、预算等。

1. 宗旨或使命（mission）　是指一定的组织或系统在社会上应起的作用，也是社会赋予组织的基本职能和基本使命，是组织或系统对其信仰和价值观的表达。宗旨或使命通常会迫使管理者确定组织的业务范围，通过了解一个组织的宗旨或使命，可以了解这个组织把什么作为组织目标。

2. 战略（strategy）　"战略"一词最早用于军事领域，随着社会的进步，逐渐应用到经济、政治、教育、医疗等各个领域。一般说来，战略泛指指导全局的计划和策略，也可以说战略是为了创造未来，进行连续决策所依据的基本逻辑。医院战略是医院在预测和把握环境变化的基础上，作出的有关医院发展方向和经营结构变革的远景规划。医院战略的目的不在于维持医院的现状，而是要创造医院的未来。

⊕ **知识链接**

医院战略管理

医院战略管理可以定义为制定、实施和评价使组织能够达到其总体目标的蓝图与规划。其目的是为组织创造一种独特有利的定位，使其成功地与其竞争对手进行竞争，满足顾客的需求，获得卓越的业绩。关于医院服务发展战略有"医院服务人性化战略、医院服务集中化战略、医院服务持续改进战略、医院服务成本领先战略、医院服务团队化战略、医院服务成本领先战略"等。

3. 目标（objective） 是所期望的结果或对象，是指在任务的指导下，组织的活动所要达到的最终结果，这种结果通常是具体的、可测量和可评价的。它们指导管理决策，并且构成衡量标准以测量工作结果。如开展优质护理服务的目标是达到患者满意、社会满意、政府满意；急救物品的管理目标是完好率达到100%，对不良事件上报率的管理目标是上报率达100%等。

4. 政策（policy） 是组织处理问题的一般规定，是组织执行决策时应遵循的原则和方针，具体的说就是规定组织成员行动的方向和限定。政策界定了一个范围，为管理者建立了决策时的大致参数，而不是明确具体的陈述应该做什么或不应该做什么。

5. 程序（procedure） 是根据时间顺序确定的一系列相互关联的活动，是指导行动的具体实施方法，具有严格的指定性，管理者一般把反复出现的业务编制成相对确定的程序，执行人员只要按照编好的程序去做，就能得到较好的效果。如护理操作流程、患者出入院、转科工作流程等。

6. 规则（regular） 是规定在某种情况下，能做什么或不能做什么的一项明确声明。规则没有酌情处理的余地，在使用中不允许有自由处理权，它在工作中被频繁使用，便于人们遵循，并且能够保证一致性。规则也可理解为规章制度和行为准则，如疾病护理常规等。

7. 方案（project or protocol） 是进行工作的具体计划，是概述如何实现目标的文件。方案是计划中最为复杂的一种，通常包括资源的配置、时间表及实现目标所必需的其他行动。如医院制定的"开展优质护理服务活动方案"等。

8. 预算（budget） 是行为计划的量化，是用数字来表示期望结果的报表或数字化的计划。这种量化有助于管理者协调、贯彻计划，是一种重要的管理工具。如科室月护理用品的领用计划报表等。预算对于大医院或小的医疗机构都很重要，无论是卫生管理机构、社区、医院还是养老院的护理管理人员，都需要进行预算及掌握预算技巧。

（二）计划的分类

1. 按计划所涵盖的时间分类

（1）长期计划 一般是指5年以上的计划，由于时间较长，计划内不确定因素较多，所以长期计划只是纲领性的战略或策略，一般以综合指标和重大项目为主。长期计划是一个决策过程，要建立在对未来发展趋势的充分预测、论证和研究的基础上，要以科学的态度、正确的步骤进行。

（2）中期计划 一般指2~4年的计划，一般由中层管理者制定，具有战役性特点，要求根据组织的总体目标，抓住主要矛盾和关键问题，以保证总体目标的实现，中期计划要和长期计划与短期计划衔接。

（3）短期计划 一般指1年或1年以下的计划，由基层管理者制定，是对未来较短时间内的工作安排和短期内要完成的工作的具体部署，具有战术性特点。

2. 按计划的规模分类

（1）**战略性计划（strategic plan）** 亦称"远景规划"，规定一个较长（通常是 10 年以上）时期内发展的方向、目标、任务等内容的纲领性计划，是战术性计划的依据。例如"中国护理事业发展规划纲要"这一战略计划，指出了中国护理事业发展的指导思想、基本策略和规划目标等。

（2）**战术性计划（tactical plan）** 是指规定总体目标如何实施的细节的计划，是针对具体工作问题，在较小范围内和较短时间内实施的计划。战术性计划是在战略性计划指导下制定的，需要解决的是组织的具体部门或职能在未来短时间内的行动方案，是实施战略性计划的一部分，具有灵活性的特征。例如护士排班计划、病房护理人员年度继续教育计划等，都属于战术性计划。

3. 按计划的约束程度分类

（1）**指令性计划（mandatory plan）** 是指由主管部门制定，以指令的形式下达给执行单位，规定出计划的方法和步骤，要求严格遵照执行的、具有强制性的计划，如国家的各项政策、法规。

（2）**指导性计划（guidance plan）** 是指由上层管理阶层下达给执行单位，需要以宣传教育及经济调节等手段来引导其执行的计划。指导性计划一般只规定完成任务的方向、目标及指标，对完成任务的方法不做强制性规定。如医院要求各科室定期开展业务学习活动，各科室再根据科室的具体情况，制定科室业务学习计划。

三、计划的步骤与方法

（一）计划的步骤

计划是管理的一项最基本的职能，编制计划可以采取自上而下、自下而上或上下结合的顺序进行。自上而下是指制定计划时由高层管理者先制定出组织的主要计划，然后再由下属各部门制定自己的分计划，形成系统的计划；自下而上是指在组织制定有关计划时，先由各部门提交自己的计划方案，然后再由高层管理者整合修改，形成系统的计划；上、下结合是指计划的制定过程中，由高层管理者与下属管理部门的管理人员共同参与，通过沟通协调，形成系统的计划。计划的步骤分编制前评估、设定目标、编制计划三部分内容。

1. 编制前评估 编制前对组织所处形势和现存资源进行分析和评估是计划工作的开始。主要是通过收集资料、调查研究等方法对组织目前的状况及组织所处的外部环境和内部环境进行评估，明确组织面临的机会和挑战、有利和不利条件，为确定一个切实可行的工作目标做准备。外部环境是指组织之外能够对该组织的绩效产生影响的因素和力量，如政治、经济、技术、人口、社会文化、法律法规等；内部环境包括组织内部的人力资源、组织文化、技术力量、物资供应、经费支持等。制定战略计划时常用"SWOT 分析法"进行内外环境分析。护理管理环境和医疗卫生管理环境是分不开的。改革开放以来，我国公立医院的改革发展进程缓慢。一方面，随着医疗技术的发展和人民健康需求的增长，医学、护理模式及护理服务的对象、内容、观念都在不断的变化；另一方面，医院运行机制僵化、效率低下，服务意识缺乏，医院运行成本居高不下。护理管理者需要善于分析组织所处的内外环境，找出外部环境中存在的机会和挑战，明确组织内部自身的优势和劣势，以实现管理目标为目的，充分利用资源和条件，制定合理的计划。

SWOT 分析法

"SWOT 分析法"是一种常用的组织、内外环境分析技术，由美国旧金山大学的管理学教授于 20 世纪 80 年代初提出，又称为态势分析法。即根据企业自身的既定内在条件进行分析，找出企业的优势、劣势及核心竞争力之所在。其中 S 代表 strength（优势），W 代表 weakness（弱势），O 代表 opportunity（机会），T 代表 threat（威胁），S、W 是内部因素，O、T 是外部因素。用 SWOT 分析技术可以全面分析组织内部的优势与劣势、外部的机会与威胁的相互制约因素。

2. 设定目标　计划工作的第二步是根据调查和预测的有关数据、资料、制定出组织目标及个人的目标。组织目标是组织未来一段时间内要实现的目标，它是管理者和组织中一切成员的行动指南，是组织决策、效率评价、协调和考核的基本依据。设定目标时应考虑两个必要条件，即目标的明确度和难度。通俗地讲，就是目标要能够"看得见、够得着"。从明确度来看，明确的目标可使员工更清楚要做什么、要怎么做以及要付出多大的努力才能达到目标。从难度来看，目标可以是容易的、中等的和难的，需要注意的是，同等难度的目标对一个人来说是容易的，但对另一个人来说可能是难的。因此，设定目标时应考虑个人的能力、经验及对目标的接受程度。

目标设定理论

目标设定理论最早于 1960 年由美国管理学家和心理学家代洛克（Edwin Locke）提出。该理论关于目标难度水平与绩效的观点认为：绩效与目标难度水平之间存在着线性关系。如困难的目标被接受时，会比容易的目标获得更佳的绩效，因为在完成任务目标的过程中，人们可以根据不同的任务难度来调整自己的努力程度，挑战性的目标是激励的来源，挑战性的目标会促使个体付出更多的努力，并表现出更大的任务坚持性，从而取得更好的成绩。

"smart 原则"是在制定工作目标时应遵循的"黄金准则"。smart 是 5 个英文词的第一个字母的汇总。S（specific）：目标的明确性，指要用具体的语言清楚地说明要达成的目标，让员工能够准确理解目标，目标明确是团队成功的一致特点。M（measurable）：目标的可衡量性，指目标应该是明确的，而不是模糊的。A（acceptable）：目标的可接受性，指目标的制定是要能够被员工接受和执行的，领导者应该更多地吸纳下属来参与目标制定的过程。R（realistic）：目标的实际性，指在现实条件下是否可行、可操作。T（timde）：目标的时限性，指目标是有时间限制的。

3. 编制计划　是计划工作的第三步，可以分为几个步骤来完成。

（1）确定前提条件　前提条件是关于计划实施环境的假设条件，是通过评估组织所处的管理环境和具备的资源，得出实现目标的过程中所有可能出现的假设情况，即预期的环境变化。由于环境的不确定性，管理者不可能对所有的细节都作出假设，确定前提条件时应选择那些对工作计划有指导性、有影响力的因素进行分析研究，以制定合理的备选方案。

（2）拟定备选方案　确定前提条件后，就要根据实际情况拟定备选方案。制定备选方案时，可以通过发动群众和组织专家等方法，动员大家献计献策，产生尽可能多的备选方案，以备管理者从中选取更好的方案。好的备选方案应该充分考虑前提条件所预测的诸多"如果怎么样"的问题，并作出"那么怎么样"的回答。

（3）比较方案　拟定备选方案后，组织部门可以组织有关专家，对各种备选方案进行比较，列出每个方案的可变因素和限定条件，并逐一论证和分析，得出每种方案的科学性、合理性、效益性、可行性等，为计划的决策提供依据。

（4）选定方案　从入选方案中选定一种作为执行计划，其余作为备选计划，这是对计划的决策。确定方案时，不但要考虑到方案的可行性、可操作性，同时也要考虑到方案的成本、风险、满意度等问题。一个好的方案应该从考虑全局出发，做到整体优化。

（5）制定辅助计划　制定出总体计划，还不是计划的结束，一般还要制定为实现总体计划而派生出来的计划，即对总体计划进行分解，以使计划更为全面、具体，同时，也使计划的实施变得更加清晰。

（6）编制预算　计划的最后一项工作是把决策和计划转化为预算，通过编制预算，使计划数字化，使计划的指标体系更明确，更便于管理的控制。根据预算内容不同，可以分为业务预算、专门决策预算、财务预算。业务预算是指与组织经营活动相关的各种预算，如生产成本预算；专门决策预算指不经常发生的、一次性的重要决策预算，如护士节表彰活动预算。财务预算指在计划期内反映有关预计现金收支、财务状况和经营成果的预算，如预计利润等。

编制计划一般遵循以上几个步骤，但计划并不会终止于此，因为计划不会总是和设想的情况一致，在执行计划的过程中还需要不断地检查评价计划，并作出修订。

（二）计划的方法

在编制计划的过程中，为使计划尽可能科学、合理、完善而必须采取一系列方法和技术。

1. 预测技术　计划立足于现实，但它的实施要有一个过程。因此，按照对象的客观规律，预测其发展的趋势和可能出现的情况，是制定计划的一个重要依据。进行未来预测要根据对象的特质和要求选择具体的预测方法，力求使预测达到最大的可靠性。常用的预测方法有定性预测法和定量预测法。

2. 决策技术　决策是管理的基本环节之一，指管理者从不同备选方案中进行选择。决策的实现是建立在预测的基础上的，在决策前管理者需要获得与决策有关的全部信息、信息价值以及备选方案的预期结果。但在现实中往往由于信息有限和决策者能力所限，很难达到理想的决策，因此需要应用决策技术来实现备选方案的选择。决策技术分决策硬技术和决策软技术。常用的决策硬技术有非确定型决策法、风险型决策法、决策树等；常用的决策软技术有头脑风暴法、名义小组技术、德尔菲技术等。

3. 滚动计划法　也称滑动计划，是一种动态编制计划的方法。它不像静态分析那样，等一项计划全部执行完再重新编制下一时期的计划，而是在每次编制或调整计划时，将计划按时间顺序向前推进一个计划期，即向前滚动一次。其编制方法是：在已编制出的计划基础上，每经过一段固定的时期（如1年或1个季度，这段固定的时期被称为滚动期）便根据变化了的环境条件和计划的实际执行情况，对原计划进行调整，以保证实现计划目标。每次调整时，保持原计划期限不变，而将计划期顺序向前推进一个滚动期。例如，某医院护理部在2020年底制定了2021～2025年的5年工作规划，2021年底，护理部评估当年计划完成的实际情况，对原制定的5年计划进行调整，在此基础上再编制2022～2026年的5年计划。

四、计划的原则

为了使计划更具有科学性和合理性，在进行计划工作时，要遵循以下原则。

1. 系统性原则　进行计划工作时，管理者要全面考虑管理理论中的系统原理，我们不妨把组织各组成部分设想成相互依赖的关系，组织的目标和计划为组织服务，同时整体的行为也为组织和目标服务，并依据这些关系的特点，进行统一筹划，做到小局服从大局、部分服从整体。

2. 弹性原则　指管理者在计划工作时应结合权变理论，在制定计划的过程中，同时考虑环境的不确定性因素，坚持动态的、发展变化的观点，在人、财、物、时间等各方面留有一定余地，不能只考虑一种方案，而应尽可能多地设计出多种可供选择的计划，以适应各种不确定因素的变化。

3. 重点性原则　指在制定计划时，不仅要全面考虑各个有关的方面，认清它们的地位和作用，同时还要分清主次轻重，抓住关键要害，着力解决好影响全局的问题，而不要等同对待，眉毛胡子一把抓。

4. 效益性原则　指计划工作必须着眼于提高经济效益和社会效益两个方面，应以较少的人力、物力、财力投入而争取较大的经济效益和社会效益。

5. 群众性原则　指计划工作必须依靠群众、发动群众、吸收群众智慧，为群众所理解和执行，而不能由少数人"闭门造车"制定计划或由领导者个人独断完成计划。

五、计划在护理管理中的运用

（一）计划在护理管理中的意义

1. 有利于实现护理工作目标　护理管理工作琐碎繁杂，护理工作计划能够有利于护理管理者锁定工作目标，促进工作成效。

2. 有利于应对各类突发事件　护理工作中常存在许多突发应急事件，工作计划会对人员、环境、条件进行评估以及预测，可能会发生的应急事件制定相应的措施和最佳的方案，有利于指导临床工作。

3. 有利于合理利用卫生资源　计划能使护理工作中尽可能投入更合理的人力、物力、财力来完成既定的目标。

4. 有利于提高护理工作质量　计划能为护理管理工作制定目标、考核指标、考核方法以及进度。计划制定后，护理管理者可以按既定的路线开展护理质量管理工作。

（二）计划在护理管理工作中的运用

护理管理工作各个方面都需要制定护理计划。

1. 护理质量安全管理计划　围绕保障患者安全和各级质量管理要求制定院内质量安全管理计划。包括优质护理服务计划、质量控制计划、不良事件管理计划、突发应急事件管理计划等。

2. 护理人力资源管理计划　能够合理地使用护理人力资源促进专业的发展、学科建设的计划。包括护理分层级人员使用计划、紧急情况护理人员弹性调配计划等。

3. 护理培训考核计划　护理人员分层级考核培训计划、专科护士培训计划、人才梯队建设计划等。

4. 护理预算计划　包括护理人力资源预算计划、护理人才培训经费计划、科研经费计划等。

PPT

第三节　实　施

无论计划制定的有多完美，也只是纸上谈兵。要想实现组织目标，必须将具体的计划落实到行动上，这个落实计划的过程称之为实施。实施是管理过程中一个极其重要的阶段，是实现管理目标的重要步骤。

一、实施的概念与作用

（一）实施的概念

实施指的是计划形成后，为达到预期目标而进行的全部活动。实施以计划为依据，同时又是计划的落实。

（二）实施的作用

1. 实施是实现目标的途径　计划是人们根据实际情况在头脑中产生的针对目标进行的一种虚拟的、预期的活动，目标在计划实施前都是虚无的，要把这种虚无的目标转化为现实，必须通过实施计划才能完成。实施是为了达到目标而采取的具体活动，因此实施是实现目标的途径。

2. 实施是检验计划是否科学合理的手段　由于客观实际是不断变化发展的，再加上人对问题认识的局限性，因此，计划难免会出现不合理。一项计划是否科学合理，只有通过对计划的实施才能得到检验。

二、实施的步骤与方法

（一）实施的步骤

1. 组织准备　组织是管理的基本职能之一。从静态角度看，组织是指有系统、有目的、有秩序地结合起来的人群集合体，是一个有形的实体，如学校或医院、政府部门或慈善机构等，都被认为是组织。从动态的角度看，组织是指为了实现目标，确定组织成员分工及各种活动之间的关系，并对资源进行合理配置的一系列过程。因此，组织准备不仅仅是建立一个机构，形成一种静态的实体组织；还需要根据组织目标，对机构的各个组成部分进行科学、合理的搭配和排列，形成清晰的组织结构，规划以及设计组织中各部门的职能和职权，使之有利于组织活动和组织目标的实现。

2. 资源准备　①人力资源准备：人力资源是组织中最重要的资源。人力资源准备包括人员的选择、配置、培训、考核等。进行人员的选择和配置应根据实施计划的需求来进行，既要注意组织个人成员的素质和技能特点，又要注意组织成员整体结构的合理性。②物资准备：物质资源是指实施组织活动的基本物质条件，如计划实施的场所、土地、机器、设备等。实施计划所需资金和物资是在科学预算的基础上，以保证实施工作顺利进行为前提，坚持节约和效用的原则下筹备的。随着人们对管理认识的不断深化，管理内容日益丰富，管理的范围也在逐步扩大，人们对管理资源的认识也从过去的人、财、物逐步扩展到时间、信息、技术等软件资源。

3. 思想准备　是指在计划实施前，通过各种途径和方法让将要参与实施计划的全体人员对计划有一个全面的正确的认识，明确干什么，为什么要干，应怎样干及自己在实施计划中的职、责、权，从而齐心协力地为实现计划而奋斗。

4. 实施计划　是指实施前的准备工作完成后，综合运用各种管理方法和管理艺术，把战略性计划转化为战术性计划，把长期计划转化为中期计划、短期计划，然后再根据计划要求，在特定的空间、特定的时间，完成特定的任务，实现组织目标。在实施计划的过程中，各个组织、各个部门要根据时间段的具体要求，按年、季、月、周、日完成计划，以建立正常的活动秩序，保证实施工作的稳步落实。

（二）实施的方法

在实际工作中，人们常常发现，管理者精心制定的计划常常由于各种原因得不到落实，也就是有计划没有实施，或实施方法不恰当。因此在实施计划的过程中，必须综合运用各种管理方法，才能保证理想目标向现实目标的转化。常见的方法有目标管理法、项目管理法、时间管理法、流程管理法、网络计划法等。

1. 目标管理　是通过让组织成员亲自参与制定工作目标，实现"自我控制"，并激励员工努力完成工作目标的一种工作方法。目标管理由美国著名企业家德鲁克创建，作为一个计划实施的方法，在美国应用得非常广泛，被称为"管理中的管理"。我国企业于 1980 年引进目标管理。通过"目标管理"的方法实施计划,其基本思路是:①企业的任务必须转化为目标,管理人员通过对下级进行目标分解,以保证总体目标的实现;②目标管理是一种程序,由上、下级管理人员共同制定,以此确定彼此的任务,并作为完成作业的依据,每个人的分目标都是完成总目标的要求,只有分目标完成,总目标才能实现;③组织成员依靠目标来完成自我指挥、自我控制,组织对成员的考核也以目标完成情况为依据。

2. 项目管理 指的是通过项目相关人员的合作,把各种资源应用于该项目,以实现项目目标,并满足项目相关人员的需求。美国项目学会标准委员会将项目管理定义为"项目活动中运用专门的知识、技能、工作方法,使某一管理项目的实施结果能够实现或超过项目预期目标"。项目管理最早起源卫美国的曼哈顿计划,20世纪50年代由华罗庚教授引进中国。项目管理与普通管理不同之处是,项目管理往往带有强烈的约束性,其基本思路是:在一定的时间范围内,在一定资源的前提下,在一定的人员规模下必须按质、按量完成某一任务。项目管理强调管理的科学性和技术性,所涉及的管理方法有行政方法、经济方法等。在护理管理中实施项目管理,有利于增强护理团队合作精神,提高项目组成人员的士气,提高工作效率,保证护理目标的实现。

3. 时间管理 是指对有限的时间进行自我管理,包括对时间进行合理的计划和分配,保证重要工作的顺利完成,保证意外事件或紧急事件的及时处理。时间管理实际上是一种个人作业计划,即利用科学的手段和方法,为时间的消耗设计一种系统程序,以达到预期目的的过程。做好时间管理对于有序地处理问题,防止工作拖延,提高工作效率具有重要的意义。"ABC时间管理法"是一种常用的时间管理方法,其基本思路是以事务的重要程度为依据,将待办的事项按照由重到轻的顺序划分为A、B、C三个等级,然后按照事项的重要等级依据完成任务,做到抓住关键因素,解决主要矛盾,保证重点,兼顾一般。

4. 流程管理 是通过一些技术手段,对企业的业务流程进行梳理、分析、改善和监控,并通过不断优化,达到持续提高组织业务绩效的目的。其基本思路是以企业的作业流程为核心,重新设计企业内部的组织结构、运作方式和行为准则,以达到诸如成本、品质、服务和速度等绩效的进步。流程管理的本质是努力构造卓越的业务流程,内容包括整合流程、优化流程和再造流程三部分内容。流程管理产生于20世纪90年代,一经出现,便受到管理学者的普遍关注。近年来,医疗服务行业也不断开始应用流程管理的思想和方法。在医院优质护理服务的落实中,科室应建立科室常见护理工作流程、应急流程、入院患者接诊流程、患者出院流程、危重患者床头交接班流程等都是流程管理在护理管理中的具体运用。

⊕ **知识链接**

医院流程管理

医院流程管理是以规范化的医院服务流程为中心,以不断提高医院经营效益为目的的一种系统化的医院管理方法。医院流程体系包括管理流程、操作流程、经营流程、业务流程等。例如卫健委在"以患者为中心,以提高医疗护理服务质量"为主题的管理年活动中提出:"加强护理运行中安全管理,进行急救预案、急救模拟演练,建立关键流程,加强护理缺陷管理""强化三基训练,优化护理流程,针对工作流程中过于繁琐或不符合实际操作的内容,进行修改补充完善"等要求。

5. 网络计划法 是以网络为基础制定计划的方法,包括关键路径法、计划评审技术、计划协调技术、主要矛盾线等。网络计划技术是于20世纪50年代后期在美国产生和发展起来的,并在世界各国各领域推广应用。它的基本思路是把一项工作或项目分成各种作业,然后根据作业顺序进行排列,通过网络技术用网络图的形式对整个工作进行统筹规划和控制，以便用最少的人力、财力、物力资源，用最快的速度完成工作。它有以下优点：①通过作业符合、时间、数字、资源等，把整个工程项目有效地组织起来，构成生产流程计划系统，并注明关键所在，能直观形象地反映任务的关键部分和完成任务的最佳方案，一方面便于组织员工了解工程全貌，明确各自目标，另一方面，便于领导者纵观全局，抓住关键，实施科学管理。②能有效增强工作的预见性和主动性，减少盲目性和被动性，因此网络计划法既是计划又是控制手段。

计划实施的方法和技术虽然是多种多样的，但每个方法都有其特色，具体的方法在第四章详细讲解。护理管理者需掌握计划实施的方法，并在计划实施过程中，结合护理专业领域的特色，有效组合、灵活运用各种管理方法，才能保证计划的有效实施。

第四节　控　　制

PPT

控制是管理的重要职能之一。在计划实施过程中，内部原因和外部因素的变化，随时都有可能导致计划偏离目标，所以，在计划实施的过程中要不断地进行检查、评价和纠正，引用法约尔的话，就是需要核实施过程中所发生的每一件事是否符合所规定的计划和所发布的指示及所确立的原则，其目的是发现计划实施过程中的缺点和错误，予以纠正，以保证目标的实现。

一、控制概述

（一）控制的概念

控制是"控制论"中的术语。"控制论"中对"控制"的定义为：调节和制约一个系统的行为，使系统在动态的环境中保持一定的稳定性或促使系统由一种状态向另一种状态转换的活动。管理学中的控制是指在计划实施过程中，管理人员按照规定的计划和标准，对组织工作情况进行衡量、监督、检查、评价，找出偏差，分析原因并予以纠正的过程。

（二）控制的分类

按照不同的标准，控制可划分为不同类型。按控制在管理中发生作用的时间先后可分为前馈控制、同期控制和反馈控制；按控制的来源可分为自我控制、组织控制和群体控制；按控制对象可分为成果控制和过程控制；按控制的方法可分为目标控制、进度控制、工作质量控制、成本控制、预算控制等。划分控制类型的目的是为了根据管理活动中的不同情况，分别采取不同类别的控制，以便使控制职能得到更好的效果。下面介绍几种常用的分类方法及有关概念。

1. 按时间先后分类

（1）前馈控制（feedforward control）　又称预先控制或事前控制，是指在实际工作开始之前，对活动过程或结果进行预测、分析、研究并采取必要的防范措施，使可能出现的偏差在事前就得以控制的方法。前馈控制的中心问题是事前对组织中投入的资源在质和量方面作细致深入的分析、计算、核对、平衡，以获得相关信息，做到提前处理。例如，科室在节假日前，对急救技能进行考核，及时发现了护士对急救技能掌握的不足之处，并给予培训考核，避免了节假日期间突发抢救时因急救技能方面不到位引发的不良事件发生。前馈控制能防止许多潜在的问题，起到好的预防作用，因为它发生在实际行动之前，可以使问题在开始以前就得到消除，是最理想的控制类型。前馈控制的关键是及时、准确地获得信息，并在问题发生之前采取管理行动，但对于有些难于预料的问题，就难以进行预先控制，因此前馈控制不是在任何情况下都能做到的。

（2）同期控制（process control）　又称过程控制或称现场控制，指的是在一项工作进行期间进行的控制。其特点是控制过程与组织活动过程同步进行，要求管理人员深入现场、掌握信息、了解系统运行过程是否处于正常。同期控制的作用有两个：①可以指导下属以正确的方法工作，培养下属的工作能力；②可以及时发现和纠正下属工作中错误的方法和技巧，保证目标的实现。同期控制最常用的方式是现场观察法，也可以用"走动式管理"一词来描述这种方式，过程控制的有效性很大程度上取决于管理者的个人素质、工作作风、管理能力等。例如，护士长在查房过程中发现护士消毒隔离制度执行不规范，及时给予指导纠正。过程控制也有一定的预防性，通过控制可以把问题控制在萌芽状态，消除隐患。

（3）反馈控制（feedback control）　又称作业控制或事后控制，是最常用的一种控制类型。反馈控制是指组织活动结束后，将结果与目标标准进行测量、对比、分析、评价，找出偏差，分析偏差的原因和对未来可能造成的影响，及时采取防范措施，防止偏差再度发生的控制方法。反馈控制的缺点是当管理者掌握相关信息时，问题已经发生，这种情况下实施反馈控制一方面是为了达到"吃一堑，长一智"的目的，另一方面也可以使管理者利用这些信息来和计划做比较，为管理者提供关于其计划合理性和是否需要修订的依据。反馈控制主要包括质量分析、预算分析等。在护理管理中，对不良事件进行分析、整改，目的就是通过事后控制，总结经验教训，为未来活动计划的制定提供借鉴。

2. 按控制来源分类

（1）自我控制　是指个人根据标准或规范要求，有意识地规范自己的行为的活动。自我控制取决于个人的素质，具有良好修养的人一般有较强的自我控制能力和自律性。在控制工作中，充分发挥广大员工的自我控制不但有助于发挥员工的主动性和创造性，减轻管理人员的负担，同时有助于提高控制工作的及时性和准确性。在护理工作中，有很多护理活动是在无人监督的情况下完成的，要求护士具有很好的"慎独"精神，任何时候、任何场合都能自觉地用规章制度约束和控制自己的行为，才能保证优质的护理。在科室护理质量控制过程中，护士的自我控制发挥得越好，就更有利于护理质量的提高。

（2）组织控制　是由管理人员设计和建立的一些机构或标准来进行控制，像规划、预算、审计等都是正式组织控制的典型例子。组织可以通过规划指导组织成员的活动，通过预算来控制消费，通过审计来衡量各部门或各个人是否按照规定进行活动，并提出更正措施。例如按照规定对在禁止吸烟的区域吸烟的职工进行罚款、对违反操作规程者给予纪律处分等，都属于正式组织控制的范畴。

（3）群体控制　又称非正式组织控制。是基于非正式组织成员之间的不成文的价值观念和行为准则进行的控制。非正式组织是"正式组织"的对称，最早由美国管理学家梅奥通过"霍桑试验"提出，是指人们在共同的工作过程中自然形成的，以感情、喜好等情绪为基础的松散的、没有正式规定的群体。这些群体不受正式组织的行政部门和管理机构的限制，也没有明确规定的正式结构，但在其内部也会形成一些特定的关系结构和一些不成文的行为准则和规范，尽管没有明文规定的行为规范，但组织中的成员都十分清楚这些规范的内容，都知道如果自己遵守这些规范，可能得到其他成员的认可，也可能会强化自己在非正式组织中的地位，如果违反这些行为规范就会遭到惩罚，这种惩罚可能是遭受排挤、讽刺，甚至被驱逐出该组织。群体控制在某种程度上左右着职工的行为，处理得好有利于组织目标的实现，处理不好就会给组织带来很大危害。

（三）控制的意义

早期的管理认为控制就是监督，这一时期强调实行自上而下的、消极的、带有惩罚性的监督；20世纪30年代后，随着行为科学管理理论的产生，控制职能从过去单纯的惩罚性监督变为对人的"关心"，促使人们自觉按预定的计划和目标进行工作，变消极的监督为积极的监督，这一阶段主张上下多接触，沟通信息，上级要多了解下级工作，并作出指导；20世纪40年代后期，随着系统论、控制论、信息论的运用，以经验为基础的控制逐渐转到以科学理论为依据的控制。根据控制职能的发展历程可以看出来，现代控制的目的不仅要使组织按照原定计划维持其正常活动，实现既定目标，而且还要力求使组织活动有所前进、有所创新，达到更高的高度，提出并实现新的目标。

由单纯监督到自觉地调节各种活动，概括起来讲，控制的意义表现在两个方面。

1. 限制偏差积累，维持组织稳定 控制是对组织内部的单项或多项管理活动及其过程或效果进行的衡量和校正，它可以发生在管理活动的任何时间、任何空间，通过不间断的预防和纠正偏差，可以防止偏差累积、放大，避免小问题变成大问题，小风险变成大风险，可控风险变成不可控风险，以保证组织稳定运行。

2. 适应环境变化，促进组织发展 任何一个组织都是处在一个动态的环境中，由于客观环境的不断变化发展，在计划实施过程中往往会遇到一些意想不到的新情况。有效地控制系统能够通过对组织所处内外环境的监测，及时掌握情况变化，对计划、标准等作出必要的修改和调整，创造性的开展工作，提高组织适应环境的能力，促进组织发展。

二、控制的过程

控制的过程具体分为5个阶段：确定评价项目、建立评价标准、衡量实际绩效、将实际绩效与标准进行比较找出实际业绩与标准要求的差距，根据情况采取适当的校正行动。有学者将控制的前3个阶段称为评价，后2个阶段称为控制。但从管理的基本职能来看，评价是控制职能的一部分，是实施控制工作的前提和条件。离开评价这一前提，将无控制可谈；反过来，管理工作若只停留在获得评价结果资料上，而不利用所得到的结果进行企业战略实施活动的控制，那么评价活动将失去其必要性。在护理程序中，护理人员在执行护理计划过程中和执行护理计划后，不断对护理计划的实施效果进行评价和改进，因此护理程序中的评价，从管理学的角度看，其本质指的也是控制。

(一) 评价

评价是指评价者对管理周期全过程的各项管理活动以及管理绩效进行全面的检查、分析、比较、论证和总结的过程。评价包含两方面的意义，第一，评价是通过对评价对象的判断，得出一个可靠且有逻辑的结果过程；第二，评价过程是一个综合计算、观察及咨询等方法的一个复合分析过程。评价过程主要体现在3个方面。

1. 确定评价内容 组织管理的目的是为了实现组织目标，因此毫无疑问，组织活动的结果肯定是评价的对象，其次，影响组织目标实现的各种因素及组织活动过程等也需要列为评价内容。

（1）对资源投入的评价 组织资源包括人、财、物、时间、信息、技术等，评价内容包括人员是否安排得当，是否投入了合理的财力、物力资源，时间安排是否合理，信息是否及时有效，技术是否到位等。例如为了保证"优质护理服务"工作的落实，护理管理者需要不断评价科室的人力资源是否配置合理，是否按"能级"对应岗位，医院是否投入了足够的财力、物力支持该项工作的开展，护士是否具备相应的专科护理和基础护理的知识和技能，工作中存在的问题信息反馈是否及时等。

（2）对组织活动进行评价 管理活动中，组织资源需要通过一定的时间、空间，利用一定的技术，通过一定的顺序、步骤，然后才能转化为产品输出，这样的组织活动过程也称作业。作业的过程是一个需要监督和规范的过程，只有不断地进行监督检查，才能保证组织运行保持在一个正常的轨道上，最终实现组织目标。评价包括组织设计是否合理，制度是否健全，流程是否合理，职责是否明确，分工是否合理，实施过程中是否合理利用各类资源，评价控制活动是否及时，是否依据计划标准及时纠偏等。

（3）对组织绩效进行评价 绩效是一项活动的最终结果，组织绩效是组织中所有工作活动的累积结果，也可以说是组织在一定时间内所获得的实际工作成绩。对组织绩效的评价也就是对管理实绩的评价，重点应该放在两方面，一是考察其所取得效益，是眼前效益还是长远利益，是微观效益还是宏观效益，是经济效益还是社会效益；二是考察管理目标的实现程度，管理目标是管理者追求管理效益所表现出来的具体形式，如果管理目标设置正确合理，那么管理目标的实现程度，将反映管理实绩的真实情况，管理目标也就成为考核评价管理实绩的重要标准，成为评价活动的主要内容之一。

2. 建立评价标准 标准是衡量实际工作绩效和预期工作成果的尺度，是控制工作的基础，如果没有了标准，检查和衡量实际工作就失去了依据，评价就成了无目的的行动，就不会产生任何效果。评价工作所需要的标准，一部分是在计划和组织过程中已经形成，即组织的目标；另一部分是针对评价需要涉及的对象制定的，如对人员知识技能的要求、时间进度要求、物资准备需求、财务预算、组织目标以及工作流程标准等。建立标准的方法有 3 种：①利用统计方法来确定预期结果；②根据经验和判断来估计预期结果；③在客观定量分析的基础上来建立工作标准。有些标准是定量的，有些标准是定性的，但无论是什么性质的标准，首先都必须是正确的、明确的、可以考核的。

3. 测量绩效 是指管理者对受控系统的资源配置、运行情况、活动结果等评价对象进行检测，得出结果。测量绩效的方法有个人观察、统计报告、口头汇报、书面报告等形式。个人观察可以直接获得第一手资料，但容易受个人偏见的影响。口头报告方法容易使管理者快速获得信息和快速反馈，但在口头报告时，信息内容容易被报告者过滤，而且没有办法存档；统计报告能直观通过数据表达问题，但可提供的信息有限；书面报告全面、正式、容易存档或查找，但消耗时间长。管理者需要了解各种测量方法的优缺点，采取合适的方法进行测量。例如护士绩效考核时，对工作量的统计需要通过统计的方法进行，而对工作质量的考核就需要通过相关人员的直接观察结合统计报告的形式完成，对整体绩效可以通过书面报告的形式汇总、留存。

（二）控制

1. 将实际绩效与标准进行比较，找出偏差 根据测量绩效得出的结论与标准进行比较，从而确定是否存在偏差，并进一步判定偏差的性质、偏差的影响范围、偏差发生在何处、偏差发生的时间等，为采取纠正措施提供最适当的依据。

2. 采取管理行动，纠正偏差 采取矫正措施，纠正偏差是控制过程中最重要的环节，也是控制工作的关键，不实施纠偏，评价工作就会成为毫无意义的活动。通过纠正偏差可以使系统重新回到正常轨道，保证目标的实现。纠正偏差分 3 个步骤完成。

（1）确定控制对象 实际工作中，所有工作活动结果都可能和预期的目标存在偏差，只是偏差大小不同而已。在纠正偏差之前，确定偏差范围极为关键，一般情况下，处于偏差范围之外的偏差才需要引起管理者的关注。例如护理三基考试满分分值为 100 分，但只有考核分值低于 80 分的人员，管理者才把他定为重点控制对象，给予重新培训考核。另外，有些偏差可能能反映计划执行过程中的严重问题，而有一些偏差则是一些偶然的、暂时的、区域的，不一定会对组织目标的实现造成影响。管理者在控制过程中应该关注那些能够推动组织获得成功的重要点、关键点和例外情况，有目的地选择控制对象。管理控制的主要对象包括组织资源和组织活动。①对环境的控制：组织存在于内外各种因素构成的环境中，虽然在计划决策时，管理者对内外环境已作了充分的预测，但仍然不能避免环境因素对组织目标造成的影响，因此在控制工作中，应时刻关注环境因素，对环境因素造成的偏差及时采取控制，可以保证组织目标的实现。例如，护士在为患者实施有创操作时，应关注环境温度、湿度、空气洁净度等因素，对不利的因素及时给予纠正，以保证护理安全。②对人员的控制：管理的目标是通过人来实现的。人们常说，管理的实质一是决策，二是用人，如果制定了计划，配备了人员，而不去检查人员的工作情况，则难以保证工作目标的实现，所以管理控制的一个主要任务就是对人员的监督检查。③对信息的控制：管理者是通过信息的分析、加工和处理来完成控制工作的，因此信息的数量、质量、来源和实效性直接关系到控制工作的成效。④对成本的控制：成本是指生产过程中所消耗的物化劳动和活化劳动价值的货币表现。在医疗卫生领域，成本是指提供医疗服务过程中所消耗的直接成本和间接成本的总和。过去，护士通常只负责护理服务，不负责经费问题。现在，这种计划经济时代的管理模式显然已经不能适应市场的需求，实行成本核算是医院适应市场经济的必然选择，只有通过包括成本核算等经济管理手段降低成本、提高效益，才能提高自身的生存能力。⑤对组织活动的控制：包括活动过程和组织绩效两个方面。对护理工作而言，过程的控制就是通过护理服务过程的控制来提高护理服务的效率和效果，从而提高医疗服务质量。对组织绩效的控制，就是对护理服务效率和效果进行评价、反馈和改进，从而达到持续提高护理质量的目的。

（2）找出偏差发生的主要原因　纠正措施的制定是以偏差发生原因为依据的，同一偏差可能发生的原因不一样，对待不同原因，所采取的改进措施也不一样。例如，在护理质量检查时，发现两个科室的基础护理质量不达标，分析原因：一个科室是因为人力资源配置不合理导致工作不到位，另一个科室是因为管理者对基础护理工作不重视造成的。在实践中，管理者出于各方面的原因时常采取临时性的纠正措施，而不去分析偏差发生的原因，这种治标不治本的做法，也许会暂时收到成效，但对长期的工作往往产生不良的影响。因此，发生偏差时，应先探究发生偏差的根源和本质，然后才能根据原因采取有效的纠正措施。

所谓根源性原因，就是导致人们所关注的问题发生的最基本的原因。因为引起问题的原因通常有很多，如物理条件、人为因素、系统行为或者流程因素等，管理者可以采用根本原因分析法进行原因分析，根本原因分析常用的工具有鱼骨图法、头脑风暴法、因果分析法等。

（3）选择恰当的纠偏措施　这一步就是根据偏差分析的结果，制定纠偏措施，并付诸实施，使实际工作重新进入计划轨道。对于选择何种管理措施纠正偏差，取决于发生的具体问题，只有根据问题发生的具体情况采取有针对性的措施，才能保证控制效果。①预防性措施：着眼于消除未来可能出现的偏差，用于即将发生的偏差。②矫正性措施：是一种着眼于消除偏差发生的根源，从而使偏差得以纠正的措施，用于已经发生的偏差。

在实际工作中，对于已发生的和预计将要发生的偏差，都需要引起管理者的注意。但也有的时候绩效发生偏差可能是由于标准过高、过低，或由于组织运行环境发生变化造成的标准不切实际，导致组织运行绩效发生偏差，这种情况下则需要管理者进行慎重决策，避免主观因素干扰，轻率作出标准修订。

三、控制的原则与方法

（一）控制的原则

1. 合理组织结构的原则　就像所有的管理工作一样，控制工作也有其相应的组织结构。控制工作是一种带有强制性的管理活动，健全的组织机构是保证控制工作落实的首要条件，在机构的设置中，一方面要合理设置组织结构，以保证信息传递的速度和协调沟通工作的落实，另一方面要赋予组织一定的责任和权力，以保证控制工作的有效开展。一般情况下，低层次的控制单元直接控制具体的实际工作过程，高层次的控制单元则控制下一级的工作成果，如此形成从上到下的层次结构。例如，医院的护理质量和安全控制小组组织结构，可以设置为护理部—科护士长—病区护士长。

2. 标准性原则　控制是针对实施计划所采取的一系列活动，也是为有效地完成计划实现目标服务的，它贯穿于整个管理控制过程的始终。控制作为管理的一个职能，进行管理控制是通过人来实现的。一方面，管理控制并不是管理者主观随意行为，而是受目标的指引，为目标服务；另一方面，即使是最好的领导者和管理人员，也不可避免地要受自身主观因素的影响。为了避免管理中由于人为的主观因素造成的偏差，因此，必须凭借客观的、精确的考评标准来衡量目标或计划的执行情况，从而补偿人的主观因素的局限，这就是控制的标准性原则。

3. 控制关键点原则 在控制工作中，控制工作的对象包括组织环境、资源投入及组织活动方方面面的工作。尽管管理者希望进行全面控制，但实际工作中，由于受时间、精力的限制，控制工作往往不可能做到面面俱到，事无巨细。这就要求管理者要掌握控制的关键点，即把主要精力集中在系统过程中的突出因素，从而掌握系统状态，了解执行情况，这就是控制的关键点原则。控制关键点是一种抓重点的控制形式，也是一种重要的管理艺术。关键点原则体现了抓主要矛盾的思想，这样的做法，往往能收到牵一发而动全身的效果。著名的"二八原理"，指的就是在控制工作中，只要控制重要的少数，即能控制全局。例如某科室在护理服务满意度调查中，发现影响满意度的主要原因是病区供应开水的问题，因此对这个主要问题进行了改进，最后使满意度有效提升，达到了预期的目的。

护理管理控制的关键点有：核心制度的落实、高危患者的管理、关键环节的落实、高危药品的管理、急救药品物品的管理、高危护理人员的管理等。

⊕ **知识链接**

二八原理

"二八原理"即"重要的少数"与"琐碎的多数"的简称。反映在数量比例上，大体就是"重要的少数"与"琐碎的多数"之比为2∶8。"二八原理"是意大利经济学家帕累托提出来的。他认为：在任何特定的群体中，重要的因子通常只占少数，而不重要的因子则常占多数。"二八原理"告诉我们，不要平均地分析、处理和看待问题。根据"二八原理"，在控制工作中只要控制重要的少数，即能控制全局。

4. 控制例外情况原则 例外原则引入领导学中指最高管理层对于日常反复出现的、在意料之中、控制范围之内的常例标准化、程序化，然后授权给下级管理人员处理，自己则将主要精力和时间用来处理首次出现的、模糊随机、十分重要需要立即处理的非程序化问题。护理工作项目繁多、错综复杂，护理工作的特点决定了护理工作中除了常规的、预料中的风险外，还有很多不能预测的，非常规的偏差事件，所以护理管理者在管理过程中不但要重视关键点，同时要关注例外情况。即强调例外必须跟关键点结合起来，关键点上的例外偏差是最应予以重视的。

5. 客观性原则 客观性要求在控制工作中实事求是，客观、公正地对组织实际情况及变化进行评价，为控制系统提供准确的信息，但是因为控制活动是人为的活动，管理者在对控制对象进行监督、评价时容易受主观因素的影响，导致控制系统收集到的信息不准确，从而使控制工作达不到目的，甚至可能导致严重的后果。在控制过程中，最容易受主观因素影响的是对人员的评价，晕轮效应、首因效应和近因效应等心理效应常常会影响控制活动。例如管理者容易根据一个人过去一阶段工作的好与坏，估量其全部行为或质量的好坏。在控制工作中，管理者要特别注意防止这些心理效应对评价工作的负面影响，避免个人偏见和成见，应根据控制标准，尽可能采取科学的、客观的技术手段和方法，将定性的内容定量化，使得信息能正确地反映组织运行的真实情况。

6. 及时性原则 有效控制具有及时性。在控制工作中，应做到及时收集信息、及时评估计划运行情况、及时发现偏差、及时纠正偏差。控制是信息收集、加工、然后处理的一个过程，信息是控制的基础。也就是说，对反映组织运行实际情况的信息资源，如果不能及时处理，一方面会导致信息失效，另一方面会直接影响到偏差的纠正，影响到控制工作的有效落实。

7. 全员参与性的原则 管理的人本原理告诉我们，人是一切管理活动的核心，要获得最佳管理效益，必须充分发挥组织成员的积极性和创造性。在计划实施过程中，组织员工是各种计划、决策的最终执行者，员工的自我控制是提高控制有效性的根本途径。管理者应积极鼓励员工参与控制、参与管理，并重视和尊重他们提出意见和建议，激发员工的上进心，提高他们的责任心和成就感。尤其在护理工作中，护理管理者必须重视员工的作用，使其充分认识到自身的价值和其对组织的贡献，鼓励护士积极主动、自觉自愿地进行自我控制或参与控制。

（二）控制方法

1. 目标控制　目标控制法是指一个企业内部的管理工作应遵循其创建目标，分期对生产经营、销售、财务、成本等方面制定切实可行的计划，并对其执行情况进行控制的一种方法。内部控制的一个重要原则，是要有一个明确组织计划以及达到目标的具体措施，并连续不断地对所取得的成果进行检查，及时发现成果与目标之间的差异并揭示其原因，进行定性分析、定量分析和作出客观的评估，并把结论反馈给有关的管理人员，以便修改原定的计划及采取有效的补救措施，更好地实现企业的目标。目标控制法包括总体目标控制法及阶段目标控制法。

2. 预算控制　预算是组织对未来一定时期内预期取得的收入和计划花费的支出所列的清单。预算控制是指通过预算列表的方式，把计划用条理化的数字表现出来，在此基础上，管理者不断将实际情况与预算计划对比检查，及时发现问题，实现纠偏，以达到控制目的的一种控制方法。其主要优点表现在它可以对组织中复杂纷繁的活动，采用一种共同标准——货币来加以控制，使组织活动达到增收节支的效果。

3. 成本控制　有广义和狭义之分。狭义的成本控制是指物业管理企业在提供管理服务的过程中，按照成本预算，对实际发生或将要发生的各项管理成本开支进行严格的计算、限制和监督，及时发现实际成本与其预算之间的差异，并积极采取措施予以纠正，将实际成本限定在预算范围之内。广义的成本控制除包括狭义的成本控制外，还包括对成本的分析与考核，并通过经验总结，为降低以后的物业管理成本提供参考。护理管理者可以从人力资源成本、物资成本、财力成本等方面加强控制，以达到合理使用护理资源、减少护理资源浪费、缓减护理资源不足的目的。

4. 质量控制　质量又称"品质"，在管理学中是指产品或服务的优劣程度。质量控制是为了通过监视质量形成过程，消除质量环上所有阶段引起不合格或不满意效果的因素，以达到质量要求，获取经济效益，而采用的各种质量作业技术和活动。质量控制主要采取数量统计方法将各种统计资料汇总、加工、整理、得出有关统计指标、数据，来衡量工作进展情况和计划完成情况，然后经过对比分析，找出偏差及其发生的原因，采取措施，达到控制的目的。质量是医院生存发展的基础，是医院管理的核心内容，因此做好质量控制，保证质量是护理管理的一项重要工作。

5. 进度控制　就是对生产和工作的进程在时间上进行控制，使各项生产和作业能够在时间上相互衔接，从而使生产有节奏地进行。

6. 组织文化控制　组织文化是一个组织在长期发展过程中形成的价值观、群体意识、道德规范、行为准则、特色、管理风格及传统习惯的总和。组织文化控制是指通过团体内部成员共同的价值观、规范、行为标准和共同愿景，对组织内个人和群体施加控制，进而约束组织成员行为，指导其行动。

目标检测

答案解析

1. 简述护理程序与护理管理过程以及两者之间的关系。
2. 简述制定计划的步骤。
3. 简述控制的过程和控制的原则。

4. 案例分析：小王是某医院普通外科病房的护士长，根据医院规划，该病区需要进行整体搬迁。为了保证患者的安全和搬迁工作的顺利进行，搬迁之前，小王对住院患者、医护人员、搬家方式、搬运工具、搬运途径等情况作了充分评估，制定了周密的搬运计划。搬迁时，她积极协调患者、家属、医护人员及搬家公司，同时鼓励医护人员发挥主人翁作用，严格依照制定的搬运计划，积极采取防范措施，本着保证患者安全第一的原则，圆满完成了搬迁任务，受到了大家的一致好评。

讨论：试用护理程序的思维方式解释在这次搬迁实践中小王是如何实施护理管理工作的？

书网融合……

本章小结　　　　微课　　　　题库

第四章　现代护理管理方法与技术

学习目标

知识要求：

1. **掌握**　预测的方法及程序；决策原则、方法及程序；目标管理程序。
2. **熟悉**　各种现代管理方法和技术在护理管理中的应用。
3. **了解**　预测的概念、类型；决策的概念、分类；目标的概念、作用、特征；目标管理的概念、特点及意义；项目管理的概念、原则及程序；经济方法、行政方法的概念、作用及特点；流程管理的概念、意义、原则及程序；时间管理的概念、意义、方法和策略；突发公共卫生事件的概念、界定、分级、特点；突发公共卫生事件应急管理的概念、应急机构及职责、预防与应急准备。

技能要求：

具备运用各种现代护理管理方法解决学习及工作中实际问题的能力。

素质要求：

具备现代护理管理方法与技术的基本素质。

➡ 案例引导

案例　张某是某医院的院长，他决定在医院开展目标管理。在制定工作目标时，张院长根据自己的经验，将医院的整体目标分解给各部门，并要求他们按时完成，结果，各部门在收到任务书后的1周内，纷纷反馈，表示无法完成目标，致使目标管理方案搁浅。张院长感觉到自己权威受到了挑战，个人也很苦恼。

讨论　张院长在实施目标管理时存在哪些问题？

　　管理方法和技术是管理理论、原理在管理实践中的自然延伸和具体化、实际化，是管理原理指导管理活动的必要中介和桥梁，是实现管理目标的途径和手段。随着改革开放的不断深入，现代管理方法与技术逐步受到各部门、各行业的重视。护理管理学作为管理学的分支，是微观的卫生事业管理学和医院管理学的组成部分，现代护理管理方法和技术是现代护理科学在护理事业中的具体运用。常用的现代护理管理方法与技术有：预测技术、决策技术、目标管理法、项目管理法、流程管理法、行政方法、经济方法等。作为护理管理者，应正确、综合运用上述管理方法来协调人们的活动，实现组织目标，使管理活动正常进行。

第一节　预测技术

PPT

　　预测是管理活动中极为重要的一个环节，是科学决策的前提。"凡事预则立，不预则废"，预测的任务就是揭示事物发展趋势及其决定性因素，为决策者提供关于未来的可能性信息。预测是决策的基础，它直接服务于决策。如果预测信息准确可靠，管理者就能根据组织目标的需要和事物发展的趋势、特点及可能结果，确定正确的方法和手段，作出科学的决策。

一、概述

1. 预测（predict）　是指人们根据事物过去和现在的有关资料，运用科学技术手段，对活动可能产生的后果及客观事物的发展趋势作出科学分析和主观判断。未来意味着不确定，因此这种主观判断，就其方法与结果而言，有科学与不科学之分。预测的本质就在于人们总是通过尽可能准确地估计将来会发生什么事情来试图减少这种不确定性。影响预测结果准确度的因素很多，包括预测人员对客观事物认识的程度、客观事物随机性的状况、预测理论与方法选择是否合适、获取信息是否准确和全面、预测期限的长短、社会因素、预测人员的智能结构等。

2. 预测技术（forecasting techniques）　是指人们运用现代科学技术手段，事前对自己的活动可能产生的后果及客观事物的发展趋势作出的科学分析。进行预测时，没有一种预测方法会绝对有效，在一种环境下最好的预测方法，可能在另一种环境下完全不能适用。无论使用何种方法进行预测，预测的作用都是有限的，不可能完美无缺。但是几乎没有一家企业可以不进行预测而只是等到事情发生时再采取行动。

二、预测的类型

人类社会的各个领域都涉及预测问题，可以按多种方式进行分类。按照预测的范围可分为宏观预测和微观预测；按照预测的职能可以分为社会预测、科学预测、技术预测、经济预测、军事预测等；按照预测的期限可以分为近期预测、中期预测和长期预测；按照预测的方法可以分为定量预测和定性预测。

三、预测的方法

（一）定量预测

定量预测是依据调查研究所得的数据资料，运用统计方法和数学模型，近似地揭示预测对象及其影响因素的数量变动关系，建立对应的预测模型，据此对预测目标作出定量测算的预测方法。定量预测的优点在于注重事物发展在数量方面的分析，注重对事物发展变化的程度作数量上的描述，更多地依据历史统计资料，较少受主观因素的影响。其缺点在于比较机械，不易处理有较大波动的资料，更难于处理所预测事物的变化。定量预测具体方法很多，常用的有时间序列分析法和因果关系预测法。

1. 时间序列分析法　是根据历史和现有的资料推测发展趋势，从而分析出事物未来的发展情况。它把在一定条件下出现的事件按时间顺序加以排列，通过趋势外推的数学模型预测未来。时序分析研究预测目标与时间过程之间的演变关系，因此也是一种定时的预测技术。

2. 因果关系预测法　是利用事物发展的因果关系来推测事物发展趋势的方法。一般根据过去掌握的历史资料，找出预测对象与其相关事物的变量之间的依存关系，来建立相应的因果预测的数学模型，然后通过对数学模型的求解来进行预测。

（二）定性预测

定性预测指在没有较充分的数据可利用时，凭借直观材料，依靠个人经验和分析能力进行逻辑判断，对未来作出预测。定性预测的优点在于注重事物发展性质方面的预测，具有较大的灵活性，易于充分发挥人的主观能动性，且简单迅速，省时省费用。其缺点在于易受主观因素，如人的知识、经验和能力的束缚和影响，缺乏对事物发展的量上的精确描述。常用的定性预测法包括专家预测法、德尔菲法、主观概率预测法等。下面介绍几种常用的预测方法。

1. 专家预测法（expert prediction）　是指利用专家所具有的经验和知识，对过去和现在发生的问题进行综合分析，从中找出规律，作出对未来的预测。包括专家个人判断法和集思广益法。专家个人判断法是最为广泛运用的一种预测方法，这种方法可以最大限度地发挥个人创造力，不受外界干扰，没有心理压力等。缺点是易受权威和大多数人的意见左右，包括其观念、成见和盲点，预测的效果难以估计。集思广益法是通过召开讨论会的形式，请熟知所要预测问题的专家发表意见，进行讨论，然后再集中专家的意见，得出大家满意的预测结果。

2. 德尔菲法（Delpphi technique）　德尔菲是古希腊城名，相传城中阿波罗圣殿能预卜未来，因而以此命名。德尔菲法是20世纪40年代末由兰德公司创立的，也称专家小组法。德尔菲法是专家会议法的一种发展，是一种函询调查法。其大致流程是：在对所要预测的问题征得专家的意见之后，进行整理、归纳、统计，再匿名反馈给各专家，再次征求意见，再集中，再反馈，直至得到稳定的意见。它有3个明显区别于其他专家会议法的特点，分别是匿名性、多次反馈、小组的统计回答。运用德尔菲法进行预测有以下优点：①各专家能够在不受心理干扰的情况下，独立、充分地表明自己的意见。②预测值是根据各位专家的意见综合而成的，能够发挥集体智慧。③应用面比较广，费用比较节省。这种方法可能存在的问题是：仅仅根据各专家的主观判断，缺乏客观标准，而且往往显得强求一致。

3. 主观概率预测法（subject probability prediction method）　是指由不同预测者对同一预测事件发生的概率作出主观估计，然后计算平均值，以此作为预测结论的一种定性预测法。主观概率预测法将专家会议法和专家调查法相结合，允许专家在预测时提出几个估计值，并评定备值出现的可能性（概率），然后计算各个专家预测值的期望值，最后对所有专家预测期望值水平取均值。

四、预测的程序

1. 明确预测目的　即确定预测的内容、目标、时间期限和结果的精度。一般来说预测目的取决于决策工作的需要。

2. 收集和筛选资料　任何预测都是建立在对既往资料的广泛收集与回顾基础上的，资料是预测的基础。掌握全面、真实、具体的资料是科学预策的前提。收集资料时要注意其可靠性、及时性、完整性和代表性，对所获得的资料要进行分析整理，预估偶然事件，去伪存真。

3. 选择适当的预测方法　预测方法和技术很多，不同的预测方法可以实现不同目的，选择正确的预测方法是提高预测效果的前提之一。在选择预测方法时应考虑到预测对象的性质、预测时间的长短、对预测精度的要求等因素。为提高预测的准确性常常是综合运用几种预测方法，其相互补充、验证。

4. 选择预测的数学模型　在进行科学而严谨的预测时选择预测的数学模型是预测活动的核心。预测模型是对被预测事物过去、现在发展的规律性描述。模型建立后需分析模型内部因素及其影响因素，分析模型外部因素及关联情景并估计未知参数。如发现不完善的地方要及时修正。预测的模型和方法选择得当，可以提高预测质量，减少工作量。

5. 进行实际预测　将已经收集的资料和数据输入合适的数学模型，经过科学分析，即可得到预测结果。

6. 评价和修正预测结果　预测的结果可能有一定的误差，护理管理者要对不同预测方法得出的预测结果进行比对。若结果相同或相近，说明准确性比较高；若预测结果不同甚至相反，管理者就要对这些结果进行认真分析，查找原因，纠正误差资料和数据，进行再次预测。当预测误差太大时，就失去了预测的意义，这时就有必要对预测结果加以修正。

五、预测技术在护理管理中的应用

根据预测的概念，可知预测的本质在于尽可能准确估计未来将会发生的事情。预测理论和技术已广泛应用于护理管理中，如在护理质量管理、护理风险管理、护理成本管理等方面，可帮助护士准确把握现状，预测未来，并根据预测结果及时制定管理决策，达到事前控制的目的。

1. 护理质量管理　护理质量是护士在为患者提供护理服务的过程中形成的。影响护理质量的因素是多方面的，在质量产生之前，准确预测质量形成的不利因素，及时干预，有利于减少护理质量缺陷。预测作为预防控制过程中的一个重要步骤，在护理质量管理中起着重要的作用。

2. 护理风险管理　护理风险事件是指护士在为患者提供护理服务过程中有可能发生的一切不安全事件的总称。护理风险的种类非常多，且广泛存在于患者入院至出院护理的全过程。如药物过敏、意外坠床、跌倒、压力性损伤、导管意外脱落等。在不安全事件发生之前，及时识别高危因素，准确地进行风险预测，适时采用有效的预防措施，是所有护理管理者必须高度关注的问题，也是保证护理安全的重要前提条件。

3. 成本控制　包括人力资源成本、物资成本、财力成本等。为了达到合理使用护理资源、减少护理资源浪费和缓减护理资源不足的目的，护理管理者在实施成本控制之前要对工作中将要发生的各项管理成本进行科学的预测。例如，根据临床实际，评估不同患者的护理需求量，准确预测护理工作量，合理配置护理人员，实施弹性排班等，不但可以平衡护理人员工作负荷，减少人力资源成本，同时还可以保证护理安全，有利于提高护理质量和患者满意度，实现真正的优质护理服务。

护理管理者在预测的基础上，还要对预测结果进行跟踪和评价，如果发现预测结果与事实相差悬殊甚至完全不符合，就要总结教训，从预测资料、数据、预测方法等方面查找问题的原因，以便今后预测时引以为戒。

第二节　决策技术

PPT

决策理论的研究和运用，已成为现代管理学的一个中心课题。正如西蒙所说："管理就是决策""管理的关键在于决策"。科学的决策能够起到避免盲目性和减少风险的作用。决策是决定组织管理工作成败的关键。组织管理工作的成效大小，首先取决于决策的正确与否。决策正确，可以提高组织的管理效率和经济效益，使组织飞速发展；而决策失败，则一切工作都会徒劳无功，甚至会给组织带来灾难性的损失。护理管理者必须充分认识到决策的重要性，掌握科学的决策程序和方法，以作出科学的决策。

一、概述

1. 决策（decision–making）　是组织或个人为了实现某种目标而对未来一定时期内有关活动的方向、内容及方式的选择或调整过程。决策的本质是择优，目的是解决问题或利用机会。决策的实现是建立在预测的基础上的，在决策前管理者需要获得与决策有关的全部信息、了解信息价值及备选方案的预期结果。

2. 决策技术（skills of decision–making）　是指决策者在决策过程中所应用的手段、方法和组织程序的总和。决策技术的高低与生产力发展水平相联系。不同质的决策技术，决定决策过程的不同特点，形成不同质的决策类型，即经验决策或者科学决策。

二、决策的类型

根据不同的分类方法，决策可以分为多种类型。认识不同类型决策的特点，有助于在决策时选择适宜的方法。

1. 根据决策主体和决策权力制度可分为个人决策和集体决策　个人决策是指只有管理者个人进行的决策。其优点是速度快，具有创造性；不足之处是决策质量完全取决于决策者个人的决策水平。集体决策是一个由群体共同制定的决策。优点是可以集思广益，更易被理解、接受；缺点是倾向于折中，决策迟缓、责任不明。

2. 根据影响面可分为战略决策与战术决策　战略决策是事关组织兴衰成败、带有全局性、长远性的有关大政方针的决策，这种决策主要由组织的最高层领导者制定。战术决策又称为管理决策，是指为了实现战略目标而作出的局部的、具体的决策，主要由组织的中层领导者制定。

3. 根据时间前后分为初始决策和追踪决策　初始决策是指组织对从事每种活动或从事该种活动的方案所进行的初次选择；追踪决策则是在初始决策的基础上对组织活动的方向、内容或方式的重新调整。如果说，初始决策是在对内外环境的某种认识的基础上做出的话，追踪决策则是由于这种环境发生了变化，或者是由于组织对环境特点的认识发生了变化而引起的。显然，组织中的大部分决策当属追踪型决策。

4. 根据常规性分为程序性决策和非程序性决策　程序性决策又称为常规决策或重复决策，是指经常重复发生，能按照原来已规定的程序、处理方法和标准进行的决策。非程序化决策是指具有极大偶然性、随机性，又无先例可循的决策活动，其方法和步骤难以程序化和标准化，不能重复使用。这类决策的正确与否在很大程度上依赖于决策者的知识、经验、洞察力及逻辑思维判断能力等。

5. 根据决策的可靠程度分为确定型决策、风险型决策、不确定型决策　确定型决策是指各种可行方案的条件都是已知的，并能较准确地预测它们各自的后果，最终选择哪个方案，取决于对各个方案结果的比较。常用的确定型决策方法有线性规划和盈亏平衡分析法等。风险型决策也称随机决策，是指各种可选方案的条件大部分是已知的，但每个方案的执行都可能出现几种结果，各种结果的出现有一定的概率，决策的结果只能按照概率来确定。风险型决策方法主要用于人们对未来有一定认识，但又不能完全确定的情况。不确定型决策是在各种自然状态发生的概率无法预测的条件下，依据经验判断并有限地结合定量分析方法所作出的决策。不确定型决策方法主要有以下几种：乐观法、悲观法、折中法、等概率法、后悔值法等。

三、决策方法

决策方法分为定性方法、定量方法及定性与定量相结合的方法。定量决策是指描述决策对象的指标都可以量化；而定性决策是指描述决策对象的指标无法量化。下面介绍几种常用的决策方法。

1. 头脑风暴法（brain storming）　又称智力激励法、思维共振法，是现代创造学奠基人，美国的奥斯本提出的。是指通过会议形式，使有关专家之间的信息充分交流，引起思维共振，发表创造性意见，从而导致创造性思维或方案的产生。此法可用于寻求多种决策方案。可分为直接头脑风暴法（通常简称为头脑风暴法）和质疑头脑风暴法（也称反头脑风暴法）。前者是在专家群体决策时尽可能激发创造性，产生尽可能多的设想的方法，后者则是对前者提出的设想、方案逐一质疑，分析其现实可行性的方法。

2. 名义群体法（nominal group technique）　是指在决策过程中对群体成员的讨论或人际沟通加以限制。在这种技术下，小组的成员互不通气，也不在一起讨论、协商，因而群体只是名义上的。其基本程序是：管理者召集群体成员，把要解决问题的关键内容告诉他们，并请他们独立思考，要求各成员独立拟出自己的方案，并思考好如何向其他成员阐明自己的方案。然后，各成员按顺序向其他成员阐明自己的方案，记录员指出相似或相同的方案要求其余的成员将方案进行整合，再由记录员公布全部不同类型的方案，各成员客观地进行思考和比较之后对所有方案按最佳到最差的顺序进行排序。最后由主持人统计各方案得到评价的情况，选出最佳方案。在集体决策中，如对问题的性质不完全了解且意见分歧严重，则可采用名义群体法。

3. 决策树法（decision tree） 是根据逻辑关系将决策问题绘制成一个树形图，按照从树梢到树根的顺序，逐步计算各节点的期望值，然后根据期望值准则进行决策的方法。决策树由决策点、方案分支、自然状态点、概率分支和结果节点组成（图4-1）。决策树法，特别适用于解决多级决策问题。运用决策树进行决策，需要掌握几个关键步骤。

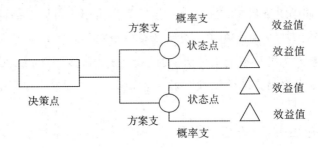

图4-1 决策树的基本结构

（1）**画决策树** ①从左至右画，先画决策点，以□表示，再从决策点引出的方案分支，方案分支的端点是状态点，以○表示。有几个备选方案就画几条方案分支。②接着画由状态点引出的状态，在状态分支末梢处画上△，即结果节点。有几种状态就画几条状态分支。③在每条状态分支上，标明状态概率以及每个状态下方案的效益值。

（2）**决策的方法** ①由右向左，通过效益值和他们相应的概率值，算出各方案的效益期望值，并注在状态点○上。②根据效益期望值进行决策，比较各效益期望值的大小，从中选出最佳方案，在舍弃的方案上注修止号" ‖ "，表示放弃该方案。③将所选最佳方案的损益期望值移注到该决策点上，此决策即告完成。④如果是多级决策问题，再依此步骤依法炮制，直到最左边的一个决策点。

四、决策的原则

科学的决策是在科学理论和知识的指导下，通过科学的方法和程序所作的符合客观规律的决策。科学的决策需要遵循一定的原则。

1. 经济性原则 在整个决策过程中应该尽量降低决策成本，同时，决策的结果应该符合以最小的投入获得最大产出的要求，能够以较小的劳动和物资消耗取得最大的成果，并且要把经济效益和社会效益结合起来。

2. 满意原则 西蒙提出：决策不可能规避一切风险，不可能利用一切资源，不可能是最优的选择，只能要求"令人满意"或"比较适宜"。与此原则对应的理论，假设为掌握了全部与之相关的真实的信息，对外部环境变化进行了较为准确的预测，分析了内部现有人力、财力、物力等主客观条件，预测过决策造成的后果。虽然决策追求的是满意，但决策方案的选择一定是全部方案中最优的。

3. 层级原则 在每一个组织中，每一个管理领域和管理阶层都有大量的决策工作，这些不可能都由高层管理者来完成。决策应按层级责任和决策难度及重要性来确定分层级执行。一般情况下，战略性决策、非程序型决策、不确定型决策由高层执行决策。

4. 民主性原则 管理者在决策时为克服个人在知识和经验方面的局限性，要集思广益，充分发挥集体的才智，充分调动他人的积极性。现代医院中的护理组织是一个复杂的系统，单凭一个人的智慧和经验难免决策失误。护理管理者要更多地采取集体决策，保证决策正确。

5. 预测性原则 预测是决策的前提和依据。科学决策必须用科学的预见来克服没有科学依据的主观臆测，防止盲目决策。决策结果的正确，取决于对未来后果判断的正确程度。

五、决策的程序

1. 诊断问题或识别机会 这是科学决策的前提。决策者首先要密切关注其责任范围内的相关数据和信息，判断实际情况与所预期情况的差异，以发现潜在的机会和问题。

2. 分析确定目标 决策目标是决策者对未来一段时期内所要达到的目的和结果的确定。决策时应提出目标的最低理想水平、多元目标中的关系、目标正负面效果、目标可操作性等。

3. 拟定备选方案 没有选择，就没有决策。只有在提出一定数量和质量的可行方案的基础上，才有可能作出合理抉择。拟定方案时，管理者要充分收集相关信息，全面归纳、分析信息，充分估计决策对象及其所处的内、外环境可能发生的变化，才能科学预测，提出的备选方案要包含勾勒轮廓的初步设计和完善的具体设计。

4. 评估备选方案 在进行方案比较时需考虑方案的实施条件、可行性、组织效益与可能产生的风险。比较和评价方案应依据科学的标准，结合自己的经验，根据所要解决的问题的性质，选用定量分析或定性分析的方法去比较各方案的优劣。

5. 权衡选定方案 这是决策过程中最为关键的一步。一般有两种方法，直接从各备选方案中选出最优方案，或者在各方案的基础上归纳出一套最优方案。最优化的决策需要符合三个标准：①全局性标准，即考虑全局效益。②适宜性标准。决策不单纯追求最好结果，还注重过程合理适宜，符合组织实际状况，因地因事而异。③经济性标准。以最少的投入获得最大的产出。值得注意的是，在绝大多数情况下，十全十美的方案并不存在，所以方案只有满意与不满意，合适与不合适之分，不能苛求完美。

6. 执行决策方案 由于受到内外环境条件及人认识能力有限性的制约，决策的方案可能与实际状况不完全一致，因此在决策实施过程中需要根据实际情况进行调整、修改，确保实施过程顺利。在实施过程中，如果实际情况与决策方案的方向、途径基本一致，个别局部问题略有出入，管理者只要对方案做局部调整即可解决问题；如果偏差较大，继续实施方案可能产生较严重的不良后果，管理者需要对方案做重大修正；如果实际情况发生了重大变化，使决策方案无法继续实施，管理者则需要寻找新的方案。

7. 评估决策执行效果 决策实施后，还要检验和评价实施的效果，检查是否达到预期目标，总结经验教训，为今后的决策提供信息和借鉴。

六、决策技术在护理管理中的应用

决策贯穿于护理管理过程的各个环节，对管理效果有着极其重要的影响和意义。因而，各级护理管理者必须重视决策。

1. 谨慎制定风险型决策和不确定型决策 护士的决策直接关系着患者的安全，错误的决策可能导致无法挽回的后果和损失。因而，科学的决策对护理管理者极为重要。但是，在特殊环境下，护理管理者必须进行风险型决策和不确定型决策。这时，决策者就必须尽可能掌握全面而准确的信息，使用科学的决策方法和程序进行决策，以提高决策的准确性。

2. 恰当使用程序化决策和非程序化决策 一般来说，护理管理中进行程序化决策时应尽量采用群体决策的方式给基层管理人员甚至临床护士提供更多参与决策的机会，提高决策质量。而在遇到突发事件、紧急救治等情况时则要采取非程序化决策或个人决策，以节省时间。

3. 明确临床护理工作的决策主体 目前发达国家对护理人员能够独立决策的工作内容已经明确，而我国目前对护理工作决策主体的定位尚不明确。护理学作为一门独立的学科，应该有确定的护理工作内容和独立自主的工作方式。明确护理人员参与决策的护理工作内容，有利于界定护理工作的实践范围，得到社会的认可；有利于加强护理系统独立职能，提高护理工作的质量；有利于充分发挥护理人员的主观能动性，提高护理人员的社会地位。

第三节 目标管理

PPT

目标管理是美国管理大师彼得·德鲁克于 1954 年在其名著《管理实践》中最先提出的，其后他又提出"目标管理和自我控制"的主张。德鲁克认为，并不是有了工作才有目标，而是相反，有了目标才能确定每个人的工作，"企业的使命和任务，必须转化为目标"。目标管理既是一种管理思想，也是一种管理方法。

一、目标概述

（一）目标的概念

目标（objective）是在宗旨和任务指导下，一个组织所要达到的最终的、具体的、可测量的成果。每个组织都有其目标，这是组织宗旨的具体体现。目标的制定应遵循"Smart 原则"，即保证目标的明确性、目标的可衡量性、目标的可接受性、目标的可操作性和目标的时限性。

（二）目标的作用

1. 导向作用 目标是组织的预期成果，对组织的各项管理活动、发展规划、成员的奋斗方向等起着导向作用。

2. 标准作用 目标是评价和衡量组织成员工作结果的尺度，是组织成员绩效考核的客观依据，因此目标还具有标准作用。

3. 协调作用 目标对组织各部门和成员的思想及行为具有统一和协调的作用，可以增加员工的集体荣誉感和归属感，使部门和个人的思想行为协调一致，提高工作效率。

4. 激励作用 具体明确而又切实可行的组织目标，能够帮助组织成员在实现组织目标的同时充分发挥个人潜能，在工作中获得更大发展。

（三）目标的特征

1. 层次性 组织是有层次的，组织的目标也应层层分解。组织目标分为总目标和各部门的分目标。总目标关系到整体，起导向作用；分目标是总目标的分解、细化。两者在方向上应保持一致。

2. 相关性 目标很少是单一的，一般大小分目标都相互关联，这种相关性表现在这些目标在组织活动中相互联系、相互支持、相互衔接、相互促进，任一分目标的变化都可能会影响到组织总目标的实现。

3. 多样性 目标按次序分为主要目标和次要目标，按性质分为定性目标和定量目标，按预期时间长短可分为长期目标和短期目标。

二、目标管理概述

（一）目标管理的概念

目标管理（management by objectives）是现代管理中一种先进的管理思想和管理方法，是由组织中的管理者和被管理者共同参与目标制定，在工作中实行自我管理、自我控制并努力完成工作目标的管理方法。

（二）目标管理的特点

1. 管理者与被管理者共同参与目标制定 目标管理强调管理者与被管理者共同参加制定总目标、分目标和个人目标。组织各层次、各部门及组织成员个人都明确自己的任务、方向、考评方式，互相协调配合，共同努力完成组织目标。

2. 目标具有特定性 由于管理者和被管理者共同参加目标制定，将组织总目标转化为切实可行的部门分目标和个人目标，使目标具有特定性。但是任何分目标，都不能离开组织的总目标自行其是。

3. 强调自我管理 目标管理强调组织中各部门及个人确定自己的目标，管理者对实现目标的程序、方法等不作指令性规定。由此可以看出，目标管理强调的不仅是组织员工亲自参与目标的制定和实施，同时也突出了组织员工在计划实施过程中，按照目标自我管理。

4. 注重自我评价 目标管理将组织的总体目标分解为员工的分目标。由于有明确的目标作为考核员工工作成果的标准，因此，对员工的评价和奖励变得更客观、更合理，可以大大激发员工为了完成组织目标而努力。

（三）目标管理的意义

1. 具有激励作用 由于管理者和被管理者共同参加目标制定，宏观目标成为组织的每个层次、每个部门和每个成员的工作目的，且实现目标的可能性相当大时，每一名组织成员就会自觉地为完成目标而努力。

2. 有助于完善组织结构和职责分工 目标管理过程中，在制定目标体系、签订责任书时极易发现授权不足与职责不清等缺陷，管理者可以据此对组织结构进行变革和完善，并改进职责和分工。

3. 有助于控制 目标管理中的目标体系使考核目标更明确，同时可作为管理者监督控制的标准。管理者通过定期检查、监督、反馈，可及时发现工作中的问题，采取适当的措施纠正和调整偏差，做到有效控制。

4. 有助于提升组织成员的自我管理能力 在实施目标管理的过程中，组织成员不再只是执行指示或等待决策，他们有明确的目标，在努力实现目标的过程中，由自己实施控制，并决定如何实现目标。因此，目标管理有助于提升组织成员的自我管理能力。

三、目标管理的程序

（一）制定目标体系

实施目标管理的第一步是建立一套完整的目标体系，也是目标管理最关键的一步，包括以下几个步骤。

1. 高层次管理者确定组织总目标 根据组织的长期发展规划和环境条件，高层管理者和下级经过充分讨论研究后制定出总目标。

2. 审议现有组织结构和职责分工 制定总目标后，需要重新审议组织结构是否合理，能否满足目标管理的要求，根据目标要求明确各项职责分工。

3. 制定分目标 在总目标的指导下制定下级目标和个人目标。分目标与总目标始终保持一致，个人目标应与组织总目标协调。

4. 协议授权 管理者和下级就实现各目标所需要的支持条件及实现目标后的奖惩事宜达成协议，并授予下级完成目标所需的相应的权力。双方意见统一后，写成书面协议。

（二）组织实施

总体目标和分目标确定之后，下级成员自行选择实现目标的方法和途径。这期间管理者要定期检查、指导，及时反馈，纠正计划和目标之间的偏差，给下级成员提供必要的帮助和支持。管理者和被管理者要定期检查双方协议的执行情况。这一阶段应该注意以下几点。

1. 目标管理强调执行者自我管理，管理者对如何实现目标不做硬性规定，不需要对照所谓规则来监督下属的工作。但是这并不等于管理者可以撒手不管，只等结果。管理者应当积极帮助下属，在人力、物力、财力、技术、信息等方面给予支持，尽可能指导下属提高工作效率，尤其是对于缺乏工作经验的下属。

2. 管理者在目标实施的过程中，还应当及时了解工作进度、困难问题等信息，及时掌握整个组织的运行状况，这样既有利于对下属进行指导，也可以针对普遍存在的问题，依靠组织的力量予以解决。

3. 组织内部部门之间与岗位之间存在多种协作关系，在目标的实施过程中有可能出现为了完成自己的目标而忽视其他部门、岗位目标的"各自为政"现象。这就需要管理者在人、财、物、工作进度等方面进行必要的协调工作，以平衡各部门、岗位的发展，从而保证组织整体目标的实现。

（三）检查评价

检查评价是指在达到规定的期限后，以各自目标为依据，对目标实施的结果进行考核，评价绩效。根据考评结果，对照目标及协议采取奖惩措施，并且总结经验教训，找出不足。在检查评价阶段，各部门应主动承担必要的责任，并启发被管理者自检，同时共同制定新的工作目标，开始下一轮的管理循环。

四、目标管理在护理管理中的应用

护理管理中的目标管理是将护理组织的整体目标转化为各部门、各层次及各组织成员的个人目标，建立组织管理的目标体系，实施相应的护理管理行为，最终实现总目标的过程。

1. 提高各级护理人员的自我管理能力　自我管理能力表现为能够根据目标要求自觉完成本职工作，并主动与其他人员合作，共同完成本部门的目标。如果护理人员缺乏自我管理能力，即使已经规定了其努力的方向和目标，也难以完成，继而影响到本部门目标和组织总体目标的实现。

2. 构建护理组织的价值理念　价值理念是一个组织的行为准则，不同的价值理念指导下的行为也是不同的。护理的价值理念会渗透到护理组织的总目标和分目标中，并对护理人员产生影响。因此护理管理者在实施目标管理之前，要充分考虑护理的价值理念。

3. 组织分目标的确定要恰当　护理目标的设置不应太高或太低，还应明确具体的工作任务和要求，以及完成任务的具体时间和效果。

4. 实施前应宣传教育　在应用目标管理时要对各级护理人员进行有关目标管理方法的培训，并使护理人员了解护理部的任务、工作标准、组织现有资源及限制。

5. 实施目标管理期间护理管理者应定期了解工作进度，对下属的工作给予必要的支持、帮助和鼓励。检查评价时从3个方面进行，即目标的完成情况、目标的难易程度及个人在实现目标过程中的努力程度。

6. 护理管理者应努力寻求组织目标和个人目标之间的结合点，并创造机会使护士在完成组织目标的同时实现个人目标。

PPT

第四节　项目管理

项目管理技术产生于第二次世界大战，在美国曾应用于研制原子弹的曼哈顿计划等较大工程的组织和实施。20世纪80年代后期，又逐渐扩展到电信业、软件开发业、制药业、金融业等其他领域。随着全球经济一体化进程的加快，项目及项目管理的应用与发展也进入了一个全新时代，项目管理的理念和方法也有了新的发展。美国项目管理资格认证委员会主席Paulgrace这样断言："在当今社会，一切都是项目，一切也将成为项目"。

一、概述

1. **项目（project）**　是指在限定的资源及限定的时间内完成的一次性任务，具体可以是一项工程、服务、研究课题及活动等。

2. **项目管理（project management）**　是指运用各种相关技能、方法与工具，为满足或超越项目有关各方对项目的要求与期望，所开展的各种计划、组织、领导、控制等方面的活动。项目管理与普通的管理不同，项目管理往往带有强烈的约束性，如在一定的时间范围内，在一定资源的前提下，在一定的人员规模下，必须按质按量完成某一任务。

二、项目管理的原则

1. **持续关注可行性**　项目建设期间，需要持续保持项目论证的正当性。如果项目环境发生重大变化，项目理由不再成立，为避免损失扩大，项目可能被迫提前终止。

2. **从经验中学习**　项目的独特性使得它往往没有一套完整的经验可以借鉴。在项目筹备期，需要评估前期或类似项目，确定是否存在可借鉴的经验教训。项目建设期，需要持续学习。报告检查应当包含经验及教训的内容，目的是在整个项目周期内寻找改进的机会。项目收尾期，应对经验教训进行传授。

3. **明确角色和职责**　为确保项目成功，项目需要一个明晰的项目管理团队，包括项目相关人员的角色和职责的定义和审批以及如何保证他们之间的有效沟通。项目相关人员通常包括项目发起人、客户（项目完成后的受益方）以及提供项目所需资源和专业技能的供应商。

4. **分阶段管理**　项目的分阶段管理，可以为高层管理者提供项目控制的关键节点。每个阶段结束，需要评估项目状态，回顾项目计划和项目论证，评价项目是否仍然具备可行性，并决定项目是否继续。

5. **例外管理**　在项目实施过程中，如果误差超过预估，则事件升级，相应的解决方案要报上级审批；如果误差在预估范围之内，管理者则自行处理。这样，在管理不失控的情况下可节省高层管理者的时间。

三、项目管理的程序

1. **启动**　即获得授权，定义一个新项目或原有项目的一个新阶段。它包含：定义一个项目阶段的工作与活动，决策一个项目或项目阶段的起始与否，或决定是否将一个项目或项目阶段继续进行下去等。

2. **规划**　包含明确项目总范围、定义和优化目标以及为实现上述目标而制定行动方案。它包括拟定、编制和修订一个项目或项目阶段的工作目标、工作计划方案、资源供应计划、成本预算、计划应急措施等。

3. 实施　包括组织和协调人力资源及其他资源、组织和协调各项任务与工作、激励项目团队完成既定的工作计划以及生成项目产出物等。

4. 控制　即跟踪、审查、调整项目进展与绩效，识别必要的计划变更并启动相应变更。控制工作包括制定标准、监督和测量项目工作的实际情况、分析差异和问题、采取纠偏措施等。

5. 结束　为完结所有项目管理过程组的所有活动。它包括制定一个项目或项目阶段的移交与接受条件，并完成项目或项目阶段成果的移交，从而使项目顺利结束。

四、项目管理在护理管理中的应用

项目管理方法为护理管理人员提供了具体的管理工具和以服务为中心的管理思路，并在赈灾急救、门诊特色服务、学科建设、后勤管理等各个临床领域收到了良好的管理效果。在护理管理工作中使用项目管理法时要注意以下问题。

1. 启动阶段　应重点评估客户的需求，同时要获得内部和外部的支持。比如在ICU的教学工作中，启动阶段应根据学员的教育背景、工作经历和所在单位等一系列因素，系统评估学员的需求，使学员的需求与具体的教学目标达成一致。另外，护理工作相对独立而又与其他部门密不可分，护理管理项目往往横跨多个职能部门，同一个问题，各部门立场不同，必然会产生不同的看法和解决方案，也会产生冲突。所以，护理领域内的每一个项目启动阶段都应重视获得主管院领导、相关医疗部门和后勤保障等部门的理解与支持。

2. 项目是跨部门工作的一种组织形式　护理项目的组织结构是一种矩阵式结构，团队成员在完成本职工作的同时兼职项目工作。因此，应对该项目相关人员进行角色划分，项目负责人负责召开项目团队会议，围绕"问题"进行分析、改进，提出方案，并研究"问题"改进的适宜性及有效性；项目控制组负责项目全过程的质量控制，纠偏改进。例如，"门诊特色护理服务项目"，在门诊主任和护士长的指导下进行工作，但是，服务项目需要许多其他部门的密切配合，如医院配送中心材料的准备、科内医师的配合、药房的发药流程的重建、挂号收费工作的协调等。为了使各部门有效配合，提高使用效率，在实施特色服务前需要制定各部门的协调方案，对于出现的应急问题还需要针对服务特点或人员组织预算拟定应急预案，以应对突发的变化。

3. 在项目执行阶段　伴随许多流程的建立、再造及优化，项目管理者应注意协调项目成员及团队以及项目中的各种技术和组织接口之间的关系。例如在艾滋病防治项目中结合非营利性、多部门合作、项目利益相关方面众多和需求复杂等特点，在项目管理"整合思想"的指导下，在有限的资源约束下，运用系统的理论和方法，对资源进行合理分配，促进了艾滋病防治工作效率和工作效益的提高。

4. 在控制阶段　要注意监控护理管理方法的应用效果并及时反馈。例如在压力性损伤预警管理项目中，通过设计预警工具和信息反馈系统，修订压力性损伤危险性评估计分工具，使预测压力性损伤风险的方法和预防压力性损伤的护理措施得到规范。

5. 在项目收尾阶段　要注意对项目实施过程中产生的文档资料进行整理、分类和归档，完善规章制度和工作流程。护理管理工作的发展是建立在完整的护理资料和不断总结完善的护理管理技术基础上的，所以管理者要重视资料积累。在项目改进过程中有效的流程再造，可以在今后的工作中加以应用。

第五节　经济方法

PPT

经济方法是管理的基本方法之一。通过经济方法调节各种经济活动和各方面的经济利益关系，其目的是最大限度地调动各方面的积极性、主动性、创造性和责任感，促进管理目标的实现。

一、经济方法的概念

经济方法（economic method）是指管理主体依靠经济规律的客观要求，利用各种经济手段，通过调节和影响被管理者各种经济利益需要，引导组织和成员的行为，促进管理目标实现的方法。常用的经济手段包括价格、税收、信贷、工资、利润、奖金、罚款以及经济合同等。不同的经济手段在不同的领域中可发挥着各自不同的作用，运用时应注意不要单纯依靠经济方法来进行管理，宜将其与教育等方法有机地结合起来，以免产生"一切向钱看"的不良倾向。

二、经济方法的特点

1. 利益性　经济方法是通过利益机制引导被管理者去追求某种利益，从而间接影响被管理者行为的一种管理方法。

2. 关联性　各种经济手段之间的关系错综复杂，每一种经济手段的变化都会影响到社会多方面经济关系的连锁反应。

3. 灵活性　一方面，经济方法针对不同的管理对象，如对企业、职工个人，可以采用不同的手段；另一方面，对于同一管理对象，在不同情况下，可以采用不同方式来进行管理，以适应形势的发展。

4. 平等性　经济方法承认被管理的组织或成员在获取的经济利益上是平等的。社会按照统一的价值尺度来计算和分配经济成果，各种经济手段的使用对于相同情况的被管理者起同样的效力，不允许有特殊。

三、经济方法的作用

1. 有利于国家在宏观经济条件下，对经济活动进行宏观调控。
2. 有利于促使经济组织按客观经济规律办事，提高管理水平，实现良好的经济效益。
3. 有利于把管理对象的物质利益与其劳动成果挂钩，激励和调动员工的工作积极性和创造性。

四、经济方法在护理管理中的应用

处在市场经济环境中的医院，经济方法成为医院管理的重要方法。经济方法在加强护理成本管理、护理人力资源管理、开拓市场方面都有着独特的作用。

1. 加快护理经济学理论和方法的研究　认识护理事业与市场经济发展的关系，使护理人员适应卫生体制及经济体制的改革，增强其在卫生事业发展中的竞争力，进而从实践上发展完善护理经济学，合理利用现有护理资源，以经济理论为基础，以成本管理为突破口，推动护理管理体制改革与经营模式创新。

⊕ **知识链接**

护理经济学简介

护理经济学是研究护理服务过程中资源配置及行为的一门科学，属于护理学的范畴，也是卫生经济发展过程中形成的分支学科之一。它运用卫生经济学的理论与方法，阐明和解决护理服务中出现的诸多经济问题，揭示其经济活动和经济关系的规律，并以达到护理资源的有效开发、配置和利用的最优化，提供高质、高效护理服务为目的。护理经济学还是一门综合性学科，其研究必须借助各相关学科的研究成果，综合考察护理活动在卫生经济领域中的各种表现，以加深对护理经济活动规律性的认识。

2. 加强护理成本管理 护理成本是指护理服务过程中消耗的货币价值。护理成本管理已成为提高护理管理水平、评价护理绩效的重要标志。通过护理成本核算减少支出，降低消耗，从而提高效益。我国的护理成本核算开始的晚，目前尚未建立科学的核算体系，护理服务项目分类不完善、护理成本存在地区差异及城乡差异。为适应经济发展需要，更好地全面开展护理成本管理，护理管理者应实行信息化管理，提高工作质量和效率，使核算人员从大量繁琐重复的工作中解脱出来，集中精力到成本分析的工作上，进一步提高护理成本核算水平。同时加强成本监督与管理，使护理成本核算科学化、规范化和标准化。护理人员应深化护理成本意识，推行节约成本观念，形成成本控制人人有责的局面。另外，保证医疗护理安全，防范差错事故也是控制护理成本的有效途径。

3. 加强护理人力资源管理 护理管理者要合理地利用人力资源，根据具体情况调节各班次人员配置、科学分工，最大限度地调动护士的主观能动性，根据护士的业务水平和工作能力进行合理的人员搭配，保证工作质量，提高工作效率，同时保证各班工作紧密衔接，实现人事效益和职能效益的最大化。

4. 拓展护理服务市场 护理管理者要重视护理服务市场供求关系的变化趋势，增强护理服务的市场竞争力，在资源合理配置的基础上多层次、多领域地开发潜在护理市场，拓展更新护理服务内容，扩大护理服务空间，引导患者增加健康投资和健康消费，开展营养指导、健康咨询、康复指导等多方面的护理工作。

第六节 行 政 方 法

PPT

行政方法即行政管理方法，它是行政管理系统的有机组成部分。一个行政系统不仅要有正确的指导思想和科学的指导原则，还应当有使这些指导思想和原则付诸实践的环节和途径，这就需要运用行政方法。行政方法的运用，可以使行政组织机构有条不紊地运作起来，使得各种各样的公共行政管理问题得到解决。

一、行政方法的概念

行政方法（administrative method）是指依靠行政机构和领导者的权威，通过行政组织系统，采用命令、指示、规定、指令性计划、制定规章制度等行政手段，对管理对象发生影响和进行控制的管理方法。行政方法以权威和服从为基本原则，其实质是通过行政组织中的职务和职位进行管理，它特别强调职责、职权、职位，而非个人的能力或特权。

二、行政方法的特点

1. 权威性 行政方法所依托的基础是管理机关和管理者的权威。管理者权威越高，他所发出指令的接受率就越高。管理者必须以自己的优良品质、卓越才能去强化自己的管理权威，而不能仅仅依靠职位带来的权力来强化自身权威。

2. 强制性 行政方法是建立在隶属关系和行政权力基础之上的，上级组织和部门发出的指令、指示、规定和要求，下级人员都必须认真执行。如果下级随心所欲或者敷衍了事，上级有权追究其责任。行政的强制性是由一系列的行政措施（如表扬、批评、晋升、任务分配、工作调动及批评、记过、降级、撤职等处分直至开除等）作为保证来执行的。

3. 直接性 行政方法借助于行政权威和行政服从，直接告诉人们允许做什么、不允许做什么。管理者不需要与被管理者协商、征询意见即可作出决定，因而存在单向性。这有利于迅速解决问题，提高工作效率。

4. 无偿性　运用行政方法进行管理，上级组织对下级组织人、财、物的调动、使用，可以不遵循等价交换原则，一切均根据行政管理的需要进行。

5. 稳定性　行政方法是对特定组织行政系统范围内适用的管理方法。由于行政系统一般都具有严密的组织机构、统一的目标、统一的行动以及强有力的调节和控制，对于外部因素的干扰具有较强的抵抗作用。所以，运用行政方法进行管理可以使组织具有较高的稳定性。

三、行政方法的作用

1. 行政方法的利用有利于组织内部统一目标、统一意志、统一行动，能够迅速有力地贯彻上级的方针和政策，对全局活动实行有效的控制，尤其是对于需要高度集中和适当保密的领域，更具有独特作用。

2. 行政方法是实施其他各种管理方法的必要手段。在管理活动中，经济方法、法律方法、教育方法要发挥作用，必须经由行政系统作为中介，才能具体地组织与贯彻实施。

3. 行政方法可以强化管理作用，便于发挥管理职能，使全局、各部门和各单位密切配合，前后衔接，并不断调整它们之间的进度和相互关系。

4. 行政方法便于处理特殊问题。行政方法时效性强，能及时地针对具体问题发出命令和指示，快刀斩乱麻，较好地处理特殊问题和管理活动中出现的新情况。

四、行政方法在护理管理中的应用

在护理管理活动中，有效的应用行政方法，对于保证护理行政组织目标的达成，起着十分重要的作用。应用行政方法进行护理管理时应注意以下几个方面。

1. 护理管理者必须充分认识行政方法的本质是服务。服务是行政的根本目的，这是由管理的实质、生产的社会化以及市场经济的基本特征决定的。就护理管理的行政方法而言，行政是为基层、为临床、为普通护士服务的。

2. 行政方法的管理效果为管理者水平所制约。行政方法更多的是强调人治，而不是法治。管理效果基本上取决于管理者的领导艺术。作为护理管理者，应努力提高自己的知识、能力、道德水平，爱护护士、关心护士，才有可能取得较好的管理效果。

3. 在运用护理行政方法进行管理时要注意信息的获取。护理管理者必须及时获取组织内外有用的信息，才能作出正确决策，驾驭全局。因此，必须建立一个灵敏、有效的信息管理系统。

4. 行政方法的运用需要借助职位的权力，对行政下属来说有较强的约束力，较少遇到下属的抵触。这种特点可能使上级在使用行政方法时忽视下属的正确意见和合理要求，不利于调动各方面的积极性。所以，在护理管理活动中不可以单纯依靠行政方法，要在尊重客观规律的基础上，把行政方法和管理的其他方法，特别是经济方法有机地结合起来。

第七节　流程管理 _{微课}

PPT

流程管理是20世纪90年代企业界最早提出，并应用于企业管理的一种新的管理思想和管理方法。其基本思想是以企业的作业流程为核心重新设计企业内部的组织结构、运作方式和行为准则，"对企业流程进行最根本的重新思考和最彻底的重新设计，以达到诸如成本、品质、服务和速度等绩效的戏剧性进步"，而不再遵从分工论原则。它一经产生便受到管理学者及企业界的普遍关注，世界各地的企业不约而同地将哈默的管理思想应用到自己的管理运作与组织设计中，医疗服务行业也开始应用流程管理的思想和方法。

一、概述

1. 流程（process）　国际标准化组织给流程的定义是：一个流程就是一组能将输入转化为输出的活动进程。流程由输入的资源、活动、活动的相互作用、输出的结果、顾客和价值六要素组成。

2. 流程管理（process management）　是从流程角度出发，关注流程是否增值的一套管理体系。是一种以规范化的构造端到端的卓越业务流程为中心，以持续的提高组织业务绩效为目的的系统化方法。流程管理的核心在于组织结构以产出为中心，而不是以任务为中心，打破职能界限划分，尽可能地将流程中的跨越职能部门由不同专业的人员完成的工作环节集成起来合并成单一任务，由单人完成。

二、流程管理的意义

1. 使流程清晰化　流程管理可以清晰地界定事情走到某一步，哪个部门或岗位应该做什么，通俗地讲就是进行清晰地责任划分。组织管理中责任不清的一个主要原因就是流程不清晰。

2. 使流程优化　比如考勤管理，简单的做法，只需要前台每个月统计出勤情况，分别报给需要考勤记录的人力资源部或财务部即可，而复杂的做法就是前台统计，报人力资源部审核，人力资源部再报财务部进行核算，财务部核算以后再返回人力资源部。流程并不是越多越好，也不是越少越好，恰当的做法是要既能很好地控制责任风险，又能大幅度地减少过程。一般来说，组织规模越小，流程要越简化，这是为了加快相应速度；组织规模越大，流程要越规范，这是为了控制风险、规避风险、加强监督。

三、流程管理的原则

1. 以客户为中心　强调客户满意，而不是上司满意；强调内外客户满意统一；强调把整个供应链纳入"客户满意"流程体系。

2. 关注业务流程的系统优化　针对流程中存在的问题，应根据现有流程的具体情况，对流程进行规范化的设计。对于一些冗余的或消耗成本的环节，可以采用优化流程的方法。

3. 自上而下，将组织员工培养成客户需要的专员　强调高层管理者的推动与参与，培养一个团结、综合力与示范效应强的团队；使组织扁平化，减少决策层次，充分发挥员工作用；强调组织上下的团队合作和平等的工作氛围。

四、流程管理的程序

1. 调研诊断　了解组织目前状况，特别是业务流程和管理流程，并了解目前 IT 系统和组织构架，寻找差距。通过内部调查和外部客户访谈、座谈会等形式，最终能够细分组织主要客户群，明确现有业务流程和管理流程的业绩改善目标。

2. 优化改进　重新设计操作性强的业务和管理流程，设计相应的组织结构框架。通过头脑风暴、专家访谈、试点等形式设计出业务流程和管理流程手册，基层组织构架，高层组织构架方案及对 IT 系统的需求。

3. 实施规划　制定切实可行的业务和管理流程实施计划。通过团队分析和为推广实施的培训，在试点和整个组织进一步推广关键业务与管理流程的计划。

4. 内部达成共识　沟通交流并修改实施计划，达成共识。

5. 实施推广　推行重组计划并不断完善，最终全面实施并取得成效。

五、流程管理在护理管理中的应用

现代管理理论认为，为组织创造价值的是流程而不是产品。护理管理和护理服务需要通过流程的运作来创造价值，运用护理流程管理理念来规范和优化患者护理服务流程，缩短服务时间，提升服务效率，提高患者与护理人员满意度。

1. 护理操作流程的设计及评分标准的制定应体现护理流程管理的精神和内涵。无论哪项护理操作，在经过流程管理后都应变得更简单明了。在操作流程的设计上注重将护理程序的思维方式贯穿于整个操作过程，强调操作前的评估，操作中患者的舒适、安全及操作后的整体评价，培养护士"以患者为中心"实施护理操作，凸显现代护理特征。

2. 流程管理和改进的关键是确定预期的目标和战略，把流程书面化，并组织实施，确定责任人，定期评估以实现过程管理。在此基础上制定一系列的目标，确保流程按规定方式运作，并与效率、质量等挂钩。这样，从流程到绩效，再由绩效反馈到流程，形成一个封闭的管理圈。

3. 流程的改进是一个渐进性过程，每个疾病护理的过程和每项护理技能操作都经过多年的总结和修正，已形成一套固定的、公认的、现行的流程标准，不可能全盘否定，推倒再来，需要通过不断地微调来优化，以达到细节管理，改进护理服务质量。

第八节　时间管理

PPT

时间是一种快速移动的资产，如何充分利用所拥有的 24 小时对于一个管理者来说至关重要。

一、时间管理的概念与意义

（一）时间与时间管理的概念

1. 时间（time）　是物质存在的一种客观形式，是不可再生的无形资源，具有客观性、恒常性、无替代性、无储存性等特点。

2. 时间管理（time management）　是指在同样的时间消耗下，为提高时间的利用率和有效率而进行的一系列活动。它包括对时间进行计划和分配，以保证重要工作的顺利完成，并留出足够的余地处理那些突发事件或紧急变化。简言之，时间管理就是用方法、技术和工具帮助人们有效地利用时间，完成工作，实现目标。

（二）时间管理的意义

1. 提高工作效率　通过研究时间消耗的各种规律，深刻认识时间的特性，掌握科学安排和使用时间的有效方法，并在实践中克服时间的浪费，可以提高时间的效率和价值，让所拥有的时间发挥最大的效用。

2. 有效利用时间　时间管理可使管理者成为时间的主人，自行控制时间而不是被时间控制，控制自己的工作而不被工作左右，从而对时间资源进行合理分配，在有限的工作时间内合理安排工作的先后顺序，保证重要的工作得到落实。通过有效管理时间，可以以最小资源投入获得最大效益，做到事半功倍。

3. 激励个人事业心 时间管理是发展生产力的客观需要，也是实现个人价值的需要。通过有效的时间管理方法，合理安排工作，可以使个人获得更多的成功与业绩，从而激发成就感和事业心，调动工作积极性，满足自我实现的需要。

二、时间管理的方法与策略

如何科学、合理地安排时间，使其得到最恰当的分配及最充分的利用，从而获得最好的工作效果，是时间管理的主要内容。护理工作琐碎而繁杂，针对护理工作的常见干扰因素，可以应用以下几种有效的时间管理办法和策略。

（一）时间管理的方法

1. ABC 时间管理法 美国著名管理专家艾伦·莱金在《如何控制你的时间和生命》一书中提出有效利用时间，每个人都需要 3 个阶段的工作目标，即长、中、短期目标。根据工作目标列出工作内容，并将每阶段的目标分为 ABC 3 个等级，A 为最优先（必须完成的）目标；B 为次优先（很想完成的）目标；C 为较不重要的（目前可以暂时搁置的）目标。ABC 时间管理法的核心是抓住主要问题，解决主要矛盾，保证重点工作，兼顾全面，有效利用时间，提高工作效率。

ABC 时间管理法，就是以活动的重要程度、迫切程度及对实现目标的影响大小为依据，将待办的事项按照由重要到轻的顺序划分为 ABC 3 个等级，然后按照目标的等级划分采取不同的管理办法，并合理分配时间（表 4 – 1）。

表 4 – 1 ABC 时间管理法的特征及管理方法

分类	占工作总量的百分比	特征	管理办法	时间分配
A 类	20% ~ 30% 每日 1 ~ 3 件	①最重要 ②最迫切 ③后果影响大	重点管理 ①必须做好 ②现在必须做好 ③亲自去做好	占总工作时数的 60% ~ 80%
B 类	30% ~ 40% 每日 5 件以内	①重要 ②一般迫切 ③后果影响不大	一般管理 最好亲自做或授权下属 去做	占总工作时数的 20% ~ 40%
C 类	40% ~ 50%	①无关紧要 ②不迫切 ③影响小或无后果	不必管理 有时间就去做，否则可 延迟或授权	0

ABC 时间管理的步骤如下。

（1）列出目标 每天开始工作前，把全天的工作任务列成"日工作清单"。

（2）工作分类 对清单上的工作进行分类，常规、固定工作按程序办理。

（3）工作排序 根据事件的特征、重要性及紧急程度分成 ABC 3 个类别。

（4）划出分类表 按 ABC 类别分配工作项目、安排各类工作预计的时间及记录实际完成时间（表 4 – 2）。

（5）实施 首先全力投入 A 类工作，直到完成，取得成果再转向 B 类工作，大胆减少 C 类工作，避免浪费过多时间。

（6）评价 不断总结评价时间使用情况及目标完成情况，提高时间管理效率。

表 4 - 2　ABC 工作分类表

类别	工作项目	时间分配	实际完成时间
A 类	(1) …… (2) …… …		
B 类	(1) …… (2) …… …		
C 类	(1) …… (2) …… …		

2. 四象限法　是把工作按照重要和紧急两个不同的程度进行了划分，基本上可以分为 4 个 "象限"（图 4 - 2）：第一象限是既紧急又重要的工作（如抢救患者、人员短缺、资源缺乏等）；第二象限是重要但不紧急（如质量安全检查、人员培训、制定防范措施等）的工作；第三象限是紧急但不重要（如电话铃声、不速之客、各类会议等）的工作；第四象限是既不紧急也不重要（如上网、闲谈、邮件等）的工作。这 4 个象限的划分有利于人们对时间进行深刻的认识及有效的管理。

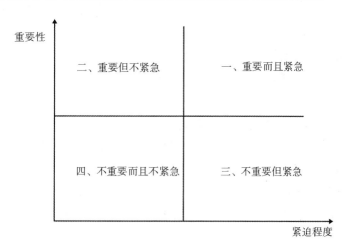

图 4 - 2　时间管理的 4 个象限

（1）重要而且紧急　这个象限包含的是一些紧急而重要的事情，这一类的事情具有时间的紧迫性和影响的重要性，无法回避也不能拖延，必须首先处理、优先解决。

（2）重要但不紧急　这一象限的事件不具有时间上的紧迫性，但是，它具有重大的影响，对于个人或者组织的存在和发展以及周围环境的建立维护，都具有重大的意义。在这类工作上花费时间可以减少紧急状态下所需的时间，这一象限内的工作就是关键的 20%，必须把主要的精力和工作时间有重点地放在此类工作上，这样可以未雨绸缪，防患于未然。因此，管理者必须学会如何把重要的事情变得紧急。

（3）不重要但紧急　这一象限的事件具有很大的欺骗性，很多人在认识上有误区，认为紧急的事情都显得重要，实际上，像无谓的电话、一直和来访者谈话等事件都并不重要，但这些不重要的事件往往因为它紧急，就会占据管理者很多宝贵时间。对于这类事件，管理者可采取授权、集中处理等方法。

（4）不重要也不紧急　这一象限的事件常大多是些琐碎的杂事，没有时间的紧迫性，没有任何的重要性，但却是造成时间浪费的主要原因，这类事情应当放到空闲的时候处理。

（二）时间管理的策略

1. 学会授权　授权是指在不影响个人原有工作责任的情形下，将自己的某些责任改派给另一个人，并给予执行过程中所需要的职务权利。在授权时要灵活掌握合理授权、量力授权、带责授权、授中有控等原则，以免后续要花费更多的时间来进行补救。

2. 学会拒绝　"拒绝"是一种"量力"的表现，护理管理者掌握拒绝的艺术是合理使用时间的有效管理手段之一。护理管理者在面临各项工作时，要权衡利弊，学会选择，有所取舍，学会拒绝。拒绝是一门艺术，但要注意时间、地点及场合，巧妙果断地说不，不要害怕因为拒绝别人而影响同事间的关系，处理得当反而会让别人看到自己的机智。

3. 养成良好的工作习惯　时间管理越来越强调自我管理，必须抛弃陋习。良好工作习惯的形成，可以提高时间的利用率和有效性，保证任务的完成，促进目标的实现。

（1）做好档案管理　对与护理有关的资料进行分档管理，按重要程度或使用的频繁程度分类放置，并做好标识，便于取放。

（2）减少电话的干扰　打电话时要抓住重点，电话边上放置纸、笔，方便记录重点内容；避免打社交电话，以减少不必要的干扰。

（3）节约谈话时间　为减少因谈话而造成的时间浪费，管理者要掌握谈话技巧。在办公室以外的走廊或过道谈话，以节约时间，如果谈话内容重要，再请到小办公室细谈；控制谈话时间，抓住谈话重点，在谈话过程中如果意识到内容不重要，可采取暗示性动作，如看表、走向门口等，或直接礼貌性解释手中有重要任务有待解决，表示谈话可以结束。积极鼓励预约性谈话，并可将其安排在工作相对不忙的时间段。

（4）控制会议时间，减少会议次数　在会议开展前，要明确会议的目的、要解决的问题、预期的效果等，准备好会议所需的材料、设备、场地。会议过程要围绕主题，把握时间。缩短会议时间，并提高会议效果，做到不开无主题的会议，不开无准备的会议。

（5）战胜拖延　拖延工作的最终恶果是重要的工作延误，大量的时间被浪费。战胜拖延，就要严格要求自己，把目标分解，规定任务完成的期限，排除工作过程中的干扰，保持优先次序的稳定性，形成稳妥而不延迟的工作风格。

4. 避免情绪的影响　一个成功的管理者，一定是一个情绪管理高手。情绪状态不同，工作效率也会不同。情绪低落会导致注意力涣散、反应迟钝、工作拖沓，甚至会犯一些低级错误。作为护理管理者，要掌握有效管理情绪和调节情绪的方法，树立积极主动的心态，改变对于挫折的回应，不断提高工作效率，让自己有效的时间更有价值。

第九节　突发公共卫生事件应急管理

PPT

一、概述

（一）突发公共卫生事件的概念

突发公共卫生事件是指突然发生，造成或者可能造成社会公众健康严重损害的重大传染病疫情、群体性不明原因疾病、重大食物和职业中毒以及其他严重影响公众健康的事件，也指突然发生、造成或者可能造成严重社会危害，威胁人民健康，需要政府立即处置的危险事件。

重大传染病，不仅指甲类传染病，还包括乙类与丙类传染病暴发或多例死亡、罕见的或已经消灭的传染病、临床及病原学特点与原有疾病特征明显异常的疾病、新出现传染病的疑似病例等。

（二）突发公共卫生事件的界定

突发事件包括自然灾害、事故灾害、公共卫生事件、社会安全事件及其他事件。并非所有突然发生的事件都被称为突发公共卫生事件。突发公共卫生事件的界定有一定的依据，通常分为以下几种：一般性（包括一般严重、比较严重）突发公共卫生事件，是指对人身安全、社会财产及社会秩序影响相对较小的突发公共事件，由事发地所属市、县级人民政府处置；相当严重突发公共卫生事件，只指对人身安全、社会财产及社会秩序造成重大损害的突发公共事件，由省人民政府处置；特别严重突发公共卫生事件，是指对人身安全、社会财产及社会秩序造成严重损害的突发公共事件，由省人民政府处置或者省人民政府报请国务院、国务院有关职能部门协调处置。

（三）突发公共卫生事件分级

根据突发公共事件的性质、社会危害程度、影响范围等因素，将突发公共事件分为一般严重（Ⅳ级）、比较严重（Ⅲ级）、相当严重（Ⅱ级）和特别严重（Ⅰ级）四级。

（四）突发公共卫生事件的特点

概括地讲，突发公共卫生事件应当具备以下几个特征。

1. 突发性和意外性　突发公共卫生事件往往是突如其来的，不易预测，甚至不可预测。

2. 群体性或社会危害性　突发公共卫生事件常常同时波及多人甚至整个工作或生活的群体，在公共卫生领域发生，具有公共卫生属性。

3. 对社会危害的严重性　突发公共卫生事件由于其发生突然，累及数众，损害巨大，往往引起舆论哗然，社会惊恐不安，危害相当严重。

4. 处理的综合性和系统性　由于突发公共卫生事件发生突然，其现场抢救、控制和转运救治、原因调查和善后处理涉及多系统多部门，政策性强，必须在政府领导下综合协调处理，才能稳妥。

5. 常与责任性不强有直接关系　突发公共卫生事件发生突然，较难预测。一般情况下，只要坚持原则，依法办事，遵守操作规程和规章制度，认真负责则不会发生或极少发生。反之，其发生多与违法行为、责任心不强、违规和违章操作有直接关系。

二、突发公共卫生事件应急机构及处理原则

（一）突发公共卫生事件应急管理的概念

突发公共卫生事件应急管理是指在突发公共卫生事件发生前或出现后，采取相应的监测、预测、预警、储备等应急准备及现场处置等措施，及时对产生突发公共卫生事件的可能因素进行预防和对已出现的突发公共卫生事件进行控制；同时，对其他突发公共卫生事件实施紧急的医疗卫生救援，以减少对其社会政治、经济、人民群众生命安全的危害。也就是说，突发公共卫生事件应急管理是为了保证公共卫生安全，保护人民群众的健康和生命安全，由特定的组织机构实施的一系列预防和控制措施，以及采取相应的医学防治和卫生监督行动等的综合性行为。

（二）突发公共卫生事件应急机构及职责

1. 应急指挥机构

（1）国家级应急指挥机构　突发事件发生后，国务院设立全国突发事件应急处理指挥部，由国务院有关部门和军队有关部门组成，国务院主管领导人担任总指挥，负责对全国突发事件应急处理的统一领导、指挥。

国务院卫生行政主管部门和其他有关部门，在各自的职责范围内做好突发事件应急处理的有关

工作。

（2）省级应急指挥机构　突发事件发生后，省、自治区、直辖市人民政府成立地方突发事件应急处理指挥部，省、自治区、直辖市人民政府主要领导人担任总指挥，负责领导、指挥本行政区域内突发事件应急处理工作。

（3）地市级和县级应急指挥机构　县级以上地方人民政府卫生行政主管部门，具体负责组织突发事件的调查、控制和医疗救治工作。

县级以上地方人民政府有关部门，在各自的职责范围内做好突发事件应急处理的有关工作。

2. 日常管理机构

（1）国务院卫生主管部门设立公共卫生事件应急办公室，负责全国突发公共卫生事件应急处理的日常工作。主要职责包括：负责指导协调全国卫生应急工作；拟定卫生应急和紧急医学救援规划、制度、预案和措施；指导突发公共卫生事件的预防准备、监测预警、处置救援、分析评估等卫生应急活动；指导地方对突发公共卫生事件和其他突发事件实施预防控制和紧急医学救援；建立与完善卫生应急信息和指挥系统；发布突发公共卫生事件应急处置信息；指导和组织开展卫生应急培训和演练；拟定国家卫生应急物资储备目录、计划，并对其调用提出建议；归口管理国家突发公共卫生事件应急专家咨询委员会、专家库和卫生应急队伍；指导并组织实施对突发急性传染病防控和应急措施；对重大自然灾害、恐怖、中毒事件及核辐射事故等突发事件组织实施紧急医学救援；组织协调国家有关重大活动的卫生应急保障工作；组织开展卫生应急科学研究和健康教育；负责《国际卫生条例》国内实施的组织协调工作；负责协调卫生部分《生物武器条约》履约的相关工作；承担国家救灾防病领导小组办公室日常工作。

（2）各省、自治区、直辖市卫生主管部门要参照国务院卫生行政主管部门突发公共卫生事件日常管理机构的设置和职责，结合本省、自治区、直辖市实际，设立升级突发公共卫生事件的日常管理机构，负责辖区内突发公共卫生事件应急协调、管理工作。

（3）各地市级、县级卫生主管部门要指定机构负责本辖区内突发公共卫生事件应急的日常管理工作。

3. 专家咨询委员会　国务院卫生主管部门和省级卫生主管部门组建突发公共卫生事件专家咨询委员会。职责主要包括：研究国内外卫生应急相关领域的发展战略、方针、政策、法规和技术规范，了解相关工作进展情况；参与研究制订国家卫生应急体系建设与发展有关规划、政策、法规及各类实施方案；对卫生应急领域重大项目的立项和评审提供意见和建议；对突发事件的预防、准备和处置各环节工作提供意见和建议，并给予技术指导等。

（三）突发公共卫生事件应急处理的原则

突发事件应急工作，应当遵循预防为主、常备不懈的方针，贯彻统一领导、分级负责、反应及时、措施果断、依靠科学、加强合作的原则。

三、突发公共卫生事件的预防与应急准备

（一）突发公共卫生事件应急预案的制定及主要内容

国务院卫生行政主管部门按照分类指导、快速反应的要求，制定全国突发事件应急预案，报请国务院批准。省、自治区、直辖市人民政府根据全国突发事件应急预案，结合本地实际情况，制定本行政区域的突发事件应急预案。

全国突发事件应急预案应当包括以下主要内容：突发事件应急处理指挥部的组成和相关部门的职责；突发事件的监测与预警；突发事件信息的收集、分析、报告、通报制度；突发事件应急处理技术和

监测机构及其任务；突发事件的分级和应急处理工作方案；突发事件预防、现场控制、应急设施、设备、救治药品和医疗器械以及其他物资和技术的储备与调度；突发事件应急处理专业队伍的建设和培训。

由于突发公共卫生时间具有难以预测的特点，其发生和发展往往会超出人们事先的预测，因此，突发事件应急预案应当根据突发事件的变化和实施中发现的问题及时进行修订、补充。

（二）突发公共卫生事件预防控制体系和监测、预警机制的建立

1. 预防为主，常备不懈是突发公共卫生事件应急工作的基本方针　政府及卫生部门在建立和完善突发公共卫生事件预防控制体系方面的职责，可以分为三个层次：首先是国家，国家的责任是建立全国统一的预防控制体系。其次，强调县级以上地方人民政府的责任。县级以上地方人民政府应当建立和完善突发事件监测与预警系统。第三，要明确规定各级卫生行政部门的工作职责。县级以上各级人民政府卫生行政主管部门，应当指定机构负责开展突发事件的日常监测，并确保监测与预警系统的正常运行。

2. 监测与预警工作的具体要求　根据重大的传染病疫情、群体性不明原因疾病、重大食物和职业中毒等突发事件的类别进行；监测计划的制订要根据突发事件的特点，有的放矢；运用监测数据，进行科学分析，综合评估；及时发现潜在的隐患；按规定程序和时限报告。

（三）突发公共卫生事件应急储备制度

突发公共卫生事件应急储备制度，是指县级以上各级人民政府根据突发公共卫生事件应急预案的要求，组织开展防治突发事件相关科学研究，建立突发事件应急流行病学调查、传染病隔离、医学救护、现场处置、监督检查、监测检验、卫生防护等有关物资、设备、设施、技术与人才资源储备，并给予必要的财政支持的制度。

1. 开展预防突发公共卫生事件的相关科学研究。

2. 建立相关的物资、设备、设施、技术与人才资源储备。

3. 经费储备。

（四）急救医疗服务网络建设

突发公共卫生事件发生后，具有短时间内伤亡人数多和病情严重的特点，要求必须建立一支反应迅速、专业性强，能够应对复杂局面的急救医疗队伍，要求各级政府建立健全急救医疗服务网络建设。

1. 县级以上各级人民政府应当加强急救医疗服务网络的建设，配备相应的医疗救治药物、技术、设备和人员，提供医疗卫生机构应对各类突发事件的救治能力。

2. 设区的市级以上地方人民政府应当设置与传染病防治工作需要相适应的传染病专科医院，或者指定具备传染病防治条件和能力的医疗机构承担传染病防治任务。

3. 县级以上地方人民政府卫生行政主管部门，应当定期对医疗卫生机构和人员开展突发事件应急处理相关知识、技能的培训，定期组织医疗卫生机构进行突发事件应急演练，推广最新知识和先进技术。

目标检测

答案解析

1. 预测的常用方法有哪些？这些方法在护理管理中如何应用？

2. 目标管理的意义是什么？

3. 项目管理的程序是什么？

4.案例分析：某科室护士长在学习目标管理时说："我们每个人都有为之努力的重要目标，我们的职责是救死扶伤，这一点每一位护士都知道，并且会为此努力工作。我认为在企业中，可用利润、销售、成本及其他指标来衡量目标，但是我们不可能用这些来检查我们的护理工作。我们早已实行了目标管理。"

讨论：该护士长的说法正确吗？科室实施的是真正的目标管理吗？为什么？

书网融合……

本章小结　　　　　　微课　　　　　　题库

第五章 领导与护理管理艺术

📖 学习目标

知识要求：

1. 掌握 授权的概念、原则与技巧；激励的概念、模式、原则与方法；管理沟通的概念、分类与技巧；冲突的概念、分类与处理冲突的艺术。

2. 熟悉 领导理论及领导理论在护理管理中的应用；激励理论及激励理论在护理管理中的应用。

3. 了解 领导者的影响力及领导者应具备的素质；冲突的基本过程；创新的概念、内容、过程及护理管理者在创新中的角色。

技能要求：

1. 具备运用激励理论和方法调动护理人员工作积极性的能力。

2. 具备运用冲突处理技巧应对突发事件的能力。

素质要求：

具备自我管理能力，包括时间管理、计划管理等；具备项目开展的能力，包括筹备班级活动、社会活动等。

⇒ **案例引导**

案例 某三级甲等医院消化病区郝护士长在护理管理工作中，处处率先垂范，尊重同仁，根据护士能力安排工作，在工作中虚心采纳他们好的意见和建议，制定出符合科室规章制度，果敢决策、奖惩分明。在她的带领下，全科医护人员精诚团结，各尽其职，各负其责，工作开展的井然有序，多次受到医院嘉奖。

讨论 1. 郝护士长在护理管理中体现了哪种领导理论？

2. 您认为她是一名成功的领导者吗？

第一节 概 述

PPT

一个组织能否实现预期目标，关键在于领导。管理实践证明，成功的领导者对组织的生存和发展起着重要作用。

一、领导与领导者的概念

（一）领导的概念

在学术界引用较为广泛的是美国管理学家斯蒂芬·罗宾斯（Stephen P. Robbins）对领导所下的定义："领导就是影响他人实现目标的能力和过程"。领导过程由四要素构成。

1. 领导行为的主体 即实施领导行为的个人或群体，在领导行为中起关键作用。

2. 领导对象 即领导者的下属、追随者或被影响者，也是个人或群体。

3. 领导目的及实现目的的手段 目的是实现组织预期目标，实现目的的手段主要有指挥、激励、沟通等。

4. 领导力 指领导者具有影响下属的能力。

（二）领导者的概念

领导者（leader）是一种社会角色，是指在正式的社会组织中经合法途径被任用，而担任一定领导职务、履行特定领导职能、掌握一定权力、承担某种领导责任的个人或集体。领导者是领导行为的主体，在领导活动中起主导作用，在组织中居核心地位。与之相对应的是被领导者，被领导者是领导者执行职能的对象，两者相互依存、相互影响。

二、领导与管理的关系 📱微课

1. 领导是管理的重要职能之一 随着管理科学的不断完善和发展，两者的关系得到明确，管理是领导的母体。

2. 管理和领导具有复合性 一方面是主体身份复合，管理者和领导者的身份往往重叠复合；另一方面是行为性质复合，管理者和领导者均为一种在组织内部通过影响他人的活动，来实现组织目标的过程。

3. 领导与管理相辅相成 领导活动的目标只有在有效管理活动支持下才能实现，而管理活动的效益也只有在正确的领导决策指导下才能产生。

4. 领导和管理的区别

（1）目标不同 领导的目标主要是抽象的宏观的社会目标，表现为战略性；而管理的目标主要是具体的微观的工作目标，表现为战术性。

（2）基本职能不同 领导的基本职能主要是制定决策和推动决策的执行，实现最大的社会效益；而管理的基本职能主要是管理人、财、物、时间、信息等资源，使各种资源得到合理配置，充分提高管理效能。

（3）活动方式不同 领导是制定战略决策，不拘泥于程序化，而具有一定的灵活性和随机性领导方式；管理是贯彻实施领导决策，必须具备规范性、程序化和模式化的基本特点。

（4）实践对象不同 领导活动的实践对象是特定的组织成员；管理活动的实践对象是特定的规则程序。领导是通过特定的影响力，激励组织成员，实现群体目标；管理则是通过资源的程序化配置，来完成特定的管理目标。

（5）评价标准不同 领导活动的评价标准是领导效能，既包括领导活动的效率和效益，也包括领导过程中的用人效能、时间效能和整体贡献效能等；管理活动的评价标准一般是效率和效益。

三、领导者的影响力

影响力（power）是一个人在与他人交往的过程中，影响和改变他人心理行为的能力。领导者影响力的来源有两种。

（一）法定职权

法定职权（position authority）指组织根据管理者所处的职位给予其影响下属和支配组织资源的权力，由组织正式授予，受制度保护，包括以下3类。

1. 法定权（legitimate authority） 指组织中正式授予的权力，其内容包括决策权、指挥权、人事权、经济权等。法定权力通常具有明确的隶属关系，从而形成组织内部的权力等级关系。

2. 奖赏权（reward authority） 是履行有形奖励和无形奖励的权力。

3. 强制权（coercive authority） 是对不服从要求或命令的人进行惩罚的权力。组织中强制权的实施手段主要有口头谴责、报酬减少、解雇等。

（二）个人权力

个人权力（private authority）是源于个人特征的权力，包括以下两类。

1. 专家权（expert authority） 领导者拥有比下属更多的知识和技能专长，可用于指导下属完成工作任务，实现个人或组织目标。

2. 感召权（referent authority） 是指领导者具有的个人魅力和吸引力，这些特征可以得到下属的尊重、欣赏和忠诚，下属愿意学习、模仿他的言行。

⊕ **知识链接**

追随领导力21法则

①盖子法则；②影响力法则；③过程法则；④导航法则；⑤增值法则；⑥根基法则；⑦尊重法则；⑧直觉法则；⑨吸引力法则；⑩亲和力法则；⑪核心圈法则；⑫授权法则；⑬镜像法则；⑭接纳法则；⑮制胜法则；⑯动势法则；⑰优先次序法则；⑱"舍""得"法则；⑲时机法则；⑳爆炸性倍增法则；㉑传承法则。

四、领导者的素质

（一）思想品德素质

1. 事业心 是衡量一个领导者对事业态度的主要指标。其可反映出一个领导者的理想、目标和抱负是否远大，是否敢于承担责任等心理品质。

2. 纪律性 是衡量一个领导者遵纪守法、自我约束水准的指标。

3. 优良作风 一个领导者要以身作则，言行一致，严于律己，宽以待人。

4. 心理素质 领导者要情绪稳定，意志坚定，克服冷漠、虚伪、易怒、粗暴、狭隘、嫉妒等不良心理，要胸怀宽广、豁达大度、处变不惊、胜不骄、败不馁。

（二）知识素质

1. 专业知识 要求各级领导者要管什么、懂什么，即成为自己主管的单位、部门或行业的内行。

2. 管理知识 一个现代领导者，不仅要了解现代管理学、领导科学的一般原理和方法，而且要熟悉本行业、本单位、本部门的特殊管理规律和方法；不仅要了解各种传统的管理方法，而且要熟悉各种主要的现代管理技术；不仅要掌握本国的文化和管理特点，而且还要学习国外先进的管理理念、管理方法和管理理论。

3. 相关知识 包括与专业知识相关的知识领域和与管理知识相关的知识领域两方面。前者包括现代医学的发展、人文学科和自然学科知识，后者包括政治、法律、经济、心理学、社会学等许多方面，对高层次领导者还应包括历史、哲学、文化等内容。

（三）能力素质

能力素质在领导者的整体素质中占有重要地位。一个人要成为一名优秀的领导者，在很大程度上取决于自身的能力。能力来源于学习、实践和经验。领导者必须具备以下4种基本能力。

1. 统驭能力　是指领导活动中的决策、组织协调、指挥和控制等一系列驾驭全局的能力。领导者要善于运用奖惩手段和控制方法，做到令行禁止、控制有力。

2. 创新能力　是一种高层次的思维活动能力。它要求领导者对新事物要敏感，思路开阔，富有想象力，不因循守旧、墨守成规；要善于发现新问题、总结新经验；善于提出新设想、新方案；要善于探索，敢于创新，标新立异；要不断以新的目标鞭策自己、激励下属。

3. 应变能力　是适应主客观条件变化的能力。领导者面对复杂多变的情况，必须审时度势，随机应变，顺应变化了的形势。

4. 社交能力　是指妥善处理组织内外关系的能力。领导者必须善于与他人交往，善于待人接物，善于倾听不同意见，善解人意，创造和谐。

以上 4 种素质，都是必不可少的，缺少了任何一个方面，或者任何一个方面的素质太弱，都不能成为一名合格的领导者。当然，对于不同层次的领导者，在素质上的要求是不同的。

第二节　领导理论

PPT

领导理论大致经历了 3 个发展阶段：第一阶段是 20 世纪 30 ~ 40 年代的特征理论，即研究具备什么特征的人适合当领导者或者能够当好领导者；第二阶段是 20 世纪 40 ~ 50 年代的行为理论，即研究领导者具备什么样的领导行为才能提高领导绩效；第三阶段是从 20 世纪 60 年代至今的权变理论，即研究领导在什么环境下，采用什么领导方式，才能提升领导绩效。

一、领导特征理论

领导效率的高低取决于领导者的特质，通过不同领导者在个人特征方面的差异，从而确定优秀的领导者应具备哪些特征。美国的经济学家威廉·鲍莫尔提出作为一名合格领导者应具备的 10 项品质。

1. 合作精神　愿意与他人共事，能赢得他人合作，对人不是压服而是感动和说服。

2. 决策能力　能根据客观实际情况而不是凭主观臆断作出决策，具有高瞻远瞩的能力。

3. 组织能力　能发掘下属的潜能，善于组织人、财、物等资源。

4. 精于授权　能大权独揽，小权分散。

5. 善于应变　机动灵活，积极进取，不墨守成规。

6. 敢于求新　对新事物、新环境和新观念有敏锐的感受能力。

7. 勇于负责　对上、下级及整个社会抱有高度的责任心。

8. 敢担风险　敢于承担组织发展不景气的风险，有努力开创新局面的雄心和信心。

9. 尊重他人　能虚心听取他人的意见和建议，不盛气凌人。

10. 品德高尚　具有高尚的品德，受到组织中和社会上的人敬仰。

二、领导行为理论

领导行为理论（behavioral pattern theory）是研究领导者的风格和领导方式，将领导者的行为划分为不同的类型，分析各类领导行为的特点与领导有效性的关系，并将各类领导行为、领导方式进行比较。

（一）领导方式论

美国著名心理学家库尔特·卢因（Kurt Lewin）和他的同事们进行了关于团体气氛和领导风格的研究。最终提出了领导风格理论（average leadership style，ALS），确定出 3 种极端的领导风格。

1. 独裁型领导风格　独裁型领导（autocratic leadership）也称专制型领导，是指领导者把一切权力集中于个人，靠权力和强制命令让人服从。其特点是：领导者倾向于集权管理，所有工作开展的步骤和技术都由领导者发号施令；独断专行，作决策时不与他人商量，下级没有任何参与决策的机会，只有服从，奉命行事。领导者的工作重心主要在工作任务和技术方面。

2. 民主型领导风格　民主型领导（democratic leadership）是指以理服人，权力定位于群体，靠鼓励和信任使下属积极主动地工作，自觉努力地工作，各尽所能，分工合作。其特点是：领导者倾向于分权管理，所有政策由组织成员集体讨论决定，领导者采用鼓励和协助的态度；分配工作时尽量照顾个人能力、兴趣和爱好，不具体安排下属的工作，使其有选择性和灵活性；领导者主要运用非权力性影响力使人服从，谈话时多用商量、建议和请求的口气；领导者积极参加团队活动，与下级无任何心理距离；领导者和下级有较为协调的双向沟通；领导者的工作重心在于协调人际关系，认为下级只有受到刺激后才会主动工作并富有创造力。

3. 放任型领导风格　放任型领导（laissez-faire leadership）是一种放任自由的领导行为，权力定位于组织中的每个成员，工作事先无布置，事后无检查，靠充分授权让下属有最少的监控。其特点是：领导者极少运用权力，似俱乐部式的领导行为，给下属高度的独立性，由下属确定他们的工作目标及实现目标的方法；领导者只为下属提供信息，充当群体和外部环境的联系人，以此帮助下属完成工作任务。

卢因等人研究发现，民主型领导风格的工作效率最高，不仅可以完成工作目标，而且成员间关系融洽，工作积极主动，有创造性；独裁型领导风格虽然达到了工作目标，但成员没有责任感，士气低落，情绪消极；放任型领导风格工作效率最低，只达到社交目标，但达不到工作目标。3种领导风格各具特色，适用于不同的工作环境。

（二）领导行为四分图理论

早在1945年，美国俄亥俄州立大学工商企业研究所就开展了关于领导行为的研究。最终将领导行为的内容归纳为两类：一类是任务型领导；另一类是关心型领导。

1. 任务型领导　以工作任务为中心，领导者通过设计组织结构、明确职权、相互关系和沟通渠道，确定工作目标与要求、制定工作程序、工作方法和制度，以引导和控制下属的行为表现。

2. 关心型领导　以人际关系为中心，关心和强调下属的需要，尊重下属意见，给下属较多的工作主动权，乐于同下属建立相互信任、相互尊重的关系。

上述两种不同的领导行为，互相结合形成4种基本的领导风格，即高任务-低关心人、高任务-高关心人、低任务-高关心人、低任务-低关心人，称为领导行为四分图，也称为二维构面理论（图5-1）。许多研究发现，高任务-高关心人的领导风格，相对于其他3种领导风格更能使员工在工作中取得高绩效并获得工作满足感。

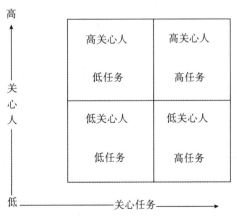

图5-1　领导行为四分图

（三）管理方格理论

美国得克萨斯大学的管理心理学家罗伯特·布莱克（Robert R. Blake）和简·莫顿（Jane S. Mouton）提出了管理方格理论（managerial grid theory），并构造了管理方格图（图5–2）。横坐标表示领导者对任务的关心程度，纵坐标表示领导者对人的关心程度。将关心程度各划分为9个等份。纵横坐标共组成81个小方格，每一个方格代表1种领导风格，有5种典型的领导风格。

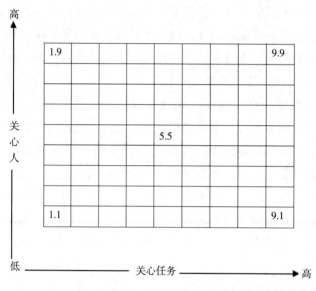

图5–2　管理方格理论图

1. 协作式管理　即9.9型管理。领导者对工作任务和人都极为关心，这种方式的领导者能使组织的目标和个人的需求有效结合，既重视组织的各项工作任务，又能通过激励、沟通等手段，使成员在相互信任、相互尊重的基础上合作，从而提高工作效率。布莱克和莫顿认为这是最理想有效的领导类型，但较难做到，应是领导者努力的方向。

2. 中庸式管理　即5.5型管理。领导者对工作任务和人都有适度的关心，保持工作与满足人的需要之间的平衡，维持一定的工作效率与士气。这类领导者往往缺乏进取心，满足于维持现状。

3. 俱乐部式管理　即1.9型管理。领导者对人高度关心，关心组织成员的需求是否得到满足，重视人际间的关系，注重自己与同事感情，努力创造友好的组织气氛，但对工作任务很少关心，其理由是只要员工心情舒畅，自然会提高工作任务绩效。

4. 权威式管理　即9.1型管理。领导者高度关心工作任务是否完成，很少关心人。

5. 贫乏式管理　即1.1型管理。领导者对工作任务和人都不关心，只是以最小的努力来完成一些维持自己职务的工作，最低限度地完成组织工作和维系组织人际关系。

管理方格理论为领导者正确评价自我的领导行为，培训发展管理人员，掌握最佳领导方式提供了有效的指南。

三、领导权变理论

领导权变理论家认为，领导是一种动态的过程，领导的有效性不仅取决于领导者的特征和行为，而且取决于领导者所处的具体环境。包括经典的领导权变理论、领导生命周期理论和路径–目标理论等。这里重点介绍领导生命周期理论。

领导生命周期理论（life cycle theory of leadership），也称情境领导理论。最初由美国俄亥俄州立大学心理学家科曼（A. Korman）于 1966 年提出，后由管理学家保罗·赫塞（Paul Hersey）和肯尼斯·布兰查德（Kenneth H. Blanchard）发展完善。该理论的主要观点是：成功的领导要选择合适的领导方式，而领导方式选择需要考虑下属的成熟度水平。

成熟度（maturity）是指个体对自己直接行为负责任的能力和意愿的大小，包括工作成熟度和心理成熟度。工作成熟度（job maturity）是指一个人从事工作所具备的知识和技术水平。工作成熟度越高，在组织中完成任务的能力越强，越不需要他人的指导。心理成熟度（psychology maturity）是指从事工作的动机和意愿。人的心理成熟度越高，工作的自觉性就越强。

（一）成熟度等级划分

1. M$_1$（不成熟） 工作能力低，动机水平低。下属既不能胜任工作，又不能被信任。

2. M$_2$（初步成熟） 工作能力低，动机水平高。下属积极性高，但缺乏足够的技能。

3. M$_3$（比较成熟） 工作能力高，动机水平低。下属有能力，但缺乏主动性。

4. M$_4$（成熟） 工作能力高，动机水平高。下属不仅能力强，而且主动完成任务。

（二）领导风格分类

将领导行为分为工作行为和关系行为两方面，又将这两方面分为高、低两种情况，从而组合成了 4 种领导方式。

1. 命令型（高工作 – 低关系） 适用于不成熟（M$_1$ 型）的下属。

2. 说服型（高工作 – 高关系） 适用于初步成熟（M$_2$ 型）的下属。

3. 参与型（低工作 – 高关系） 适用于比较成熟（M$_3$ 型）的下属。

4. 授权型（低工作 – 低关系） 适用于成熟（M$_4$ 型）的下属。

领导生命周期理论主要强调对于不同成熟程度的员工，应采取不同的领导方式，才能做到最有效的领导（图 5 - 3）。

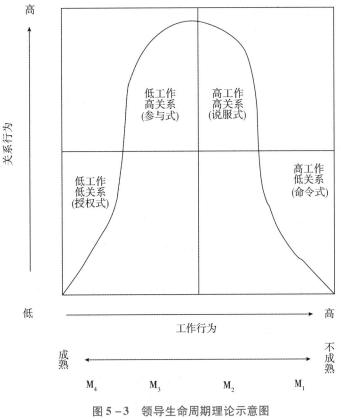

图 5 - 3　领导生命周期理论示意图

四、领导理论的新进展

近年来，一些学者从领导的不同角度提出了一些新的观点，如魅力型领导理论、变革型领导理论、交易型领导理论和基于价值观的领导理论等。

（一）魅力型领导理论

魅力型领导理论（charismatic leadership theory）是指领导者利用其自身的魅力，鼓励追随者并作出重大组织变革的一种领导理论。1987 年，麦克基尔大学（McGill University）的杰伊·康格（JayAlderi Conger）与卡纳果（Rabindra Nath Kanungo）对魅力型领导者进行了系统的研究，总结出魅力型领导者应具有 6 项特征。

1. 他们反对现状并努力改变现状，设置与现状距离很远的目标愿景，能紧扣下属的需要阐明愿景而获得下属的认同。

2. 对自己的判断力和能力充满自信。

3. 采取个人冒险、付出巨大代价、作出自我牺牲，实现主张的愿景。

4. 经常突破现有秩序的框架，采取一些新奇、违背常规的行为和异乎寻常的手段达到远大的目标。

5. 经常依靠专家权力和参照权力去执行创新战略，而不仅只用法定权力来实现组织的目标。

6. 对环境的变化非常敏感，并采取果断措施改变现状，被认为是改革创新的代表人物。

如果领导者具备了以上 6 项特征，其可成为魅力型领导者，但如果过分强调个人需要高于一切，要求下级绝对服从，则可能产生不良后果。

（二）变革型领导理论

政治社会学家杰姆斯·伯恩斯（James Burns）在其经典著作《Leadership》中将变革型领导定义为"领导者通过让员工意识到所承担任务的重要意义和责任，激发下属的高层次需要或扩展下属的需要和愿望，使下属将团队、组织和更大的政治利益超越个人利益"。伯纳德·巴斯（Bernard Bass）和阿沃利奥（Bruce Avolio）等在此基础上又不断研究完善，最终将变革型领导行为方式概括为四个方面。

1. 理想化影响力 指能使员工产生信任、崇拜和跟随的一些行为。

2. 鼓舞性激励 指向员工提供富有意义和挑战性工作的行为。

3. 智力激发 指领导者启发员工发表新见解和从新的角度或视野寻找解决问题的方法与途径的行为。

4. 个性化关怀 指领导者仔细倾听并关注员工需求的行为。

（三）交易型领导理论

交易型领导理论和变革型领导理论均源自伯恩斯的研究成果。伯纳德·巴斯（Bernard Bass）等进一步发展了此理论内容，认为交易型领导具有以下 4 个特征。

1. 权变式奖励 领导者为取得员工的支持，提供一种有价值的资源，承诺对员工良好的业绩给予一定的奖励。

2. 主动例外管理 领导者鼓励员工的绩效表现，对不符合规则和标准的行为进行监督、检查，并加以纠正。

3. 被动例外管理 当行为不符合规范时才加以干涉。

4. 自由放任 放任责任，避免作出决策。

交易型领导强调工作目标、工作标准和结果，依靠组织的奖励和惩罚手段来影响下属，有效地提高工作绩效。

（四）基于价值观的领导理论

豪斯和他的工作组于 20 世纪 90 年代突破了原来的研究模式，提出了基于价值观的领导理论（value–based leadership，VBL）。该理论认为：被领导者对领导者所信奉的，并已经融入组织文化中的价值观的认同程度越高，领导行为就越有效；有一些行为对于形成组织的共同价值观非常有效，这些行为被称为以价值观为基础的领导行为。

第三节　护理管理艺术

护理管理艺术是护理管理者在履行领导职能的过程中，科学性与艺术性相互结合，又富有创造性的领导方法。要成为一名现代合格的护理管理者，除了要认真学习科学领导，还要提高领导艺术，创新思路和方法，才能带领团队有效地抵御各种风险，保持组织的活力长久不衰。本节重点介绍授权艺术、激励艺术、沟通协调艺术、冲突处理艺术和创新管理艺术。

一、授权艺术

（一）授权的概念及意义

授权（delegation）是指在不影响个人原来的工作责任的情形下，将自己的某些任务改派给下属，并给予执行过程中所需要的职务上的权力。授权者对被授权者有指挥权、监督权，而被授权者对授权者负有汇报情况及完成任务之责。

护理管理者适当授权有四方面益处：①使管理者从日常事务中解脱出来，专心处理重大问题；②促进下属的工作积极性，增强其责任心，提高效率；③增长下属的才干，有利于管理人员梯队建设；④充分发挥下属的专长，弥补管理者自身才能的不足。

（二）授权的原则

有效授权必须遵守下列 7 项原则。

1. 目标明确　授权者需要向被授权者阐明所授任务需要达到的目标，使被授权者能够在清晰的目标指引下开展工作。

2. 适度授权　管理者根据工作任务的性质、难度，兼顾下属的工作能力等条件，选择适当的任务进行授权。

3. 信任为重　管理者授权是否有效，在很大程度上取决于对下属的信任度。

4. 级差授权　管理者向下属授权，应当依自己的权力范围和下属的能力而定。

5. 带责授权　管理者授权并非卸责，权力下授，并不能减轻管理者的责任。同时，也必须明确被授权者的责任，让下属明确责任、目标、权力范围。

6. 授中有控　管理者授权不是放权，授权之后，必须进行控制。授权者必须能够有效地对被授权者实施指导、检查和监督，真正做到权力能放、能控、能收。

7. 容忍失败　管理者应当宽容下属的失败，不过分追究下属的责任，而要同下属一起承担责任，分析原因，总结教训。

（三）授权的程序

1. 确定授权对象　管理者必须仔细思考确定授权对象，既要考虑授权对象的能力，又要考虑授权对象的意愿，以保证授权对象有能力做好所授予的工作。

2. 明确授权内容　管理者向下属授权，必须明确授权的权力范围。管理者的权力保留多少，要根据任务的性质、环境条件、下级的状况而定。

3. 合理授权 管理者根据工作需要，选用合理的授权方式，达到最佳的工作效果。常用的授权方式有：①模糊授权。管理者明确规定下属应达到的目标，但不规定实现目标的手段，被授权者在实现目标过程中有较大的自由空间和创造余地。②惰性授权。管理者因某些事务性工作简单琐碎，或不了解某岗位工作的细节，而将工作交给下属处理。③柔性授权。管理者对被授权者不做具体工作的指派，仅指示大纲或轮廓，被授权者有较大的余地动用有限资源做他们认为有必要做的事情。

4. 客观评价 对授权实施后的结果进行评价，及时反馈和调整。

二、激励艺术

(一) 激励概念

"激励"一词源于拉丁文"movere"，原意是"开始行动""活动"。现代管理学中激励（motivation）的定义为：利用外部诱因调动人的积极性和创造性，引发人的内在动力，朝向所期望的目标前进的心理过程。激励的目的在于激发人的工作热情，充分发挥人的才干，创造出最大业绩。

(二) 激励模式

激励的基本模式为：需要－动机－行为－目标－结果－反馈与调整，以此构成循环。需要是激励的起点，动机是直接推动个体活动以达到一定目的的内在动力，行为是个体通过一连串动作实现其预定目标的过程，反馈是需要被满足与否的结果对个体行为的调节。激励的过程就是满足需要的过程。管理者通过满足下属的需要，激发下属的主观能动性，实现组织目标。

(三) 激励原则

1. 目标导向原则 在激励机制中，设置目标是一个关键环节。目标设置必须同时体现组织目标和员工需求。

2. 物质、精神、信息激励相结合的原则 人的行为动力主要有3种：物质动力、精神动力与信息动力。三种激励结合时，要灵活掌握。

3. 合理性原则 激励的合理性原则包括两层含义。①激励适度：过大或过小的激励都会影响激励的效果。②激励公平：对于取得同等成绩的员工，要获得同等层次的奖励。

4. 时效性原则 护理管理者要善于把握激励的时机，及时激励有利于促进员工创造力的充分发挥。

5. 正负激励相结合原则 正激励就是对员工符合组织目标的行为进行奖励，负激励就是对员工违背组织目标的行为进行惩罚。

6. 按需激励原则 根据员工需求给予相对应的激励，以达到事半功倍的效果。

7. 明确性原则 激励的明确性原则包括三层含义：①目的明确；②奖罚公开；③任务指标直观。

(四) 激励理论

自20世纪20~30年代以来，管理学家、心理学家和社会学家从不同的角度研究了应怎样激励人的问题，并按激励侧重点及其与行为关系的不同，把激励理论分为内容型激励理论（content motivation theory）、行为改造理论（behavior modification theory）、过程型激励理论（motivation theory of process）。

1. 内容型激励理论 是对激励原因与激励方式进行研究的理论。包括马斯洛的"需要层次论"、麦克利兰的"成就需要激励理论"、赫茨伯格的"双因素理论"和奥德弗的"ERG理论"。

【**马斯洛的需要层次论**】

(1) 主要观点 美国心理学家马斯洛（A. Harold. Maslow）需要层次理论把需求分成生理需求、安全需求、归属与爱的需求、尊重需求和自我实现需求五类，依次由较低层次到较高层次排列。人的行为动机是为了满足他们未满足的需要，未满足的需要正是激励人积极性的最根本动力。只有当人的低层次的需要得到满足后才会转向高层次的需要（图5-4）。

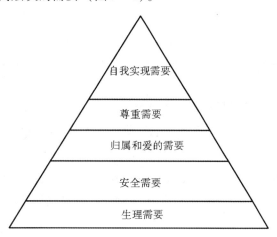

图5-4　马斯洛的需要层次论

（2）护理管理中的应用　合理分析护士需要，根据需要层次，采取适宜的激励方法。需要的层次不一样，满足需要的方式方法也不尽相同。对于低层次的需要，多采用一些物质激励的方法。对于一些高层次的需要，可以采用精神与信息激励的方式。

【麦克利兰的成就需要激励理论】

（1）主要观点　美国心理学家麦克利兰（David Mcclelland）认为在生存需要基本得到满足的前提下，人最主要的需要有3种：即成就需要、亲和需要和权力需要。成就需要是指获得事业成功的需要；亲和需要是指建立友好亲密的人际关系，寻求被他人喜爱和接纳的需要；权力需要是指影响或控制他人的需要。他认为成就需要的高低对人的成长和发展特别重要，所以该理论也称之为成就需要理论。

（2）护理管理中的应用　①营造工作环境。根据成就需要论，具有激励作用的工作环境应该是适当授权，营造良好人际氛围，肯定成就。②根据贡献大小，给予相应的奖励。③护理管理者应考虑三种需求在个体身上不同的强度组合，协调三种需求发挥更大的激励作用。

【赫茨伯格的双因素理论】

（1）主要观点　美国心理学家赫茨伯格（Fredrick Herzberg）认为与人努力工作的动机相关因素有两类：保健因素与激励因素。保健因素（hygienes）是使得员工不满意或没有不满意的因素，包括员工的工资水平、福利待遇、组织管理制度、工作环境等，属外在因素。激励因素（motivators）是导致员工不满意或没有不满意的因素，包括工作上的成就感、对未来发展的良好期望、职务上的责任感、工作表现机会和工作带来的愉悦等，属于内在因素。

（2）护理管理中的应用　在护理管理中，护士"没有不满意"并不代表护士"满意"，护理管理者只有重视护士的成就感、责任感、对她们的工作认可等才能真正使得员工满意，激励他们的工作热情。①护理管理者应从人性化管理角度出发，尽力满足护士在保健因素方面的需求，使护士安心、安业。②调动激励因素，激发护士工作积极性。③重视保健因素与激励因素的转化。

【奥德弗的ERG理论】

（1）主要观点　美国心理学家奥德弗（Clayton. Alderfer）认为，人有3种核心需要：生存的需要（existence）、相互关系的需要（relatedness）和成长发展的需要（growth）。生存的需要指的是全部的生理需要和物质需要；相互关系需要指人与人之间的相互关系和联系；成长需要指个体得到提高和发展的内在欲望。

（2）护理管理中的应用　与马斯洛需要层次论不同的是，ERG 理论强调人在不同时间可能有不止一种需要，低层次的需要没得到满足，仍然会产生高层次的需要。较高层次的需要一再受挫而得不到满足，人们会重新追求较低层次需要的满足。这一理论不仅提出了需要层次上的满足上升的趋势，而且也指出了挫折倒退的趋势，这在护理管理工作中很有启发意义。①建立完善的物质保障系统。②帮助护士构建和谐的人际关系。③建立有效的继续教育制度。④重视护士需要受挫 – 回归现象。护理管理者应深入分析护士需要的本质，提供有效的激励方式。

2. 行为改造型激励理论　是着重研究激励目的的理论。激励的目的是为了改造和修正行为，研究如何通过外界刺激对人的行为进行影响和控制。包括斯金纳的强化理论和海德的归因理论。

【斯金纳的强化理论】

（1）主要观点　美国心理学家斯金纳（B. Frederic Skinner）认为，个体为了达到某种目的，会采取一定的行为作用于环境，当这种行为的后果对他有利时，就会在以后重复出现；不利时，就会减弱或消失。

强化是使个体操作性反应频率增加的一切刺激，管理学中的强化（reinforcement）指采用有规律的、循序渐进的方式引导出组织所需要的行为并使之固化的过程。强化的类型有 4 种。①正强化（positive reinforcement）：又称积极强化，指对某种行为予以肯定和奖励，使这个行为得到巩固、保持和重复加强的过程。②负强化（negative reinforcement）：又称消极强化，指在行为出现时把不愉快的刺激撤销或者减少，这样可以增加行为的频率。③惩罚（punishment）：是对某一坏行为给予否定和不良刺激，使不符合要求的行为不断减弱或消退。④消退（extinction）：指在某一行为出现后，不给予任何形式的反馈，久而久之这种行为被判定无价值而导致行为出现的频率降低。

（2）护理管理中的应用　①尽量使用正强化：护理管理者要擅长运用正强化来激励护士朝向组织目标实现的行为。②巧妙运用负强化及惩罚：对于所实施的负强化及惩罚措施，护理管理者要让下属明白错在哪里，最终纠正其不良行为。③及时对护士的工作予以反馈：长时间得不到来自管理者的反馈，护士可能会变得无所适从。特别在使用正、负极化的方式时，护理管理者要善于把握时机，及时给予反馈。④针对不同护士采用不同的强化措施：在护理管理实践中，正负强化方式的使用不能简单化和绝对化，应合理使用强化激励的方法。

【海德的归因理论】

（1）主要观点　归因（attribution）指个体根据有关信息、线索对行为原因进行推测与判断的过程。美国心理学家弗里茨·海德（Fritz Heider）的归因理论认为，人的行为原因可分为内部原因和外部原因。内部原因是指存在于行为者本身的因素，如需要、情绪、兴趣、态度、信念、能力、努力程度等；外部原因是指个体自身以外的，导致其行为表现的条件和影响，包括工作环境条件、工作难易度、情境特征、他人影响等。归因理论从行为的解释、改造、反馈、预测等角度对激励进行了阐述，对激励的实际操作有很强的指导意义。

（2）护理管理中的应用　①正确进行成功归因。②正确引导失败归因。③巧妙利用归因产生的情绪反应。对于付出努力而实际工作效果不佳的护士，应对她的努力进行鼓励，并同时帮助护士寻找原因，以期在今后的工作中进行弥补，提高工作效率。

3. 过程型激励理论　着重研究人从动机的产生到采取具体行动过程的激励理论。它的主要任务是找出对行为起决定作用的某些关键因素，弄清它们之间的相互关系，预测和控制人的行为。过程型激励理论主要包括弗鲁姆的期望理论与亚当斯的公平理论。

【弗鲁姆的期望理论】

（1）主要观点　期望（expectancy）指个体对于特定活动可能导致的特定结果的信念。美国心理学家维克托·弗鲁姆（Victor H. Vroom）认为，人们之所以采取某种行为，是因为他觉得这种行为可以有把握地达到某种结果，并且这种结果对他有足够的价值，激励水平的高低取决3个变量：第一，期望值，指个体对自己行为和努力能否达到特定结果的主观概率。第二，关联性，是工作绩效与所得报酬之间的联系。第三，效价，反映了奖励对一个人的吸引程度。

激励水平的高低可以由以下公式表达。

激励水平（M）= 期望值（expectancy，E）× 关联性（Instrumentality，I）× 效价（value，V）

从公式可以看出，只有当三者都高时，才能真正达到高激励水平。

（2）护理管理中的应用　①重视期望目标难度：不仅期望目标能起到激励作用，设置好目标的难度使期望值最大化也能起到激励作用。②强调期望行为：护理管理者应让护士清楚什么样的行为是组织期望的，并且让护士了解组织将以怎样的标准来评价她们的行为，以便个体可以自主地调整自己的目标向组织目标靠拢。③强调工作绩效与奖励的一致性：护理管理者应该让护士清楚什么样的工作结果能得到什么样的奖励，这样护士可以自觉地将努力工作与绩效和奖励联系起来，以调动工作的积极性。④重视护士的个人效价：报酬在激励中实际起作用的价值是指被激励者的主观感受价值，因此护士长在给予激励时要重视护士的个人效价，提供多样化、个体化的报酬方式，以适合护士的需要，真正起到激励作用。

【亚当斯的公平理论】

（1）主要观点　公平指人们的贡献（投入）多少应与其所得报酬相当。美国心理学家斯塔西·亚当斯（J. Stacy Adams）认为，当个体所获得报酬与其所付出的努力成正比时，才能使个体感到满意和起到激励作用。这里的报酬不仅指报酬的绝对量，而且也指所得报酬的相对量。因此，个体要进行种种比较来确定自己所获报酬是否合理。

（2）护理管理中的应用　公平理论在护理管理过程中用于组织的奖惩、工资调整、奖金分配、职务晋升等方面。①尽量做到公平的判断。判断的主观性、判断标准的差异性、判定个人的工作绩效是公平分配的前提。②引导护士正确理解公平。护理管理者要积极引导护士正确选择比较对象和正确地理解公平。在强调按劳取酬的基础上，管理者也应培养护士的奉献精神。③公平不是平均主义。个人对组织的贡献大小不同，所获得的报酬也应该不同。

（五）激励方法

以心理学家、管理学家提出的系统的激励理论为依据，在管理活动中可采取多种激励方法：常用的激励方法分为传统激励方法与新型激励方法两大类。

1. 传统激励方法

（1）物质激励　指运用物质的手段使受激励者得到物质上的满足，从而进一步调动其积极性、主动性和创造性。物质激励形式包括奖金、奖品、福利等。

（2）晋升激励　晋升到更高、更重要的岗位，对个人与组织来讲都具有重要意义。下属获得晋升会带来更大的工作激情和信心。护理管理者在采用晋升激励时应注意晋升可能会在护士间产生不良竞争，这对团队合作可能会产生不利的影响。

（3）培训激励　下属的成长与能力提升是组织义不容辞的责任。护理管理者应通过让护士参加学术会议、接受继续教育培训、国内外参观学习等培训方式达到激励的目的。

（4）情感激励　是从下属的情感需要出发，通过情感上的关心、尊重、信任来打动员工，从而激发员工的工作热情。

（5）竞争激励　护理管理者在对下属的管理中，要引入良性竞争机制，让每位护士都有竞争的观念，并能投入到竞争之中。

（6）赞美激励　赞美就是在对方做出某些事情取得成效时给予肯定和表扬。护理管理者在使用赞美激励时，应注意赞美要及时，要源于事实。要发自内心和真诚，否则反而会引起护士的反感，起不到激励作用。

（7）榜样激励　是管理者选择在实现目标中将做法先进、成绩突出的个人或集体，加以肯定和表扬，并要求大家学习，从而激发员工积极性的方法。护理管理者可用护理行业中的模范人物教育激励护士。

（8）数据激励　心理学家认为，数据对比能够使人产生明显的印象，激发强烈的感受。用数据显示成绩和贡献，能更有可比性和说服力。护理管理者通过将工作量、护理质量、考核成绩、科研成果等数据公示，可对护理人员形成激励。

（9）个体优势激励　管理者应根据员工的自身优势，发现其"闪光点"，并采取相应措施提高其工作热情，达到激励目的。

2. 新型激励方法

（1）薪酬"自助餐"激励　在员工充分参与的基础上，建立每个员工不同薪酬组合系统，并定期根据员工的兴趣爱好和需要变化，作出相应的调整。

（2）"后院"激励　其指导思想是指，激励员工要从关爱员工家属开始。后院激励是一种企业内部激励的延伸，体现了系统的思考方法，将家庭与企业这两个不同的实体通过员工联系起来；同时，也体现了"以人为本"这一现代的管理思想和人力资源管理的基本特征，符合现代社会的发展趋势。这对于处理员工在家庭与组织之间左右为难的局面具有重要作用。

（3）"导师"制激励　指安排一名老员工带一名新员工的"导师"制度，此方式不仅能使新员工尽快熟悉岗位职责和技能要求，而且能让老员工在心理上有一种满足感和荣誉感，也反映部门对老员工的重视和尊敬，从而起到激励作用。

（4）危机激励　指在一个充满竞争压力的工作环境中，对员工的一切物质利益、非物质利益、就业、失业进行潜在危机分析，使其应对危机获得生存而努力工作，从而达到激发员工的目的。危机激励本质是一种负激励，其目的不是裁减员工，而是让员工更好地工作。

（5）文化激励　组织文化可促进成员间的认同感，引导和塑造员工的态度与行为。组织要强化文化的导向功能，用愿景来引领员工，用价值观由内到外指引员工的行为，凭着员工发自内心的信念或信仰，产生真正的凝聚和激励作用。

（6）授权激励　授权是一种十分有效的激励方法。一般来说，人都有进取心或成就感，通过授权让下属感到自己被重视、尊重、重用，从而激发其潜力与工作热情。护理管理者在采用授权激励时，应遵循授权原则和授权的注意事项。

无论是传统激励方法还是新型激励方法，都不是孤立存在的。护理管理者应当根据工作的实际需要和护理工作者的特点，实事求是，灵活运用，有效地挖掘护理工作者的潜能，从而最大限度地调动护理工作者的积极性，获得最佳的管理效果。

三、沟通协调艺术

（一）管理沟通概念

管理沟通（management communication）是指管理活动中人与人之间的信息传递与交流。管理沟通双方可以是人－人沟通，也可以是人－机沟通。管理沟通要素包括信息源、信息编码、沟通渠道、信息解码、接受者、反馈6个要素，6个要素共同作用构成一个完整的过程。其中，信息的编码、解码和沟通渠道是管理沟通过程取得成效的关键环节。

（二）管理沟通分类

1. 按沟通的媒介分类

（1）书面沟通 是通过图表、文字的表达形式进行沟通。其优点是具有清晰性和准确性，不容易在传递过程中被歪曲，接受者可根据自己的时间和速度详细阅读、理解信息；缺点是不能及时得到信息接受者的反馈。

（2）口头沟通 包括正式/非正式的面谈、会议及电话沟通等。其优点是信息发出者能立即得到反馈；缺点是缺乏书面沟通的准确性与清晰性。

（3）非语言沟通 指通过手势、动作、姿势、表情、音调、音量、信号、实物、视听设备等媒介传递信息。其优点是能够反映人的真实感情；缺点是容易被人忽略。

2. 按沟通的方向分类

（1）垂直沟通 是指团体或组织在高、中、低各管理结构层次之间进行的信息传递，分为上行沟通和下行沟通。下行沟通是组织中的某个层次按组织结构自上而下的沟通；上行沟通是指下属向上级进行信息传递的过程，目的在于汇报工作进展，反映工作中存在的问题、困难、意见等。

（2）平行沟通 是指组织结构中同一层次的人员或部门之间所进行的信息传递与交流。

（3）斜向沟通 指不属于同一组织层次的单位和人员的沟通。如病房护士长与护理学院教师之间的沟通等。

3. 按沟通的渠道分类

（1）正式沟通 是一种通过正式的组织程序和渠道进行的沟通，是沟通的主要形式。其优点是沟通效果好，沟通信息具有权威性，约束力强，保证重要的信息、文件、组织的决策等传达。其缺点是依靠组织程序层层传递，沟通速度慢，有信息失真或扭曲的可能。

（2）非正式沟通 是在正式沟通渠道之外进行的信息传递或交流，对正式沟通起补充作用。具有自发性、灵活性和不可靠性的特点。其优点是形式灵活，直接明了，速度快，省略许多繁琐的程序，容易及时了解到正式沟通难以获得的信息，真实地反映员工的思想、态度和动机，促进团体中良好人际关系的建立，对管理决策起重要作用。缺点是难以控制，传递的信息容易失真，并有可能促进小集团和小圈子的建立，影响员工关系的稳定和团体的凝聚力。

（三）管理沟通的技巧

在管理沟通时，采用恰当的沟通技巧，以确保沟通效果。

1. 发布指令 指令带有强制性，隐含有自上而下的管理层次关系，要求下属在一定环境下执行某项任务或停止某项工作，指令内容与实现组织目标密切关联。

指令发布的技巧：①制定指令传达计划。为确保指令执行的效果，在指令发布前必须确定指令发布的目的、发布对象及执行步骤。②确保指令有效传达。指令发布后必须确认指令是否有效传达。③评价下级对指令的不同态度，根据下级对指令的反应采取适当的方法，保证指令的有效执行。

2. 组织会议 会议是进行沟通的一种重要方法，是组织活动的一个重要反映。组织的重大决策离不开会议，通过会议可集思广益，使与会者之间达成共识，更好地确定自己的目标和工作方法；同时可以发现以前未注意到的问题，认真地思考和研究。

组织会议的技巧：①做好充分的会前准备。在召开会议或出席会议之前要明确会议目的、时间、地点、参会人员、讨论内容、议程、预测可能出现的问题及对策等；提前通知参加会议的人员作充分准备；提前通知有关人员准备好讨论稿或会议材料。②使用参与型领导方式。主持人应注意创造民主的气氛，调动参会者的积极性，鼓励大家发表意见，允许有不同意见的人表达自己的意见。③连续性的讨论会议应回顾上次会议情况，保持会议连贯性。④围绕会议目的展开讨论，避免偏离主题。⑤会议结束时，要做出会议总结，明确再次讨论的时间和解决的办法。⑥做好会议记录并妥善保存，以便查阅。

3. 个别谈话 是指领导者用正式或非正式的形式在组织内同下属或同级交谈，是管理中一个主要工作形式。用好个别谈话，不仅可以了解情况、沟通思想、交换意见、提高认识、解决问题，还可以畅所欲言、集思广益、凝聚人心。

个别谈话的技巧：个别谈话具有很强的感情色彩，需要讲究艺术性，领导者应积极应用谈话形式为管理工作服务。在谈话过程中应注意做到：①擅于激发下级谈话及表达真实想法的愿望。②擅于抓住主题。③擅于表达对谈话的兴趣和热情。④擅于处理谈话中的停顿。⑤擅于掌握评论分寸。⑥选择恰当的谈话时机。对在工作中出现疏漏的人员，应及时与之进行谈话，预防错误再次发生；但对于同事之间发生的矛盾等问题，则应该进行冷处理。

4. 积极倾听 是要真正理解听到的内容，它要求对声音刺激给予注意、解释和记忆。在陈述自己的观点，达到沟通目标之前，先让对方畅所欲言，并认真聆听，了解对方的内心想法是解决问题的捷径。其基本要求包括专注、移情、接受、对完整性负责。

积极倾听的技巧：①了解谈话内容、背景及尚未发表的意见。②用表情或点头表现出对谈话内容的兴趣，激励对方发言。③注意对方说话时的语气及肢体语言，体会对方的情感。④不急于发表看法，不质问对方，不教训下属。⑤可适当地提问、复述，澄清易混淆的谈话内容，保证对获取信息的理解。⑥结束话题后再讨论，作出判断。⑦擅于控制情绪，不要过于激动。⑧安排充分和完整的交谈时间。

（四）影响管理沟通的因素

1. 语言因素 语言是通过人的思维反映客观事物的符号，是人际沟通和信息交流的重要工具。由于年龄、教育程度、文化背景的不同，加上语言的表达范围和人的语言、文字含义多样化，不同的人对同一种语言、同一信息的理解会存在差异。

2. 信息过滤 指信息发出者为迎合接收者所好，无意或有意增删信息、选择或丢弃信息，造成信息歪曲。如管理者传达上级精神时，只传达对自己有用的信息，而不是全面地传达所有信息，这样可能导致大家无法理解上级的真正意图。

3. 传递时机 信息传递过早或过晚，均会影响沟通效果，如安排护士加班通知过早容易忘，过晚又会缺乏准备而影响工作。

4. 沟通渠道 ①信息发出者选择的沟通媒介不合适，造成不良沟通。②沟通渠道过长，中间环节多，信息在传达过程中丢失甚至改变。③沟通方式会对沟通效果造成影响。正式沟通可以保证信息的准确性和权威性。而非正式沟通则为单位各部门之间建立了一个开放的信息交流平台，交流的形式和深度可以自由掌控，程序简便。

5. 情绪因素 情绪是影响沟通最常见的因素之一。同一个人在不同情绪状态下，对同样一条信息的理解不同，引起的反应和处理方式也不同，影响沟通的准确性。

6. 其他因素 如个人因素、环境因素等均可影响信息沟通的准确性。

四、冲突处理艺术

冲突在日常管理工作中无处不在，既影响组织团结，又危害工作绩效。但并非所有冲突都是消极的，也有积极的，所以处理冲突的能力是护理管理者需要掌握的重要技巧之一。

（一）概念

冲突（conflict）指群体内部个体与个体之间、个体与群体之间存在的互不相容、互相排斥的一种矛盾的表现形式。冲突双方对立，意见不一致，可表现为争吵、打架、暴力等多种形式。

（二）冲突的类型

冲突的分类方法有多种，根据冲突对工作绩效的影响分为建设性冲突和非建设性冲突。

1. 建设性冲突（constructive conflict）　指一种支持组织或小组实现工作目标，对组织或小组工作绩效具有积极建设意义的冲突。这类冲突的特点是冲突双方有共同目标，冲突以问题为中心展开争论，冲突双方愿意了解对方的观点，有解决现有问题的意愿，争论的目的是为了寻求较好地解决问题的方法，争论过程中相互信息交流不断增加。

2. 非建设性冲突（non-constructive conflict）　又称破坏性冲突，是指由于认识不一致，组织资源和利益分配不均，导致员工之间发生相互抵触，争执甚至攻击等行为，造成组织效率下降，最终影响组织发展的冲突，对组织绩效具有破坏意义的冲突。这类冲突的特点是争论双方只关注自己的观点是否取胜，双方不愿听取对方意见，不再围绕解决问题展开，千方百计陈述自己的理由，互相交换意见情况不断减少，以至于完全停止。

（三）冲突的基本过程

冲突的基本过程包括四个阶段：潜在对立阶段、认知与个人介入阶段、行为阶段、结果阶段。

1. 潜在对立阶段　是冲突产生前的酝酿阶段。这一阶段，冲突产生的条件已经具备，但是并不一定导致冲突的发生。

2. 认知与个人介入阶段　此阶段，各种潜在的冲突条件进一步发展，引起个人的情绪反应并被人知觉，致使冲突产生。这时强调知觉的必要性，即冲突双方至少有一方知觉到冲突的存在。另外，只是知觉并不表示个人已介入冲突中，还需有情绪的卷入，消极情绪会导致过于简单地看待和处理问题，对对方的行为作出消极解释，而积极情绪则会促使双方以更开阔的眼光看待情境，所采取的办法也具有创造性。

3. 行为阶段　随着个人情绪的介入，当一个人采取行动以达到个人目标时，便进入行为阶段。在此阶段，冲突表现为外显的对抗形式，具体包括语言对抗、直接攻击、抗争或暴力等。冲突的行为外显阶段往往也是处理冲突最开始的时候，双方会寻找各种方法处理冲突。

4. 结果阶段　当冲突发展到外显对抗阶段后，就会产生一些结果。这些结果如果提高了决策的质量，激发了革新与创作，调动了群体成员的兴趣与好奇，促进了组织或小组目标的实现，就属于建设性冲突；如果带来了沟通的迟滞、组织凝聚力的降低，阻碍组织或小组目标的实现，降低了小组的绩效，就属于非建设性冲突。

（四）冲突的处理策略

1. 回避　指冲突发生时，采取漠不关心的态度，对双方的争执或对抗的行为采取冷处理的方式。此外，当管理者的实际权力不足以处理冲突时，或者在分权情况下，各部门自主性较大时，选择回避态度较为明智。

2. 妥协　是指冲突双方互相让步，以达成协议的局面。冲突双方都放弃部分利益，在一定程度上满足对方的部分需要。

3. 顺应　是指在紧张的冲突局面下，尽量弱化冲突双方的差异，强调双方的共同利益，降低冲突的紧张程度。

4. 强迫　是指利用权力，迫使他人遵从管理者的决定。在一般情况下，强迫的方式只能使冲突的一方满意。经常采用这种方式解决冲突往往会导致负面的效果。

5. 协作　当冲突双方都愿意了解冲突的内在原因，分享信息，在满足自己利益的同时也满足对方的需要，便会协商寻求对双方都有利的解决方法。协作方式被认为是处理冲突的最佳方式，但是当冲突内的情绪因素过多时，协作方式有可能导致更大的冲突。

五、创新管理艺术

（一）创新的概念和内涵

"创新"（innovation）一词起源于拉丁语。一般认为，"创新"是指形成一种创造性思想并将其转换为有用的产品、服务或作业方法的过程。根据这个概念，我们可以看出，创新首先是一种思想，其次才是这种思想指导下的实践活动。对于创新从不同的角度，可以作许多分析评论。从方法论的角度，创新含有两层含义：第一，从无到有，即原来没有的东西，人们把它发明出来，比如电灯，爱迪生把原来没有的东西发明出来，这是创新。第二，新的排列组合，指把已有的两个或多个事物，通过一定的手段组合在一起，使之出现新的使用价值。

（二）创新的内容

组织创新的内容包括很多方面，主要的有以下几种。

1. 观念创新　即观念的创造革新，就是改变人们对某事物错误的、背离时代的或不利于实践的既定看法和思维模式，换一个新的观察角度，得出一个新的结论或形成一个新的观点，从而采取新的态度和方法去行动的过程。

2. 技术创新　是反映组织经营实力的一个重要标志，组织要想在激烈的竞争中处于主动地位，就必须顺应甚至引导技术创新。技术创新主要表现在要素创新、要素组合方法的创新和产品创新。

3. 制度创新　是为了适应生产力的不断发展变化的需要，适应社会历史发展水平、国家制度等多方面因素的变化而进行的对组织形式的相应变革。组织的制度创新主要包括产权制度、经营制度和管理制度3个方面。制度创新是否能实现取决于创新者是否有预期的潜在利益。

4. 组织创新　是指根据行为科学的知识和方法，把人的成长和发展希望与组织目标结合起来，通过调整和变革组织结构及管理方式，使其能够适应组织内外环境的变化，提高组织效益的过程。组织创新的主要内容是要全面系统地解决组织结构、管理体制、机构设置、横向协调、以流程为中心的管理规范、运行机制和跨组织联系等多个方面的创新。

5. 环境创新　是组织通过积极的创新活动改造环境，引导环境朝着有利于组织经营的方向发展，而不是调整内部结构以适应外界变化。

6. 管理创新　是将更有效的、尚未被采用的新管理要素或管理要素的新组合引入组织的生产经营过程，从而使组织管理系统具有更高的管理效能。也就是把各种生产要素整合起来，创造一种更新、更有效的资源整合模式，以此来对组织中的各种活动进行合理、协调的指挥。管理创新是企业迎接知识经济时代挑战的需要，是企业机制和制度创新的保证，是企业制胜的重要手段。

7. 文化创新　是对构成组织文化的各种要素，如组织的价值观念行为规范、精神、道德、风尚、习惯等进行必要的创新，使之成为推动组织发展的重要力量。充满生机的组织文化是组织宝贵的无形资产，对组织的各个方面都有影响。

（三）创新的过程

创新有无规律可循的问题尽管存在争议，但就创新的一般过程而言，是遵循一定的程序完成的，总结众多组织的经验，成功的创新需要经历以下 4 个步骤。

1. 寻找机会 创新是从发现和利用原有秩序中出现的某种不协调开始的。这是一个积累的过程，需要密切注视，系统分析组织运行中出现的不协调，广泛地探索研究与问题有关的一切事物，从中寻找创新契机。

2. 提出构想 观察到了不协调的现象后，还要透过现象探究其原因，并分析和预测这种不协调可能导致的积极和消极后果，将不利因素转化为机会，提出多种解决问题和消除不协调的方案，将其发展为创新思想，并进一步形成更高层次的创新构想。在临床护理工作中，护理工作者需要树立"以患者为中心"的整体护理观，以问题为导向，采用头脑风暴法、德尔菲法、形态方格法、综摄法等方法，提出并建立创新构想。

3. 迅速行动 提出创新构想并不是创新目的，只有将构想付诸行动才有意义，没有行动的思想会坐失良机，甚至自生自灭，因此创新成功的秘密主要在于迅速行动。

4. 坚持不懈 构想需要经过尝试才能成熟，而尝试就意味着风险，有可能失败。创新过程是不断尝试、不断失败、不断提高的过程。这就要求创新者要有足够的自信心，较强的忍耐力，正确对待失败并从失败中总结经验教训，以获得最终的成功。作为未来的管理者，理解创新过程既有助于充分发挥自身的创造性，又有助于激励他人的创新能力。

（四）护理管理者在创新中的角色

1. 护理管理者 要充分理解创新的作用，自觉带头创新，努力为成员提供和创造有利于创新的环境，鼓励、支持和引导成员进行创新活动。

2. 创新氛围的促进者 要大张旗鼓地宣传创新，激发创新，造成一种人人谈创新，时时想创新的组织氛围，引进创新人才，加强员工培训，组织创新队伍，使每名成员都努力进取，大胆尝试。

3. 弹性工作计划的制订者 创新意味着破坏原有的秩序，意味着可能需要各类资源的计划外占用，因此创新要求组织的计划必须有弹性，能够为勇于创新者提供资金、信息、时间、物质、试验场所等条件。

4. 创新失败的指导者 正确创新的过程是一个充满失败的过程。创新的组织者应该认识到失败乃成功之母，才可能允许失败，宽容失败，帮助创新者从失败中取得教训，为今后活动的开展奠定基础。

5. 合理奖酬制度的建立者 创新的努力除了个人成就感的需要外，也需要组织或社会的认可，组织应建立合理奖酬制度，给予创新者合理的奖酬，保持创新的热情和动力。

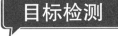

答案解析

1. 授权时应遵循哪些原则？
2. 在护理管理中选择激励方法时应注意什么？
3. 简述冲突的处理策略。
4. 案例分析：护士小李大学毕业后应聘到某医院工作，小李专业知识扎实，工作踏实肯干，深得同仁好评。护理部主任有心激励和培养小李，将工作不到 2 年的小李破格提升为病区的副护士长。可是，小李担任副护士长后，并不像当初期望的那样。由于小李性格比较内向，沟通协调能力弱，常使病区工作任务无法按时保质完成。护理部主任知道情况并与小李沟通，结合她的专长，为其制定了造口护理专家发展的方向。小李退出副护士长岗位之后，业务干得有声有色，现在已经是临床造口专科护士。

讨论：（1）该案例护理部主任是选择哪种方法激励小李的？

　　　　（2）该案例带给你的启示是什么？

书网融合……

本章小结　　　　　微课　　　　　题库

第六章 护理组织与组织文化管理

📖 学习目标

知识要求：

1. 掌握 组织设计的原则与程序；护理组织文化的建设。

2. 熟悉 组织结构的特征及基本类型；组织文化的特征、性质与形式；护理组织文化的内容。

3. 了解 组织、组织结构、组织设计、组织文化的概念；我国护理组织管理体制；组织的要素和分类；组织文化的结构与作用。

技能要求：

能够应用三级医院的组织机构解释各个部门的相互关系。

素质要求：

能够熟悉并适应医院组织的文化氛围，热爱自己的护理组织。

⇒ 案例引导

案例 小陈是某重点大学护理研究生，品学兼优，毕业后被某三级甲等医院护理部录用。上班的第一天她就下决心要好好干一番事业。于是，她积极主动地承担了办公室大量的工作，给部门某些同志减轻了很多压力，主任常在会上表扬她。但她渐渐发现，随着被表扬的次数增多，同事对她越来越冷淡，她百思不得其解，就将她的情况告知另一部门的老师。该老师认为，发生此现象的主要原因为其他同事的嫉妒心理所致。从此，小陈学"乖"了，一天能完成的任务要拖2天，办公室恢复了平静与和谐，但小陈的苦恼却因主任的不满意而增加了。

讨论 1. 分析上述案例中有哪几种组织类型？

2. 在护理管理中如何消除非正式组织的消极作用？

第一节 护理组织管理

PPT

组织是管理活动的一项基本职能。计划的终点明确了组织的目标和方案，组织职能就是着眼于这一目标的实现而建立的一种有效的组织结构框架，对组织成员在实现组织目标中的分工与协作作出正式、规范的安排，以及对组织拥有的各种资源进行有效配置，以实现组织目标。组织文化是被组织成员广泛认同、普遍接受的价值观、思维方式、行为准则等群体意识的总称。组织通过培养、塑造这种文化，来影响成员的工作态度和工作中的行为方式，进而引导实现组织目标。

一、概述

（一）组织

1. 组织（organization） 组织一词有名词和动词之分。名词组织是指有目的、有系统、有秩序地结合起来的人群集合体，如学校、医院等；动词组织是指组织工作，为了实现共同组织目标的过程。组织具有以下4层含义：①组织是一个人为的系统；②组织有一个共同的目标；③组织有不同层次的分工协作；④组织可以不断变化和发展。

2. 组织要素（organization factor） 是组成组织系统的各个部分或成分，是组织的最基本单位，也是每个组织结构、组织活动及组织的生存和发展最基本的条件。主要包括有形要素和无形要素。

（1）有形要素 ①人力：是组织有形要素中的最主要因素，人力资源是其他资源不可替代及转换的。因此，合理的人才结构及人力资源是组织生产发展的基本条件及保证。②物力：是指实施组织活动的基本物质条件，包括活动场所、土地、房屋、机器、设备等。一个组织要正常运作，必须有及时且稳定的物质供应。③财力：即一个组织的资金。它是组织占据重要市场地位的必要条件，是推动组织各项活动的动力之一。一般情况下，财力和物力可以根据市场的供求情况进行互换。④信息：在组织中的作用越来越重要，也成为组织必不可少的要素之一。有时，一条有用的信息可以使企业迅速发展壮大，而一条错误的信息可能会毁了一个组织。

（2）无形要素 ①组织目标：组织是为了实现一定的目标而存在的。目标是组织自我设计与自我维持的依据，也是组织成员进行活动的行为指南和工作的努力方向。没有目标，就没有组织存在的必要。组织目标应当与社会需求相适应，这样组织才能具有生命活力。②任务：组织任务是实现组织使命、履行社会责任的基础。制定组织目标后，围绕组织目标应确定工作任务，并进行分配，划分为各部门和各成员的工作内容和职责。③职权与职责：职权是组织所赋予某项职位的权利，职责是某项职位应该完成某项任务的责任。组织中职权与职责应对应和统一，即根据各成员所承担的责任大小，赋予相应的职位权利，以保证工作任务的顺利进行，最终实现组织目标。④技术与质量：技术是组织实现目标的根本保证，质量是组织生存发展的基础。护理组织拥有高水平的技术队伍并加强护理质量管理，才能满足社会需要，具有专业核心竞争力。⑤适应与发展：组织必须不断地获取信息，根据环境变化调整组织目标和工作内容，才能在市场竞争中生存和发展。随着社会的发展及医疗环境的变化，医院的医疗和护理模式也应作出相应的调整，才能满足社会及人们对健康的需求。

3. 组织的分类 根据巴纳德和霍桑试验的研究结果提出将组织分为正式组织和非正式组织两种。现代管理学以正式组织为研究对象，而群体行为理论是以非正式组织为研究对象。

（1）正式组织（formal organization） 是为了实现组织目标，有目的、有意识地设计和建立的各种关系体系，如人力资源部、护理部、医院等。主要包括组织中各种职位或部门之间的责任、权力和利益关系。正式组织一般有组织系统图、职位及工作标准说明等文件。正式组织内的每个成员均可在组织系统图中表现出明确的职能关系，成员活动要服从所属机构的规章制度和组织纪律。

正式组织的特点：①有共同的目标；②有明确的信息沟通系统；③有协作的意愿，即人们在组织内积极协作，服从组织目标；④讲究效率；⑤分工专业化且强调协调和配合；⑥赋予职权，下级必须服从上级；⑦强调团队，不强调个体的独特性，组织成员的工作及职位可以互相替换。

（2）非正式组织（informal organization） 指不是由管理部门规定的，是人们根据自己的需要自发形成的组织。伊尔顿·梅奥提出的"霍桑试验"中发现，非正式组织的存在对管理工作起着不可忽视的作用。非正式组织不是由职能部门组建，也无特定的目的，而是由地理上相邻、兴趣相似或利益等相同的人自发形成的组织。非正式组织虽然没有特定的目的、成文的章程和规范等，但对正式组织具有相当的影响力。

非正式组织的特点：①自然或自发形成的，一般无章程和确定的权利、义务；②组织成员之间情趣、爱好相似，有相似的认同感和归属感；③组织内成员一般有自己的领袖人物，具有较强实际影响力；④有不成文的无形规范约束成员的行为，调整内部关系；⑤有较强的凝聚力和行为一致性，成员之间自觉进行相互帮助，但容易出现"抱团"现象，而表现出自卫性和排他性；⑥组织内部信息交流和传递速度快，并带有感情色彩。

任何正式组织中都有非正式组织的存在，两者常常相伴而存、相促而生。正式组织与非正式组织有很大差别，正式组织以共同目标为维系纽带，非正式组织则以共同情感为维系纽带。在组织运行中，管理者必须重视非正式组织的特殊作用，要善于利用非正式组织，通过正确引导，发挥其积极作用。

（二）组织结构

1. 组织结构（organizational structure）　是表现组织各部分排列顺序、空间位置、聚集状态、联系方式以及各要素之间相互关系的一种模式，是执行管理任务的结构。组织结构在管理系统中起到"框架"作用，使组织中的人流、物流、信息流正常流通，使组织目标的实现成为可能。组织能否顺利达到目标和促进个人在实现目标过程中作出贡献，在很大程度上取决于组织结构的完善程度。组织结构具有以下3个特征。

（1）**复杂性**　是指组织分化程度。一个组织分工越细致，纵向等级层次越多，地理分布越广，组织结构就越复杂。

（2）**正规化**　是指组织依靠规则、规范和程序引导组织成员行为的程度。组织使用的规章制度越多，组织结构越趋向于规范化。

（3）**集权化**　集权是指组织中主要的计划权、决策权由最高行政管理者所有，或管理者把职权和决策集中于上层组织中。

2. 组织结构的基本类型　主要有直线型组织结构、职能型组织结构、直线参谋型组织结构、直线职能与参谋型组织结构、矩阵组织结构及委员会。

（1）**直线型组织结构**　又称单线型组织结构。这是一种结构简单而权力明显的组织结构形式，职权从最高领导层"流向"组织基层。各层次管理者负责该层次的全部管理工作，下属人员只接受一个上级的命令（图6-1）。优点是个人责任和权限明确，联系简便，能较迅速地作出决定；缺点是当组织规模较大，业务较复杂时，所有的管理工作由一人承担比较困难；另外，由于权力高度集中，易造成权力滥用。

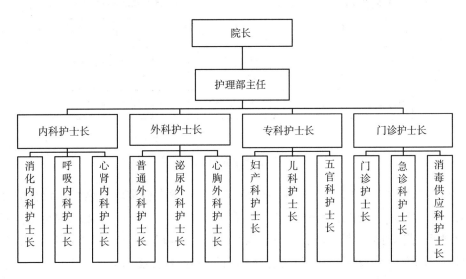

图6-1　直线型组织结构

（2）职能型组织结构　又称多线型。组织内除直线主管外，还设立了一些分管某项业务的职能部门或岗位，各下属除了接受直线上级的领导外，还必须接受各职能部门的领导（图6-2）。优点是管理分工较细，能充分发挥职能机构专业管理作用，减轻上层管理者负担；缺点是多头领导，不利于组织统一指挥；职能机构横向信息沟通比较困难，当环境变化时适应性差。

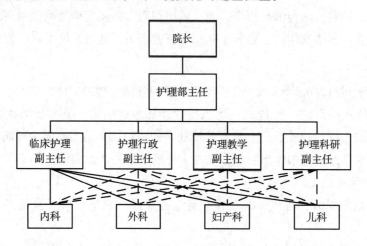

图6-2　职能型组织结构

（3）直线参谋型组织结构　这种结构吸取了上述两种结构的优点，设置了两套系统，一套是指挥系统，另一套是参谋系统。指挥系统可以对下属指挥和发布命令，并负全部责任。参谋系统只能对下级提供建议和业务指导，没有指挥权（图6-3）。其优点是领导集中，职责清楚，整个组织有较高的稳定性；缺点是限制下级部门的主动性和积极性的发挥，部门间沟通少。

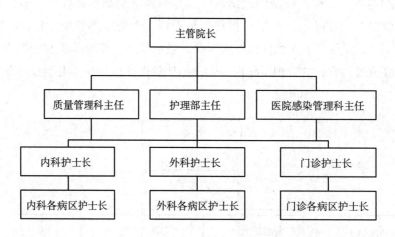

图6-3　直线参谋型组织结构

（4）直线职能与参谋型组织结构　这种结构结合了直线参谋型和职能型组织结构的优点，在坚持直线指挥的前提下，对承担某些特殊任务的部门授予一定的权力，他们可以在权限范围内对下级提建议与业务指导，在特殊情况时可指挥下属，并对直线主管负责，以保证各项组织任务的完成（图6-4）。其优点是既可统一指挥、严格责任制，又可根据分工不同和授权程度，发挥职能人员的作用。

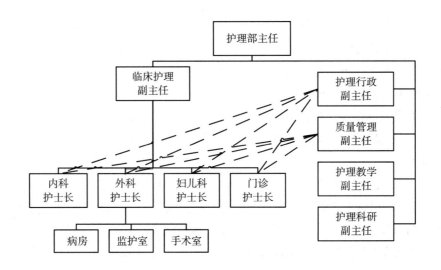

图 6-4 直线职能与参谋型组织结构

（5）矩阵组织结构 又称矩阵制。即按组织目标管理与专业分工管理相结合的组织。在此种组织中，命令路线有纵、横两向，纵向是直线部门管理者的指挥权，横向是按职能分工的管理者的指挥权。矩阵组织结构中的各小组人员既接受职能部门领导，又接受横向机构领导，横向机构领导的重点是组织小组成员完成所给任务，职能机构领导的重点则是为工作小组完成任务创造必要的条件和支持（图 6-5）。

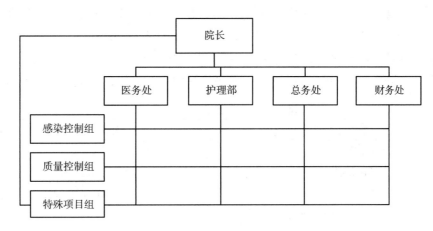

图 6-5 矩阵组织结构

（6）委员会 组织结构中的一种特殊类型，它是执行某方面管理职能并以集体活动为主要特征的组织形式。常与上述组织机构相结合，主要起咨询、合作、协调作用。由来自不同单位的专业人员、专家等组成，研究各种管理问题。医院和护理组织常使用此形式，如护理职称评审委员会、护理教育委员会、质量管理委员会、医院感染管理委员会等。优点是可以集思广益，利于集体审议与判断；防止权力过分集中，利于沟通与协调；能够代表集体利益，具有一定的权威性，易获群众信任；促进管理人员成长。缺点是费时间；职责分离；有些参与讨论的人不负责执行决议和责任少。

（三）组织设计

1. 组织设计的概念 组织设计（organizational design）是组织结构设计，对组织的各个组成部分按照组织设计的基本原则，进行科学、合理的搭配和排列，形成特定组织结构的过程，设计的这一组织结构对组织功能的发挥具有举足轻重的作用。主要包含两方面内容。

（1）确定组织总目标和需要完成的全部任务，设置机构，安排部门和岗位，明确职责权限，工作程序，合理配置资源，建立有效的相互关系。

（2）设计时要考虑组织内部诸要素的协调和外部环境影响。设计的结果形成组织结构。

2. 组织设计的原则 是组织工作的方针，组织工作的基本原则主要有以下几点。

（1）**目标一致原则** 强调组织内各部门机构的目标与组织总目标保持一致。

（2）**效率原则** 任何组织的生存和发展都是以一定的社会效益和经济效益为基础，以少花钱多办事、办好事为原则。

（3）**分工协作原则** 组织内的活动应按专业划分，给每个成员分配相应的任务，使其更熟练地工作，以提高工作效率；同时强调组织内各部门之间要保持协调配合，才能保证组织目标的实现。

（4）**集体统一与分权管理相结合的原则** 集中统一是指组织内各部门必须服从它的上一级部门领导的命令和指挥。分权管理就是把一定权力授予下一级人员，使其在完成具体任务时能行使一定权力。分权将起到锻炼下属，提高其工作积极性，集体统一与分权管理相结合，使上下级两方面做到最佳配合，以达到提高整个组织效率的目的。

（5）**管理层次原则** 管理层次是指组织内部从最高一级管理组织到最低一级管理组织的组织等级。管理层次的多少和管理幅度有密切的关系。管理幅度、管理层次与组织规模存在相互制约的关系：组织规模＝管理层次＋管理幅度。组织规模越大，层次就越多。如果层次越多，对于上传下达不利。管理层次数以保证组织结构合理、有效运转的最少层次为宜，一般从最高领导层到基层是 2～4 个层次。

（6）**管理幅度原则** 管理幅度又称管理宽度。是指管理人员能直接有效管理下属的人数。管理的人数越多表示管理幅度越大，人数越少则表示管理幅度越小。对于组织中任何一个层级的管理部门来说，其管理幅度都不是随意的，均应有一定限度。一般高层管理者从事组织的战略决策和管理工作，管理的幅度应小些，管理者与被管理者之比为 1:4～1:8；中层和基层管理者从事执行性管理职能较多，幅度可以大些，为 1:8～1:15。管理幅度的宽与窄，管理层次的多与少各有其优点（表 6-1）。

表 6-1 管理宽窄的优缺点

	窄管理幅度	宽管理幅度
优点	严密的监控	迫使上级授权
	上下级联络迅速	必须制定明确的政策
		必须谨慎地选择下级人员
缺点	上级往往过多参与下级的工作	上级负担重
	管理层次多	上级有失控的危险
	多层次引起高费用	要求管理人员具备特殊的素质
	最底层与最高层之间的距离过长	容易成为决策的难点

（7）**稳定性和适应性相结合原则** 指组织内部结构要有相对的稳定性，才能保证组织日常工作的正常运转。另一面，建立起来的组织结构不是一成不变的，而是随着组织内外环境条件的变化作出适应性调整。

（8）**责权对等的原则** 职责是指对应该岗位承担相应的责任。职权是指管理职位范围内的权力。职权是行使职责的工具，职责是岗位任务的具体化。因此，职权是与一定的职位相关而与担任该职位的具体某个人的特性无关。责任、权力、利益三者之间是不可分割的，必须是协调的、平衡的、统一的。权力是责任的基础，责任则约束权力。有了权力才有可能担负责任，有了责任才不至于滥用权力。利益的大小决定了管理者是否愿意担负责任及接受权力的程度，利益大责任小的事人人愿意去做，反之，人们很难愿意去做。有权无责、有责无权或者权责不对等，或者权责利不协调、不统一等，都会使组织结构不能有效运行，难以完成任务目标。

3. 组织设计的程序　组织设计的实质是对管理人员的管理劳动进行横向和纵向的分工。管理劳动分工的必要性缘于管理者有效管理幅度的有限性。管理幅度决定了组织中的管理层次，从而决定了组织结构的基本形态。组织结构设计是一个复杂的工作过程，要遵循组织设计的原则并按照一定的程序进行。组织设计的程序包括以下步骤（图6-6）。

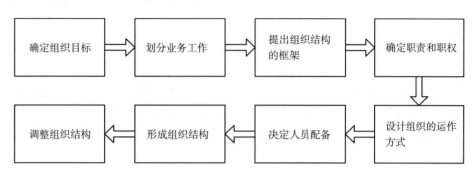

图6-6　组织设计的步骤

（1）确定组织目标　通过收集及分析资料，进行设计前的评估，以确定组织目标。

（2）划分业务工作　一个组织是由若干部门组成的，根据组织的工作内容和性质以及工作之间的联系，将组织活动组合成具体的管理单位，并确定其业务范围和工作量，进行部分的工作划分。

（3）提出组织结构的基本框架　按组织设计要求，决定组织的层次及部门结构，形成层次化的组织管理系统。

（4）确定职责和权限　明确规定各层次、各部门以及每一职位的权限、责任。一般用职位说明书或岗位职责等文件形式表达。

（5）设计组织的运作方式　①联系方式的设计：即设计各部门之间的协调方式和控制手段。②管理规范的设计：是指确定各项管理业务的工作程序、工作标准和管理人员应采用的管理方法等，并使之成为各管理层次、部门和人员的行为规范。③各类运行制度的设计：如绩效评价和考核制度、激励制度、人员培训制度等。

（6）决定人员配备　按职务、岗位及技能要求，选择配备恰当的管理人员和员工。

（7）形成组织结构　对组织设计进行审查、评价及修改，并确定正式组织结构及组织运作程序，颁布实施。

（8）调整组织结构　根据组织运行情况及内外环境的变化，对组织结构进行调整，使之不断完善。

二、我国护理组织管理体制

（一）我国的护理管理体制

目前，我国的卫生行政部门护理管理体制是：国家卫生健康委员会下设的医政医管局护理与康复处是国家卫生健康委员会主管护理工作的职能机构，负责为全国城乡医疗机构制定有关护理工作的政策法规、人员编制、发展规划、管理条例、工作制度、职责和技术质量标准等；配合教育人事部门对护理教育、人事等进行管理。

各省、自治区、直辖市政府卫生健康委员会下设的医政处及地（市）、自治州政府卫生健康委员会下设的医政科，普遍配备有一名主管护师（或主管护师以上技术职称）全面负责本地区的护理管理。部分县（市）卫生健康委员会也配备有专职护理干部。各省、自治区、直辖市及其下属各级卫生行政部门的护理管理机构与人员的职责任务是：在各级主管护理工作的厅、局领导下，根据上级精神和实际护理工作情况，负责制定本地区护理工作的具体方针、政策、法规和技术标准；提出护理发展规划和工作计划，并检查执行情况，组织经验交流；负责听取护理工作汇报，研究解决存在的问题；与护理学会的各分会相互配合，共同完成工作。

（二）我国医院的护理管理体制

随着社会的发展和现代医疗技术的进步，新的医学模式的推广，护理工作的重要性愈来愈突出，这也对护理管理工作提出了新的挑战。更新护理管理理念，建立和完善新的、独立的护理管理体制，已成为从根本上改善护理工作管理状况和适应医院现代化发展的内在要求。自1978年开始，医院逐步恢复护理部，在护理工作的建章立制和规范化管理及护士队伍建设方面发挥了重要作用。1986年我国召开了首届全国护理工作会议，会上提出了《关于加强护理工作领导，理顺管理体制的意见》，作出了"护理部垂直管理体制"的明确规定，给医院护理管理学科的发展带来了生机。卫健委公布的医院工作人员职责中也明确规定了护理部主任对各科室护士长进行直接领导，各科室主任对护士长只是业务指导关系。这为建立医院独立的护理管理体制，优化和完善医院护理指挥体系提供了制度保障，切实提高了护理工作的地位，促进了护理管理工作水平的提升。

目前我国医院根据其功能与任务，逐步建立了完善的护理管理体制，其管理层级根据不同等级医院，采用的层级不同。

1. 三级管理体制　县和县以上医院及300张床以上医院都要设护理部，实行在分管医疗护理工作或专职护理副院长领导下的护理部主任、科护士长、护士长三级负责制。500张床位以上的医院应积极创造条件，配备专职护理副院长（兼护理部主任），另设护理部副主任1~2名；300~500张床位的医院设护理部主任1名，副主任1~2名，全面负责本院的护理管理工作；100张床位以上或3个护理单元以上的大科室及任务繁重的手术室、急诊科、门诊部设科护士长1名，在护理部主任的领导和科主任的业务指导下，全面负责本科室的护理管理工作；各病区护理管理实行护士长负责制，在护理部主任、科护士长领导和病区主任的业务指导下，全面负责本病区的管理工作（图6-7）。

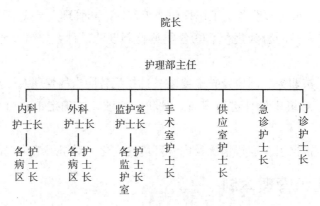

图6-7　三级护理组织管理机构

护理垂直管理是依据直线管理原则，医院内成立护理部作为护理直线管理和绩效考核主体，具有护士人事调配、绩效考评、奖金分配、护理器材购置的直接权限。随着国家卫生制度改革，逐步推行了护理垂直管理体系，该体系是以护理部—科护士长—护士长为主线的垂直管理模式，将护理人、财、物与责、权、利相统一从而使护理系统得到最优运转。

垂直管理赋予护理部人力资源管理和调配权利以及护理人员绩效管理权利，能够将人事任免权利与岗位绩效分配结合，使护理管理更具有力度。这一管理模式很大程度上明确了护理的各项标准，进一步明确了护理管理人员、临床一线护士及各辅助部门护士的职责等，一定程度上克服了传统组织沟通不畅、决策迟缓、环境适应性差的不足，具有灵活机动、反应快捷、管理高效等优点，不仅可以降低护理人员成本，而且能最大限度地对护理人力资源合理使用。对于调动护理管理者、护士的积极性，保证工作的高效率与高质量作用，提升护士能力有一定的实践意义。

2. 二级管理体制　300 张床位以下医院不设护理部，实行总护士长、护士长二级负责制（图6-8）。

（三）医院护理部的地位、作用及管理职能

1. 护理部的地位　护理部是医院管理的职能部门，负责医院的护理管理工作。它与医院行政、医务、医技、科教及后勤等部门处于并列地位，相互配合共同完成医院的医疗、护理、预防、教学、科研等工作。

2. 护理部的作用　护理部是医院的重要组成部分，护理部主要负责临床护理、护理教学、护理科研及预防保健的管理与组织工作。护理部良好的管理体制、建立合理的组织系统、正确的领导与决策对于提高医院护理质量水平起到至关重要的作用。

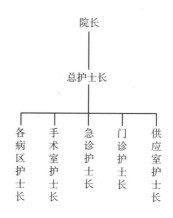

图6-8　医院二级护理管理组织机构

3. 护理部的管理职能

（1）**参谋职能**　随着医疗卫生事业的迅速发展，医院管理日趋复杂，护理部作为医院管理的职能机构，要当好医院领导的参谋和助手。根据医院护理工作的特点、规律和任务，提出建设性意见和建议，为领导决策服务。

（2）**决策职能**　护理部根据医院发展的要求，制定全院护理工作发展规划，包括工作计划、质量标准、工作制度等。

（3）**组织指挥职能**　护理部在院长的领导和授权下，负责全院护理工作，统筹安排，进行有效的指挥、领导和监督。

（4）**协调沟通职能**　护理部协调和处理与科主任、医技、后勤等部门的关系，合理调配护理人员。协调人事部门做好各级护理人员的任免、考核、奖惩、晋升等工作。

第二节　护理组织文化管理

PPT

文化作为一种潜在的资本，是人类物质文明和精神文明的结晶，对整个社会的发展起着不可忽视的影响性作用。不同的组织有不同的组织文化。组织文化建设是现代组织管理的重要内容。

一、组织文化概述

1. 组织文化的概念　组织文化（organizational culture）是组织在长期的实践活动中所形成的并且为组织成员普遍认可和遵循的具有本组织特色的价值观念、团体意识、工作作风、行为规范和思维方式的总和。

组织文化有广义和狭义之分，广义的组织文化是指企业在建设和发展中形成的物质文化和精神文化的总和。物质文化又称硬文化，指组织的物质状态、技术水平和效益水平等。精神文化又称软文化，是指组织在其发展过程中形成的具有自身特色的思想、意识、观念等意识形态和行为模式，以及与之相适应的组织结构和制度。狭义的组织文化是指组织在长期的生存和发展中所形成的为组织所特有，且为组织多数成员共同遵循的最高目标、价值标准、基本信念和行为规范等的总和及其在组织中的反映。

2. 组织文化的结构

（1）**物质层**　是组织文化的表层，是一种以物质形态为主要研究对象的表层组织文化，是形成组织文化精神层和制度层的条件。

（2）制度层　是组织文化的中间层次，把组织物质文化和组织精神文化有机地结合成一个整体。主要指对组织和成员的行为产生规范性、约束性影响的部分，是具有组织特色的各种规章制度、道德规范和员工行为准则的总和。制度层规定了组织成员在共同的生产经营活动中应当遵守的行为准则，主要包括组织领导体制、组织机构和组织管理制度三方面。

（3）精神层　即组织精神文化，是组织在长期实践中所形成的员工群体心理定势和价值取向，是组织的道德观、价值观，即组织哲学的总和体现和高度概括，反映全体员工的共同追求和共同认识。组织精神文化是组织价值观的核心，是组织优良传统的结晶，是维系组织生存发展的精神支柱。精神层是组织文化的核心和灵魂。

3. 组织文化的特征

（1）文化性　是组织文化最明显、最重要的特征。组织文化是以文化的形式表现的，以不同的形式展现其活动内容。如护士的工作服和燕尾帽，代表护理专业的特征，体现了护士特有的精神风貌，是一种组织文化。

（2）综合性　组织文化内容渗透到组织的各个方面，是一种独特的文化。大部分员工共同的价值观、组织共同的"以人为本"的服务理念就是组织文化的一部分。

（3）整合性　组织文化具有强大的凝聚力，具有调整员工思想行为的重要作用，使员工认同组织的共同目标和利益，齐心协力，行为趋于一致。

（4）自觉性　组织文化是组织成员在实践中通过培养、升华并经高度自觉的努力形成的，是其具有管理职能的前提条件。

（5）实践性　组织文化是实践的文化，它源于并服务于实践，其内容与实践密不可分，作为一种实践工具存在。

4. 组织文化的性质

（1）广泛性　组织文化是一种广泛的力量，以共识为基础，广泛影响群体成员交往和相互作用的行为方式。

（2）微妙性　组织文化是一种微妙的力量。群体成员基本的共识存在于每个成员的潜意识中，是一些非正式、逐渐默契的共同行为规范。人们在日常完成这些文化行为时并没有去想做什么和为什么要这样做，因为这是在组织文化影响下形成的约定俗成行为。

（3）内在强制性　组织文化具有一种强制力量，起到支配成员行为的作用。对其成员心理上的影响有时比权威、命令的效力还要大。

（4）独特性　组织文化是组织内全体成员意识形态的总和，也是每一个群体独特的行为方式。每个组织的文化均由各式各样的观念和行为组合而成。

5. 组织文化的形式　按组织文化的内容分为显性和隐性两种组织文化形式（图6-9）。

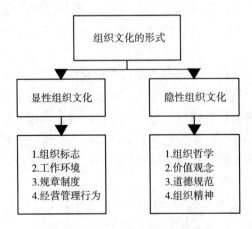

图6-9　组织文化的形式

（1）显性组织文化　是指那些以精神的物化产品和精神行为为表现形式的，人通过直观的视听器官能感受到的、又符合组织文化实质的内容。它包括组织的标志、工作环境、规章制度和经营管理行为等几部分。①组织标志：是指以标志性的外化形态，来表示本组织的组织文化特色，并且和其他组织存在明显区别的内容，包括院徽、院旗、院歌、标志性建筑等。②工作环境：指职工在组织中工作、休息的场所，包括医院办公楼、图书馆等。③规章制度：并非所有的规章制度都是组织文化的内容，只有以激发职工积极性和自觉性的规章制度，才是组织文化的内容。④经营管理行为：再好的组织哲学或价值观念，如果不能有效地付诸实施，就无法被职工所接受，也就无法成为组织文化。组织在工作中以"质量第一"为核心的医疗活动、在以"患者为中心"为宗旨的诊疗活动、组织内部以"建立良好的医患关系"为目标，这些行为都是组织哲学、价值观念、道德规范的具体实施，是组织文化的直接体现，也是这些精神活动取得成果的桥梁。

（2）隐性组织文化　是组织文化的根本，是最重要的部分。隐性组织文化包括组织哲学、价值观念、道德规范、组织精神几个方面。①组织哲学：是一个组织全体职工所共有的对世界事物的一般看法。组织哲学是组织最高层次的文化，它主导、制约着组织文化其他内容的发展方向。从组织管理史角度看，组织哲学已经经历了"以物为中心"到"以人为中心"的转变。②价值观念：是人们对客观事物和个人进行评价活动在头脑中的反映，是对客观事物和人是否具有价值及价值大小的总的看法和根本观点，包括组织存在的意义和目的，组织各项规章制度的价值和作用，组织中人的各种行为和组织利益的关系等。③道德规范：组织的道德规范是组织在长期的生产经营活动中形成的，人们自觉遵守的道德风气和习俗，包括是非的界限、善恶的标准和荣辱的观念等。④组织精神：是指组织群体的共同心理定势和价值取向。它是组织的组织哲学、价值观念、道德观念的综合体现和高度概括，反映了全体员工的共同追求和共同认识。组织精神是组织员工在长期的生产经营活动中，在组织哲学、价值观念和道德规范的影响下形成的。

6. 组织文化的作用 📱微课

（1）导向作用　是指组织文化能对组织整体和组织每一个成员的价值取向和行为取向起引导作用，使之符合组织所确定的目标。通过"文化优势"创建一些群体规范或行为准则，组织文化把整体及每位员工的价值观和行为引向组织目标。

（2）约束作用　即组织文化对每个组织员工的思想、心理和行为具有约束和规范作用。共同的文化气氛要求组织成员不仅注重自我利益、个人目标，更要考虑到集体的利益和目标，利用人们的从众和服从心理促进成员的自我控制。

（3）凝聚作用　指当一种价值观被组织员工认可之后，它就会成为一种黏合剂，从各方面把组织成员团结起来，从而产生一种巨大的向心力和凝聚力。组织文化表达了成员对组织的认同感，是群体共同的价值体系，有助于成员的吸引力和向心力，对成员有内聚作用。

（4）激励作用　组织文化具有使组织成员从内心产生一种高昂情绪和发奋进取精神的效应，它能够最大限度地激励员工的积极性和首创精神。组织文化作为精神目标和支柱，强调以人为中心，人的自身价值受到重视，人格得到尊重和信任，就会激发工作的热情，调动成员的积极性、创造性。

（5）辐射作用　是指组织文化一旦形成较为固定的模式，不仅会在组织内发挥作用，对本组织员工产生影响，而且也会通过各种渠道对社会产生影响。通过组织文化在社会大系统中塑造良好的组织形象，提高组织的知名度和声誉，引起社会的尊重和支持，发挥组织文化的社会影响作用。

二、护理组织文化的内容

护理组织文化是在一定的社会文化基础上形成的具有护理专业自身特征的一种群体文化。它是被全体护理人员接受的价值观念和行为准则，也是全体护理人员在实践中创造出来的物质成果和精神成果的集中表现。其主要内容包括以下 7 个方面。

1. 护理组织环境 组织环境包括内环境和外环境。内环境是指护理人员的工作环境和人际关系，任何医院都要有一个适合护理人员工作和职业发展的环境，保证护理人员在安全、健康、文明安定的环境中工作和发展。在护理组织中，服务的对象是社会人群，提供的产品是护理服务，人际关系的和谐、稳定尤为重要。外环境是指医院所处社会中的经济、文化传统、政治等方面的环境，是影响护理组织文化的重要因素之一。

2. 护理组织目标 护理目标不仅是一定时期内所欲达到的质量和数量指标，也是护理服务的最佳效益和护理组织文化的期望结果。文化成果包含护理人员的素质，造就优秀的护理专业人才。护理职业目标决定了组织应建立护理组织文化内涵和形式。

3. 护理组织制度 是医院文化建设的重要组成部分。行之有效的各项规章制度是保证护理工作正常运行、协调各级各部门之间的关系以及护理组织与其他组织的纽带，也是护理组织的宗旨、价值观、道德规范、科学管理的反映。

4. 护理组织精神 是指护理人员对医院发展方向、命运、未来趋势所抱有的理想和希望，也是对护理组织前途的一种寄托。是管理者倡导，全体护理人员认同的，集中反映了护理人员的思想活动、心理状态和职业精神。如救死扶伤、爱岗敬业、乐于奉献、团结互助、开拓进取、创新求实、科学严谨的精神等。这些精神可起到规范护理人员的行为，提高护理组织凝聚力的作用，是护理组织文化的象征。

5. 护理组织的价值观 是一种以组织为主体的价值取向，是指组织对其内外环境的总体评价和总体看法。护理组织价值观是护理组织为获得成功而形成的基本信念和行为准则。

6. 护理组织形象 是社会公众和内部护理人员对护理组织的整体印象和总体评价，是护理服务质量、人员素质、技术水平、公共关系等在社会上和患者心目中的总体印象。成功的护理组织形象，有利于提高护理组织的知名度、增强其凝聚力和竞争力，给护理人员以自豪感和自信心。

7. 护理组织理念 是护理组织在提供护理服务的过程中形成和信奉的基本哲理，是护理组织文化的重要内容，它决定了护理组织文化的价值取向和护理人员的奋斗目标。

三、护理组织文化建设

现代医院的护理管理已经进入以人为本、人文管理的时代，从人性的角度出发，将护理组织文化建设融入护理管理的核心，不断提升护理人员的核心能力，发挥护理人员的工作优势，成为医院管理者关注的重要命题。

1. 重视专业价值观输出，加强专业承诺文化建设 目前，我国护理发展前景广阔，护理学科的建设水平不断提高、高学历护理人员队伍不断强大，但护理专业发展还受到一定阻力。无论是社会传统认知，还是日趋紧张的医患矛盾，都冲击着护理的专业承诺文化。作为医院护理管理者，需要通过医院渠道宣传价值观输出的重要性，通过张贴宣传海报、网络及媒体等多方面的宣传方式倡导护理的奉献与专业精神，向大众宣传护理的发展趋势、行业走向。

2. 明确护理标准，强化护士角色责任意识 在文化建设的过程中，护理管理层应注重培养护士在科研、批判性思维、教育、咨询方面的能力，强调整个护理团队的能力拓展。在实践中，可从两个层次来进行组织文化建设。一方面，发挥高学历护士在科研、教育队伍上的优势，以医院或者科室为单位，构建高层次护理人才的科研、教育团队；另一方面，创造整体文化氛围，以科室为单位定期举行"头脑风暴""教学讨论会"等活动，使全体护理人员参与到批判性思维、教学思维的培养与实践活动中。

3. 护理绩效考核与组织文化相结合 护士的绩效考核关系到每一位护士的切身利益，同时又有着很强的方向引导作用。若能将绩效考核导向与组织文化的导向作用相结合，将有助于组织文化的建立与渗透，提高护士工作积极性及满意度。结合医院相关制度及科室具体情况，参考国内同行的考核指标，制定护士工作质量的考核内容，包括优质护理、患者安全等护理质量标准，将积极参与科室管理出谋划策、参加科研、教学、撰写论文等内容，与科室组织文化价值观导向结合，把护士的正能量行为纳入考核范畴。

目标检测

答案解析

1. 简述组织设计的程序。

2. 正式组织与非正式组织的特点有哪些？

3. 如何建设和发展医院的护理组织文化？

4. 案例分析：具有百年院史的同仁医院采取了一系列的措施，创建了同仁文化。包括：将"精诚勤和"作为院训，每天清晨进行升国旗仪式，拥有院徽和院歌，举办种杏林、树丰碑，庆院庆、办院报、树形象等一系列活动，积极传播和展示了同仁文化。

讨论：（1）阐述组织文化的作用。

（2）通过以上案例，思考如何进行护理组织文化建设。

书网融合……

本章小结　　　　　微课　　　　　题库

第七章　护理资源与护理业务技术管理

📖 **学习目标**

知识要求：

1. 掌握　护理人力资源配置原则与方法；护理工作模式与护理人员排班的原则与方法；护理物品设备管理的原则与要求；护理人员自我管理策略；护理业务技术管理措施。

2. 熟悉　护理人员培训原则与方法；护理人员绩效评价的原则与方法；护理科研经费管理。

3. 了解　护理人力资源管理相关概念、特点、目标、职能及发展趋势；护理人力资源规划的步骤；护理人员绩效管理的目的；护理薪酬管理原则与薪酬设计；护理人员职业生涯发展的途径；护理经费来源与经费管理内容；时间管理的概念、意义；护理业务技术管理的概念及原则。

技能要求：

1. 具备根据护理工作模式进行护士排班的能力。

2. 具备根据物品管理的原则和要求对护理物品、设备、药品进行规范管理的能力。

素质要求：

具有自我管理意识，掌握实现自我管理方法，对自己的目标、思想、心理、行为进行管理。

⇒ **案例引导**

案例　小王是某三级甲等医院的护理部主任，她发现编外护士的辞职率在逐年升高。辞职的原因主要是护理工作太累，但在薪酬上与在编护士差距较大，不能体现他们的劳动价值。为了更好地响应国家卫生人事制度改革、吸引和留住护理人才，王主任与医院领导多次协商，在护理人力资源管理方面采取了一系列措施。首先，医院改身份管理为岗位管理，进行了薪酬改革，实行同工同酬；其次，聘用护士与在编护士享有同等的权利，包括晋升职称、竞聘护士长、参加国内外的学术会议等。以上措施的落实，大大调动了护理人员的积极性，护士辞职率由2.8%下降到1.1%，稳定了护理队伍。

讨论　1. 结合以上案例，思考如何提高医院人力资源管理的有效性。

　　　　2. 你可以根据哪些薪酬管理原则向医院提出关于合同护士薪酬标准的合理建议？

经济学家把为了创造财富而投入生产活动的一切要素称为资源，资源是管理工作有效实施的物质基础。随着社会生产力的不断发展及人们对管理认识的不断深化，管理内容的日益丰富，管理范围的逐步扩大，管理要求的不断提高，护理管理的对象从过去主要针对人、财、物的硬件资源管理，逐步扩展到对时间、信息、技术等软件资源的管理。

第一节　护理人力资源管理

PPT

"人力资源"这一概念早在1954年就由彼德·德鲁克在其著作《管理的实践》中提出并加以明确

界定，他认为企业只有一项真正的资源——人。人力资源管理是近 20 年来管理科学中发展迅速的领域，并逐步被管理者认识到其在组织生存发展中的重要性。护理管理的高效率首先是护理人力资源的科学化管理。护理人力资源的主要目标是通过选人、用人、育人、留人四个主要管理职能，做到人尽其才、才尽其用的目标。

一、概述

（一）相关概念

1. 人力资源（human resources）　又称劳动力资源，指在劳动生产过程中，可以直接投入的体力、智力、心力总和形成的基础素质，是一种依附于个体的经济资源，用以反映人所拥有的劳动能力，包括知识、技能、经验、品性与态度等身心素质。

2. 人力资源管理（human resources management，HRM）　也称人员管理或人员配备，包括一切对组织中的员工构成直接影响的管理决策及实践活动。就其职能来说，是指通过采取措施，对组织的人和事进行合理安排，以达到调动员工的积极性，使组织成员的个人潜能发挥到最大限度，降低人员成本，提高组织效率、实现组织目标的工作过程。

3. 护理人力资源（human resources of nursing）　是医院人力资源的重要组成部分，是指医院里具有护理专业学历、技术职称或某一方面专长的从事护理专业相关工作人员的总称。

4. 护理人力资源管理（human resources management of nursing）　是医院人力资源管理的重要组成部分，是以护理人力资源为研究对象而展开的一系列的管理活动。具体是指对护理人力资源取得、开发、保持和利用等方面所进行的计划、组织、指挥和控制的活动。其内涵是使医院护理人员的潜能得到充分发挥，自身价值得到体现，同时促进医院护理事业的发展，保证医院总体发展目标的实现。

（二）护理人力资源管理的特点

1. 能力可塑性　护理人员的工作能力是根据具体情况的变化而作出不断调整的，一个护理人员实际表现出的工作能力只是个人全部能力的一部分。护理管理者通过不同的方法和多种培训途径对护理人员的潜在工作能力进行开发利用，不断提高护理人力资源的效能是充分发挥护理人员的潜在能力、提高组织管理效率的关键。这种不断提高人力资源价值的过程体现了人力资源的可塑性特点。

2. 主观能动性　主要是指人力资源作用的发挥取决于护士个体的实际工作状况。主要包括护理人员个体在医疗护理服务机构中的工作态度和行为两方面。一方面，护理人员的主观能动性表现在个体对组织目标的认同和对护理工作任务的态度上；另一方面，护理人员对自己劳动能力的使用程度和方式直接受到本人意志支配。

3. 科学组合性　在护理工作中，通过护理人员的共同协作，工作发挥的作用可以达到 $1+1>2$ 的效果或出现 $1+1<2$ 的现象，体现了人力资源的组合性。科学合理的人员组合是护理人力资源管理的重要内容，有利于促进护理工作更好的开展。

4. 闲置消耗性　与其他自然资源不同，处于闲置状态的人力资源为了维护其本身的存在，必须消耗一定的其他资源，体现了人力资源在闲置状态下的消耗性。护理人力资源管理应该注重护理人才的有效使用和开发，降低其消耗性。

5. 流动性　护理人员的流动主要有人员跨部门、跨单位、跨地区、跨国度的流动。中国进入世界贸易组织后，人力资源的国际市场化步伐加快，使护理人力资源流动的范围变得更加宽泛。

（三）护理人力资源管理的目标

1. 人与岗位匹配　①为医院提供训练有素的护理人员，做到事得其才，才尽其用，有效利用护理人员的工作技能，使医院护理服务能力更有成效。②每个工作岗位都有其特殊要求，个人要想胜任某一工作岗位，必须具备相应的知识、技能和才干。③工作岗位的特征同个人的特征对接起来，这种匹配要求把个人特征同工作岗位的特征有机结合起来，从而获得理想的人力资源管理效果。

2. 人与人之间匹配　①使组织中护理人员结构合理，特长优势互补，发挥各自所长，从而提高群体工作效率。②通过对护理人员的个体行为的统一规范，提高护理工作效率，促进实现组织目标。③不断完善组织护理人力资源管理模式，使护士职业潜力达到最大化发展，稳定高素质护理队伍。

3. 人的需求与工作报酬匹配　①使组织薪酬发挥有效激励作用，制定科学合理、具有吸引力的薪酬制度，调动护理工作人员的主观能动性。②营造良好工作氛围，注重满足护理人员的多层次需求，提高护理人员的工作满意感。③提供护理人员职业发展空间，创造成长条件，让护理人员在组织中得到个人职业生涯的最大发展，从而促进医院护理人力资源的可持续发展。

（四）护理人力资源管理职能

1. 工作分析　指医院人力资源管理部门和护理职能部门通过对护理各个工作岗位的性质、结构、责任、流程及胜任该岗位护理人员的素质、知识、技能等进行相关分析，在此基础上设置护理岗位结构、岗位数量、岗位规范，制定护理人事管理文件的过程。

⊕ **知识链接**

工作分析

工作分析的思想早在古希腊时期就已经萌发，其核心就是把任务分解为最简单而又基本的单元，从构成组织的每个单元进行管理和研究。通过工作分析，管理者可以得到六个方面的信息，也称"6W1H"，即 What（工作内容）、Who（责任人）、Where（工作岗位）、When（工作时间）、Why（为什么这样做）、for Whom（上下关系）、How（怎样操作）。工作分析不仅用于企业工作设计和人员招聘，还用于绩效考核、薪酬管理等工作中。

2. 人力资源规划　指医院人力资源管理部门和护理职能部门通过对目前的护理人力资源现状、未来需求及供求状况进行评估、预测、规划，确定采用何种方式来满足医院对人力资源的需求。

3. 招聘　指组织及时吸引足够数量、具备应聘条件的个人，并与具体工作岗位匹配的过程。关键点在于寻求足够数量、具备岗位任职资格的相关岗位的申请人，以供组织在护理人员的选择上具有更好的自主性，有利于保证组织护理人员的质量。

4. 编配　指通过对护理人员进行科学有效的选择和合理的分配，使护理人员与护理工作岗位相匹配的过程。护理人员比例是否合适，编配是否合理，直接影响护理工作效率、护理质量、护理服务水平和护理成本消耗，甚至影响护理人员的流动及流失率。因此护理人力资源配置是护理人力资源管理的重要内容。

5. 培训　指通过对护理人员进行工作指导、教育和业务技能培训，使护理人员在知识水平、业务技能、工作能力和职业态度等方面得到提升的过程。护理人员的培训对于帮助护理人员在工作岗位上保持理想的职业水平、高效率完成组织和部门工作任务、促进个人职业的全面发展和自我价值的实现具有重大意义。

6. 绩效评价　指对护理人员在一定时间内工作中取得的绩效进行考核和评价。通过及时反馈可以督促护理人员发挥工作优势，改正不足，使工作更富有成效。绩效评价结果同时也是作为对护理人员奖惩、培训、调整、晋升、离退、解雇等人事决策的依据。

7. 薪酬管理及劳动保护　薪酬是满足员工基本需要的重要保证，对员工的工作行为和绩效起着直接的影响，也是组织吸引、激励、保留优秀人才的重要手段。管理者应根据各级护理人员的岗位、资历、工作能力、工作表现和绩效等因素，制定科学合理、具有吸引力的薪酬管理制度并有效的实施。此外，采取有效措施为护理人员提供健康、安全的工作环境，按照国家劳动政策提供相应的医疗保险、养老保险、劳动保护和福利等也是人力资源管理的内容。

8. 职业生涯规划 护理管理者应指导、帮助护理人员制定个人职业规划，满足护理人员个人、组织共同发展的需要。良好的职业规划不仅能激发护理人员的工作热情，开发护理人员的工作潜能，充分发挥其工作的主观能动性，而且有利于吸引、留住优秀的护理人才，提高护理队伍的整体素质。

（五）护理人力资源管理体系

护理人力资源管理体系包括：高层（护理副院长）、中层（人力资源部、护理部）和基层（护士长）。体系中 3 个层面的护理管理者都承担着人力资源管理的职责，但不同管理层面的护理管理者在护理人力资源管理的侧重点上有所区别。

1. 高层 ①根据组织发展目标制定护理人力资源发展规划，实施护理人事决策。②对中层护理管理岗位的配置设计，进行护理人员的任用、选择和绩效评价。③参与护理人事政策的策划、制定等。

2. 中层 ①协调职能：对护理单元在执行护理人力资源管理过程中出现的问题和矛盾进行协调处理，确保护理的人事目标政策在部门中正确贯彻执行。②服务职能：对护理单元提供人力资源管理相关的业务服务，包括护理人员选择、培训、奖酬、晋升，指导下级护理管理者执行组织有关护理人事管理的相关政策法规，协助科室处理劳动纠纷等。

3. 基层 ①指导进入本护理单元的新人熟悉护理岗位工作。②训练新护士掌握相关护理工作技能。③根据护理人员个人特点安排适当的工作岗位。④对所管辖的护理人员进行绩效评估。⑤提出本护理单元护士薪资分配方案，控制本单元护理人力资源成本，调动人员的工作积极性。⑥开发护理人员的工作潜力，促进职业发展。⑦提供安全的工作环境，维护护理人员的身心健康等。

（六）护理人力资源管理的发展趋势

随着医疗保健体制改革的不断深入，医疗保健机构的内外环境均在发生变化。护理人力资源管理的发展趋势主要体现在以下几点。

1. 建立"以人为本"的管理模式 传统的护理管理基本上属于行政事务式的管理，更多注重对"事"控制。现代管理强调以"人"为中心，把人作为有效的资源加以开发，注重人与事相宜，事与职相匹配，达到人、事、职能效益最大化。管理"以人为本"不应该仅仅是一个口号，护理人力资源的管理必须提升到战略高度来认识，转变管理模式，切实营造一个能够使员工不断学习、不断获取发展和积累知识的环境。

2. 培养临床专科护理人才 根据现代人力资源管理理论，护理人才队伍建设必须考虑卫生服务需求发生的变化及其对人力资源需求的影响，认真做好护理人力资源规划，抓紧专科护理人才队伍的建设，培养具有较高水平、掌握专业化知识的专家型护士，尤其是特殊岗位的紧缺人才，如老年、急危重症、母婴、传染病、精神卫生、麻醉、助产科护士等。临床护理专科人才是专业建设、学科发展、管理变革的中坚力量，能够在护理实践中充分展现护理工作的专业价值，对于提高护理队伍整体水平具有良好的示范和牵引作用。

3. 实现护理人力资源管理的专业化 从国内外成功的经验看，人力资源管理在现代管理中的地位和作用越来越重要，专业化程度越来越高，这是传统的部门管理或专业管理很难胜任的。因此，护理管理也必须在人力资源规划、员工招聘和甄选、培训、绩效评估、职业发展、薪酬确定等方面与人力资源管理部门合作，才能提高护理人力资源管理的水平。

4. 完善护理支持系统 目前护士用于非护理专业事务的时间较多，造成人力资源的浪费。临床已逐步成立护理支持系统，包括改进方法和操作流程、改变工作分配方式和护理人员的结构。尤其在互联网、人工智能迅速发展的现代医疗环境，管理者可以通过医院信息化系统的建立和完善，提高工作效率和管理效能。

二、护理人力资源规划

（一）概念

护理人力资源规划（nursing human resources plan）是医院人力资源管理部门和护理职能部门根据组织护理业务范围评估和确认护理人力资源需求并作出策划的过程。

（二）护理人力资源规划步骤

护理人力资源规划主要包括医院目前护理人力整体状况分析、护理人力需求预测、护理人力供给分析、制定护理人力规划 4 个步骤。

1. 护理人力资源整体状况分析 以医院近年的发展方向和目标为依据，在医院总目标指导下，明确护理工作目标和任务，全面盘点现有护理人力资源质量、数量及配置结构，分析医院护理人力资源实际情况与上级主管部门的要求之间的差距及原因，以此作为护理人力规划的依据。

2. 护理人力资源需求预测 是在医院护理目标和任务的基础上，综合分析护理人力资源供给和需求的各项影响因素，判断护理人力资源的供求关系，以便通过人力资源规划平衡供求矛盾。护理人力需求预测需要考虑的主要因素包括：①医院发展目标和规划；②医院护理业务服务拓展情况；③医院现有护理人员短缺情况；④医院内部护理人力流失和流动情况；⑤现有护理人力存量；⑥护士离岗培训人数。

3. 护理人力资源供给分析 主要是寻求满足岗位需要的护理人力资源供给渠道，护士劳动力来源的重要渠道是护理院校的护理专业应届毕业生，也可以来源于各级人才市场。

4. 制定人力资源规划 规划制定是在上述几个环节完成的情况下，将医院护理人力资源规划形成具体方案和任务，构建人力资源规划执行控制和反馈系统，定期评估并进行动态调整，确保人力规划实施的有效性和合理性。

（三）护理人员招聘

护理人员招聘是护理人力资源管理中的重要环节，也是人员选拔的基础，聘用到具备护理执业资格和能力出众的护理人员是组织实现目标和保证护理服务质量的基础。护理人员招聘过程：编制护理人力资源规划、工作分析、寻找候选人、招聘测试、录用测试和招聘工作评估（图 7-1）。

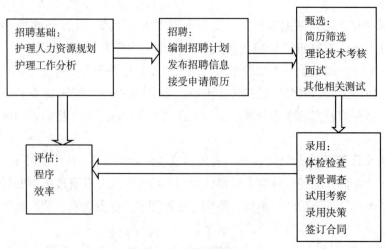

图 7-1 护理人员招聘流程

1. 护理人力资源规划　招聘前应先进行人力资源规划，规划时首先应了解医院目前护理人力资源现状，通过比较实际工作绩效与护理岗位职责、任务之间的差距，了解医院护理人力资源现状的优势与不足，确定护理人力资源配置和人员招聘的重点；其次，规划应与医院的总体发展目标相一致，既要为未来的发展储备充足的人力资源，同时又要预测医院内可能的人才流动，根据具体情况的变化不断调整。

2. 工作分析　又称职务分析，是指通过观察和研究，对某个岗位性质进行全面评价获得确切信息的过程。分为四个阶段：准备阶段、信息收集阶段、分析阶段和提出分析报告阶段。职务分析的结果是职务说明书。

3. 寻求符合护理岗位要求的候选人　在工作分析的基础上，寻求足够数量的符合岗位标准的职位申请人，将合适的人安排在合适的岗位上，满足组织用人需求。

4. 招聘考核和面试

（1）招聘考核　目的是将适当的人放在合适的岗位上，为了保证应聘人员的质量能够满足护理工作岗位的需要，进行知识和技能考核显得尤为重要。考核的内容主要包括理论知识考核、技能考核和面试等。

（2）招聘面试　面试是组织评价者与应聘者面对面进行的，可以了解到一些笔试无法知晓的关于应聘者的信息，因此面试具有直观性。面试的主要目的是为用人单位和主考人员提供了解和观察应聘护士的机会，了解应聘人员专业技术能力、个人特点和个人潜力等信息。

5. 录用体检和试用考察　通过对应聘护士的资格认定、专业知识和技能测试、面试等综合分析后，组织人力资源管理部门对具有合格资格的应聘人员进行录用体格检查。体检的主要目的是确认应聘护士身体状况是否达到岗位要求。试用考察是对拟聘用护理人员进行真实工作能力的考察，以提高人员招聘的有效性。试用期一般为3个月。

6. 录用决策及招聘工作评估　录用决策是指护理管理部门和人事部门对应聘者的所有资料进行全面审查，同时进行背景调查，包括毕业证、护士执业证等，通过筛选为组织挑选出合格的候选人。工作评估的主要作用是通过科学评价方法对招聘工作的整体绩效进行综合评价，主要包括录用人员评估、录用成本核算和招聘工作总结，目的是为医院招聘工作效益的持续改进和提高提供参考依据。

（四）护理人力资源配置

护理人力资源配置是通过一系列人力资源管理手段，把符合护理发展需要的各类人才及时、合理地安排在所需的岗位上，使人员与护理服务活动合理匹配的过程。

1. 护理人力资源配置原则

（1）科学配置原则　人员的科学配置要求组织人员的配置数额与组织任务具有科学性，合理的配置可以有效避免因患者数量和病情变化等带来的护理人力不足或人员过剩的现象发生。护理管理人员应在分析护理业务范围、种类和服务对象需求的基础上确定人员配置数额。

（2）人员保障原则　医院和管理部门在进行护理人员配置时应以卫生行政主管部门护士人力配置要求为依据，以医院服务任务和目标为基础，以满足患者、护士和医院的需求，提高护理质量为目的，配备足够数量的护理人员。

（3）结构合理原则　要求护理人员在专业、知识、智力、年龄、生理等方面形成一个合理的整体护理群体，形成科学有效，优势互补的群体工作组合，发挥护理人力资源的整体价值。

（4）成本效率原则　成本效率是医院管理部门在进行人员配置时要考虑的重要环节。人员配置不仅要考虑满足患者的需要和工作标准，同时也要考虑经济效能。比较合理的人员配置是优化组合，充分发挥各层次护理人员优势，以达到专业知识、技能、经验、体能等方面优势互补，以较少的投入，收到较大收益，充分发挥人力资源的效能。

（5）能级对应原则　护理工作具有高度的科学性、严密性、负责性和实践性，岗位不仅赋予护理人员以权利，同时又赋予其责任和义务，在人员配置中应按能力、水平、年龄合理地安排在相应的岗位和职级上，做到能级对应，并注意能级组合的协调，做到人尽其才、才尽其用。

（6）动态发展原则　护理人员的编配，必须把医院发展趋势及目标作为其主要依据，以适应医院动态发展客观需要。

2. 护理人力资源配置方法　医院护理人员配置主要以卫生行政政策要求、相关法律法规为依据，医院的经济基础也是重要的决定因素。根据卫健委颁布的《医疗机构设置规划指导原则（2021—2025年）》《医疗机构专业技术人员岗位结构比例原则》《综合医院分级管理标准（实行）草案》《三级综合医院评审标准实施细则（2020 年版）》《综合医院分级护理指导原则（试行）》及护理工作量和患者的病情等，合理配备护理人员。

（1）**按床位数配备护理人员**

1）100 张病床以下的医院　全院护士占卫生技术人员的 38% 以上，医师与护士之比为 1：1。

2）100～499 张病床的医院　全院护士占卫生技术人员的 50% 以上，医师与护士之比为 1：2，普通病房护士与实际开发床位之比≥0.4：1；一级护理患者平均比例为 60% 以上的病区，护士与实际开发床位之比≥0.6：1。

3）500 张病床的医院　全院护士占卫生技术人员的 50% 以上，普通病房护士与实际开发床位之比≥0.4：1；一级护理患者平均比例为 60% 以上的病区，护士与实际开发床位之比≥0.6：1。

4）特殊专科与部门护士配置　①急诊科护士配置：根据每日急诊人次、病种及急诊科医疗与教学功能等配置足够数量的护士，护士与实际开发的留观床位总数之比≥0.4：1；抢救室、监护室的护士与病床之比，三级医院为（2～2.5）：1，二级医院为（1～1.5）：1。②手术部（室）护士配置：护士与手术台之比为（2～3）：1。③重症医学科（ICU）护士配置：综合 ICU 的护士与病床之比为（2.5～3）：1，心血管重症医学科（CCU）（1.5～2）：1，其他专科 ICU 参照执行。④产科人员配置：助产士与待产床之比为 0.4：1，助产士与产床之比为 3：1；开展导乐陪伴服务的病区，陪伴助产士与待产床之比为 1：1；母婴同室病区护士与每对母婴之比为 0.5：1。⑤新生儿科人员配置：新生儿科的护士应相对固定，病区护士与床位之比为 0.6：1，监护室护士与床位之比为（2.5～3）：1。⑥消毒供应中心人员配置：消毒供应中心人员与医院床位总数之比为（2～3）：100，护士人数占本中心总人数的 1/4～1/3，灭菌物品存放间发放人员、质量监测员、包装核对人员及各组组长必须由护士担任。⑦血液净化中心人员配置：根据每班次每名护士负责透析患者不超过 5 名的原则，充分考虑轮休、节假日等因素，配置足额护理人员。

（2）**按实际护理工作量配置护理人员**　该方法主要是根据护士所承担的工作量及完成这些工作量所需要消耗的时间来计算护士数。

1）护理工作量的计算　通常根据我国分级护理要求，计算每位患者在 24 小时所需的直接护理和间接护理的平均时数，即以"平均护理时数"为依据计算工作量。直接护理是每日直接为患者提供护理服务的护理活动，如肌内注射、输液、输血、口腔护理、导尿等；间接护理是为直接护理作准备的护理项目，以及沟通协调工作（包括交接班、会议、书写记录等）所需的护理活动，如护理查房、处理医嘱、输液及注射前的准备工作、请领和交换物品等。

2）工时测量法的计算　指根据按需设岗的原则，科学测量完成某项护理工作全过程每一个环节必须进行的程序所消耗的时间，是确定护理工作量的最基本方法。主要步骤包括：①确定被测量者；②列出测定项目的所有操作步骤；③测定工时；④计算护理工时和人员编制。

工时测量是按病房护理的实际工作动态进行计算：护士人数 =（各级护理所需时间 + 间接护理时数）÷8（护士日工作时间）×（1 + 机动率）。

工时测定举例：某病房一级护理 40 人；二级护理 30 人；三级护理 20 人；每位患者所需护理时间按照一级护理 4.5 小时；二级护理 2.5 小时；三级护理 0.5 小时计算；病房间接护理时数为 28，机动率为 20%。

所需护士 =（40 × 4.5 + 30 × 2.5 + 20 × 0.5 + 28）÷8 ×（1 + 20%）= 44 人

3）患者分类法的计算　患者分类法制定的目的是确认工作负荷及护理人员的数量需求。主要方法是根据患者病种、病情等来建立标准护理时间，通过测量和标准化每类患者每天所需的直接护理时间和间接护理时间，得出总的护理需求或工作量，从而预测护理人力需求。

三、护理人员的使用

（一）护理工作模式

1. 个案护理　是指一个患者所需要的全部护理由一名当班护士完成，护理人员直接接管某个患者，即由专人负责实施个体化护理。此法之优点在于负责护士对患者病情观察细致、全面，护士本人决定护理内容并进行计划安排；护患间容易沟通交往，关系融洽；护士容易明确职责、任务。缺点则是护士需求量大，要求护士应具有一定临床经验与技能，成本高；由于护士三班轮换，对患者的护理缺乏连续性。如入住 ICU、CCU 护理单元的患者，多器官功能障碍、器官移植、大手术或危重抢救患者等。

2. 功能性护理　是以工作中心为主的护理方式，将护理工作细分为几部分，由不同的人做不同的工作，对患者的护理是由各护理人员的相互协作共同完成。例如：根据岗位分工，可分为主班护士、治疗班护士、生活护理护士、药疗护士等。好处在于分工明确，工作效率高，能依工作人员的能力来分派工作；缺点则在于未能将患者视为一整体，每个人都只负责某一部分的照顾，忽略患者心理、社会因素。

3. 小组制护理　是由一位有经验的护士任组长，负责一组护士对一组的患者提供护理，各小组有较大权责。组长必须先评估患者和组员的特性再做工作分配，随时监督、协调。此类组织属高耸、中央集权式，组长需向护士长负责。优点是小组长有权力对组内人员进行分工调配，成员间容易协调、相互沟通；小组成员集思广益，对患者全面负责系统、连续性护理，有利于提高质量。不过，护理是责任到组，而非责任到人，患者无固定护士负责，整体性护理受影响；对患者所属感、责任感较差。

4. 整体护理　是以患者和人的健康为中心，以现代护理观为指导，以护理程序为核心，为患者提供心理、生理、社会、文化等全方位的最佳护理，将护理临床业务和护理管理环节系统化的工作模式。其强调一切管理手段与护理行为均应以增进患者健康为目的，增强了护士的责任感；护士有更多的时间与患者交流，但是对护理人员的需求量较大。

5. 临床路径　是指针对某一疾病建立一套标准化治疗模式与治疗程序，是一个有关临床治疗的综合模式，以循证医学证据和指南为指导来促进治疗组织和疾病管理的方法，最终起到规范医疗行为，减少变异，降低成本，提高质量的作用。相对于指南来说，其内容更简洁、易读，适用于多学科多部门具体操作，是针对特定疾病的诊疗流程、注重治疗过程中各专科间的协同性、注重治疗的结果、注重时间性等特点。

6. 责任制整体护理　其特点是以患者为中心，由责任护士对患者的身心健康实施有计划、有目的的整体护理。护士平均分管床位 6～8 人，包干患者相对固定，依据"白天责任护士 8 小时在岗包干、晚夜间轮班护士 16 小时全面负责"的原则，根据患者护理等级、自理能力，整合基础护理、病情观察、治疗、沟通和健康指导等护理工作，为患者提供全面、全程、连续的护理服务。这种模式对患者而言，在住院期间有一名责任护士负责；对护士而言，每位护士须负责一定数量的患者。

（二）护理人员排班

1. 排班的原则

（1）公平公正原则　护士长要根据护理工作的需要，合理安排各个班次的护理人员，要做到一视同仁。是否受到公平对待对加强团队的凝聚力、调动护理人员工作的积极性具有直接影响，值得管理者引起重视。

（2）按需上岗原则　护士长应该结合护理人员专业技术职称进行工作安排。基本的原则是：高职称护理人员承担专业技术强、难度大、疑难危重患者的护理工作；低年资护士承担常规和一般患者的护理工作。这样可以从职业成长和发展规律的角度保证护理人才培养和临床护理质量。

（3）结构合理原则　护理人员合理搭配基本要求是：①基本做到各班次护理人员的专业能力和专科护理水平相对均衡，尽量缩小各班次护理人员在技术力量上的悬殊。②保证每个护理班次都有能够处理临床护理疑难问题的资深护理人员，从而避免因人力安排不当出现的护理薄弱环节，保证各班护理质量。

（4）满足需求原则　首先要从整体角度出发，满足患者需求。其次从人性化管理和管理服务观点出发，在排班过程中不要忽略了值班护理人员的需求。护士长在具体安排时注意考虑到不同年龄段护理人员的特点和个人需求，在两者不发生冲突的情况下，护士长应做到合理调整和安排。

（5）成本效率原则　用尽可能少的人力成本，完成尽可能多的护理任务，同时保证护理质量是护理管理者面临的另一个挑战。护理管理者应结合本护理单元每天护理工作量对护理人员进行合理组织和动态调整，护理人员调整参照的指标包括病房病危人数、等级护理比例、治疗业务配合需求、当日实际开放床位数、手术人数、当班护理人员实际工作能力等，在保证护理质量前提下把人员的成本消耗控制在最低的限度之内。

2. 护理人员排班方法

（1）周排班法　指排班按周为周期的方法。周排班的特点是对护理人员的值班安排周期短，有一定灵活性，护士长可以根据具体需要对护理人员进行动态的调整，做到合理使用护理人力。但周排班法比较耗费时间和精力，并且对连续了解住院患者病情方面存在一定的局限性。

（2）周期性排班法　又称为循环排班法，被国内医院广泛采用。一般是以四周作为一个排班周期，一次循环。其特点是排班模式相对固定，利于护士对自己的时间进行规划，提前做好安排。同时可以为护士长节省大量的排班时间，具有省时省力的特点。适用于病房患者数量和危重程度变化不大，护理人员结构合理稳定的护理单元。

（3）自我排班法　是一种班次固定，由护理人员根据个人需要，选择具体工作班次的方法。适用于护理人员整体成熟度较高的护理单元，这种排班方式能较好满足护理人员的个人需求，但是也会给管理者带来一些问题。这种情况需要护士长做好协调工作。

（4）弹性排班　是在周期性排班基础上，根据临床护理人力和收住患者病情的特点、护理等级比例、床位使用率等进行各班次护理人力合理配置。主要是增加工作高峰时间人力，减少工作低峰时间人力，达到人力资源的充分利用，缓解人力不足和避免人力浪费。

（5）小时制排班　是国外医院使用比较普遍的一种排班方法，护理人力在各班次较为均衡。为保持护理工作的连续性特点，根据各班次工作时间的长短，一般需采用每日三班制。将24小时分为8小时制（早班、中班、夜班各8小时）、10小时制（每周工作4天，每天工作10小时）、12小时制（白班、夜班各12小时。每周工作3天，休4天，工作连续性更好）和24小时制。

（6）APN连续性排班　为保证给患者提供优质护理服务，护士对患者病情的全面整体连续掌握就显得十分重要，借鉴国外排班模式，2010 年以来我国许多医院根据需要开始摸索 APN 排班模式。这种排班是将 1 天 24 小时分为连续不断的 3 个班次，即 A 班（7:30~15:30 或 8:00~15:00）、P 班（15:00~22:00）、N 班（22:00~8:00）。各班时间可根据不同科室具体护理特点及专科情况调整。其优点是：①减少了交接班次数及交接班过程中的安全隐患；②加强了 P、N 班薄弱环节中的人员力量，降低了安全隐患；③在 A 班和 P 班均由高年资护士担任责任组长，对疑难、危重患者的护理进行把关，充分保证了护理安全；④有利于护士更好地安排自己的工作、生活；⑤增强了护理工作的连续性，有利于服务患者。不足之处：不适用于护理人力资源不足的科室；夜班时间长，护士容易疲劳。

四、护理人员的培训 ⓔ微课

护理人员培训是组织有计划地对护理人员实施系统的学习和开发潜力的行为过程。以使护理人员获得和改进其知识、态度和行为，达到提高组织工作绩效，护理人员和组织共同发展的目的。

（一）护理人员培训的类型

1. 岗前培训　是指使护理专业毕业生上岗前的基本教育。目的是帮助新毕业的护士转换角色，即从护生过渡到护士的角色。内容包括医院规模、任务和目标、管理模式、医院环境。医院规则制度、组织人事管理要求；护理职业道德准则、护理人员行为规范；相关法律法规及医院感染控制管理等。

2. 在职培训　是指护士完成护理专业院校基础教育后，医院为培养合格的临床护理专业人才，对在职护士进行的规范的护理专业化培训，是一种边工作边接受指导、教育的学习。其目的是使护士尽快积累实践经验、规范护理活动。内容包括职业素质、医德医风、临床技能、专业理论知识、外语等。

3. 继续医学教育　是指护理人员完成规范化专业培训后，以学习新理论、新知识、新技术和新方法为主的一种终身性护理教育。其目的是为了使护理人员不断更新新知识，提高知识水平和能力。

（二）护理人员培训的原则

1. 思想素质与专业技能培训相结合　思想素质包括政治思想、医德医风等，具备良好的思想素质是成为一个好的医务工作者的前提。专业技能培训是根据临床实际需要，不断学习提高专科技术水平，培养具有专科理论知识和临床经验的技术骨干的过程。为造就医德高尚，又有专业专长的护理人才，必须坚持思想素质与专业技能培训相结合。

2. 按需施教，学用一致原则　培训要从护理人员的知识结构、能力结构、年龄情况和岗位的实际需求出发，注重将培训结果向生产力转化的实际效果。培训结果要能够促进组织、部门和护理人员的竞争优势的发挥和保持，使护理人员的职业素质和工作效率得到不断的提高，使组织培训效益达到最大化。

3. 培训内容与使用目的相结合　护理人员培训面临的最大挑战是要确保护理人员能够把学到的知识和技能应用于自己的实际工作中。因此，在制定培训计划时要充分考虑教学计划的内容和要达到的学习效果。必须根据个人的特点和需要培养人才，做到因人而异，有计划、有目的地培养。

4. 全员培训与重点培训相结合　培训工作要做到"点"和"面"相结合，既要做好全员培训，又要有所侧重，在普遍规范化培训和继续教育的基础上，选拔和重点培养优秀人才。尤其要针对护士的不同年资、学历、技术职称，提出不同要求，进行多层次培训，有利于护理骨干的成长。

5. 当前需要与长远需要相结合　科学技术发展的日新月异要求组织对人员的培训必须坚持长期性原则。护理人员只有不断学习，不断接受新的知识和信息，才能保持自己的专业能力适应医院的发展需要和社会的需求。

（三）护理人员培训的方法

1. 医院内培训

（1）临床带教　新毕业护士、低年资护士或新轮转护士，需有高年资护士负责传、帮、带，实施床边教学，结合临床实际解决患者的具体问题。

（2）定期查房　针对典型病例，应用护理程序将相关护理理论和专科知识结合解决问题。

（3）科室轮转　全院护士特别是新毕业护士有计划地安排轮转，通过多科实践，充实基础理论知识和技能范围。

（4）专题讲座　组织全院或分片区进行。

（5）操作训练　定期组织护理人员进行规范化护理技能的训练和考核。

（6）短期培训班　根据临床实际需要，有针对性地组织短期专题培训，如护士长管理学习班、急危重症技术培训班等。

2. 医院外培训　①全脱产学习：根据工作需要，有计划地推荐优秀的护士通过成人高考，参加高等院校脱产学习，可获得大专、本科、研究生学历或结业证书。通过专科护士遴选，获得专科护士培训证书。②自学高考：通过高等教育自学考试，各科合格，可获得自学大专或本科学历证书。③国内外进修、参观考察和各种形式的学术交流。

（四）护理人才的培养

护理人才是指具有系统的现代护理学知识，有较强的专业才能和业务专长，并能以其创造性劳动对护理事业作出一定贡献的护理专业人员，包括专科护士、护理管理人才和临床护理教育专家等不同类型。护士在专业发展过程中经历了专业确定阶段、专业成熟阶段、专业精深阶段 3 个阶段。护理人才的培养应根据专业成长的需要进行。

1. 专科护士　是取得某个专科资格证书的护士，职责是为该专科患者提供治疗护理。如 ICU 专科护士、肿瘤专科护士、器官移植专科护士、急诊救护专科护士、手术专科护士，其他如造口护士、糖尿病专科护士。

2. 护理管理人才　护理管理者包括各级护士长，护理部主任、副主任，护理副院长，护理管理者应具有良好的职业道德、政治道德、心理道德素养；较强的组织管理能力；熟悉管理学知识和专业管理知识；有系统的护理理论知识和丰富的临床工作经验；了解国内外护理工作动态；有一定的政策水平，精力充沛体魄健壮。

3. 临床护理教育专家　临床护理专家应具备较强的管理能力，丰富的临床经验，独立判断病情和各种危险信号的能力，较深的护理知识造诣及疾病预防、康复相关知识，有较强临床教学和研究能力。负责护理活动及直接参与治疗，对临床护士在遇到复杂专科患者护理问题时进行指导和咨询；参与医院相关制度的制定，直接参与临床教学和研究，承担专科顾问和咨询工作。

4. 护理科技人才　目前我国护理科技人才处于短缺状态，学位培养逐步增高至硕士、博士培养。政策支持多种形式的硕博人才培养，优化护理人员学历结构。鼓励医疗机构设立护理教学与护理科技岗位，支持临床护理教学与研究工作，促进护理理论和实践水平的不断提升。科技人才是知识型人才，具有自我驱动能力与独创性，同时具有探索性、创造性、精确性、个体性与协作性。护理科技人才，要有系统的护理学基础知识，良好的基本训练和专业理论知识以及进行科学实验的实际操作能力外，还需具有敏锐的观察能力、丰富的想象力和理论概况能力、有探索未知的热情、坚韧不拔的意志、良好的科学道德、科学态度和求实精神。

五、护理人员的绩效管理

绩效（performance）指工作中员工的工作效果、效率、效益及其相关能力和态度的总和。绩效评价（performance appraisal）又称绩效考核，是组织定期对个人或群体小组的工作行为及业绩进行考察、评估和测度的过程方法。绩效管理是组织管理者与被管理者就工作行为与结果达成一致，有利于组织目标实现的相互沟通的过程。

（一）护理人员绩效管理目的

1. 人事决策作用　医院护理人员的晋升晋级、人事调整、奖惩、培训、留用、解聘等护理人事管理决策都是以绩效评价结果作为依据的。科学合理的绩效评价机制，有利于护理管理者对护理人员作出公正的评价，为医院和部门正确识别人才和合理使用护理人员提供了客观的依据。

2. 激励作用　可以帮助护理管理人员确认护士对组织的贡献大小，以此作为组织奖惩决定的依据。对绩效低劣者进行批评惩罚，进行危机激励，促进不良工作表现的及时改进；对成绩优异的护理人员给予奖励，进行成就激励，以便使组织期望行为得到强化和巩固。

3. 教育和管理作用　管理者结合岗位要求和个人特点，对绩效水平持续达不到组织要求的人员采取调整、培训、转岗等多种措施，促进绩效改进。

4. 诊断作用　通过对工作业绩的评价，管理者可以发现护理人员的素质、实际工作知识和技能与岗位任职要求之间的差距，进行原因分析，采取有针对性的措施，达到管理不断完善、绩效持续提高的目的。

（二）护理人员绩效管理的基本原则

1. 标准化原则　①定期安排所有人的评价反馈会议和面谈时间；②对同一负责人领导下的从事同一种工作的人使用同一评估方法；③评估的间隔时间要基本相同；④提供正式的评估文字资料，被评价人应当在结果上签字。

2. 标准公开化原则　建立护理人员工作评价标准要尽量客观化，经有关专业人员审定后在事前公之于众。使员工明确知道组织对他们的期望行为和业绩的水准，帮助员工找准自己努力的方向。

3. 标准基于工作的原则　护士绩效考评标准的建立依据是工作岗位内容，是具体的岗位职责，而不是完成这项工作的人。如护理部主任、护士长、普通护士的岗位职责不同，那么评估指标也应有所区别。另外需要注意的一点，制订标准时应该尽量使用可衡量的描述，以便提高评价标准的可操作性。

4. 结果公开化原则　大多数的员工都渴望知道自己的业绩及组织对自己工作的评价。好的评估体系应该随时保持向员工提供持续性的反馈，以便帮助他们更好地完成工作。允许员工询问评估的结果，也就是允许他们发现可能或已经出现的错误。

5. 激励原则　绩效评估的目的是激励下属更加努力工作，而不是让组织成员丧失工作热情。对于工作出色的员工要进行肯定、奖励，以巩固和维持组织期望的业绩；对工作表现不符合组织要求的护理人员要给予适当地批评教育或惩罚，帮助其找出差距，建立危机意识，改进工作。通过绩效评估结果作为组织人事或管理部门使用、奖惩、培训的依据。

（三）护理人员绩效管理的方法

1. 排序法　是评价者把同一部门或小组中的所有护士按照总业绩的顺序排列起来进行比较的评价方法。比如病房中绩效最好成绩的护士被排在最前面，最差的排在最后面。

2. 绩效评价表　是一种根据限定因素对员工的表现进行考核对工作效率进行衡量的方法。具体是根据评定表上所列出的指标（评价要素），对照被评价人的具体工作进行判断并记录。

3. 描述法　是评价者用陈述性文字对组织人员的能力、业绩状况、优势和不足、工作态度、培训需求等方面作出评价的方法。

4. 关键事件法　是将被评价人员在工作中的有效行为和无效或错误的行为记录下来作为评价依据。比如当护士的某种行为对部门或组织的工作和效益产生无论是积极还是消极的重大影响时，护理管理人员应当及时把它记录下来，称为关键事件。

5. 比例分布法 是将工作单元或小组的所有人员分配到一种近似于正态频率分布的有限数量的类型中去的一种评价方法。

6. 360 度绩效评价 又称为全视角评价，是由被评价者的上级、同事、下级和（或）客户（包括内部和外部客户）及被评价者本人从多个角度对被评价者工作业绩进行的全方位衡量并进行反馈的方法。由于此种评价方法强调反馈，以达到促进行为改进提高绩效的目的。因此，360 度绩效评价法又称为360 度绩效反馈评价、全方位反馈评价或多源反馈评价。

7. 目标管理法 目标管理评价重视成员对组织或部门的个人贡献，是一种有效评价员工业绩的方法。运用目标管理评价可以将评价关注的重点从护理人员的工作态度转移到工作业绩方面，评价人的作用则从传统评价法的公断人转变为工作顾问和促进者；被评价护理人员在评价中的作用也从消极的旁观者转变成积极的参与者。

8. 平衡计分法 是一套系统、先进、科学的绩效管理评价工具，从财务、顾客、内部流程、个人成长 4 个维度构建多因素绩效评价指标。注重短期与长期目标、财务与非财务维度的平衡，其最主要的优势是能把单位内部各个要素结合起来。比如护理部对各护理单元的绩效测评，从财务维度（经济指标、工作效率等）、顾客维度（患者满意度、员工满意度）、内部流程（科室效率、临床护理质量）、个人成长维度（学历、专科能力、科研能力）等方面进行综合考评，运用关键业绩指标对护理单元进行绩效考核。

六、护理薪酬管理

薪酬管理是护理人力资源管理的重要组成部分，其目的是为组织吸引、激励和留住有能力的护理人才。医院护理人员的薪酬支付很难找到一个最优模式。如何保证医院和部门具有相对公平的分配系统，并通过薪酬体系有效调动护理人员的工作积极性，是医院和护理管理人员长期以来不断改革探索的关键问题。

（一）概述

1. 薪酬的概念 薪酬（compensation）是指组织根据员工在组织中作出的贡献所付给的相应回报。由于薪酬是员工满足基本需要的重要保证，它在组织中对员工的工作行为和绩效起着直接的影响作用。员工的薪酬可反映组织的公平原则和员工的保障系统，从而成为组织吸引和保留优秀人才、对员工进行长期激励和约束的重要手段。

2. 薪酬的分类 ①直接经济薪酬（direct financial compensation）：指组织以工资、薪水、佣金、奖金和红利等形式支付给员工的全部薪酬。②间接经济薪酬（indirect financial compensation）：又称福利，包括直接薪酬以外各种形式的经济补偿，比如组织为员工提供各种福利、保险、休假等。从员工绩效考评的角度看，薪酬又可分为固定薪酬和浮动薪酬。固定薪酬一般包括基本工资、津贴和福利等；浮动薪酬主要包括奖金、佣金等短期激励手段和员工长期服务年金、职工股票等。

（二）薪酬管理原则

1. 公平原则 公平是薪酬系统的基础，公平原则要求组织的薪酬体系所体现的薪酬水平应与护理岗位的工作性质、工作数量与质量以及护理人员的主观判断标准结合起来。分配公平包括客观公正性和主观公平感两层含义。

2. 按劳分配原则 医院是社会的组成部分，其薪酬管理应首先遵循按劳分配这一社会主义经济发展规律，是组织薪酬管理的首要原则。按劳付酬的含义是指组织对员工所从事的工作应该以劳动为尺度计算薪酬。这里的"劳"指的是劳动量，即劳动者在劳动过程中体力与脑力的消耗量，而且劳动量必须是有效的。劳动有复杂和简单之分，在同一时间里的不同劳动，复杂劳动量大于简单劳动。因此，按劳付酬不能单纯用劳动时间或劳动产品作为计量劳动的尺度。

3. 竞争原则 医院要想获得具有竞争力的护理人才，就必须制定出一套对人才具有吸引力并在行业中具有竞争力的薪酬制度。薪酬水平的高低直接决定其所能吸引到护理人才能力和技术水平的高低。薪酬的竞争性是指医院护理人员的薪酬标准在社会上和护理人才市场中具有吸引力，才能够战胜竞争对手，招聘到需要的护理人才，并留住优秀的护理人才。具有竞争力的薪酬系统除有较高的薪资水平和正确的价值取向外，灵活多样的薪酬结构也越来越引起管理部门的重视。

4. 经济原则 薪酬管理的经济性原则是指医院在进行薪酬设计时除了要考虑到本组织薪酬系统的竞争性、激励性等因素外，还必须考虑医院的运作情况，员工的加薪就意味着组织人力成本的上升。即医院在确定各级人员的薪酬标准时，要从医院的整体情况出发，考虑自身的实际承受能力。除此以外，不同成本构成的医院或组织，受到人力成本的影响强度也是不同的。对于劳动密集型的组织，员工的薪酬水平稍有提高，那么组织的成本就会明显增高，应引起管理人员的重视。

5. 合法原则 合法原则要求医院在制定薪酬制度、设计薪酬方案时要按照国家现行人事、劳动与社会保障政策、法律法规，比如工资法、劳动法、劳动者权益保护法等有关要求进行。组织的薪酬体系只有在合法的前提下，才能对人力资源的薪酬管理起到促进作用。

6. 激励原则 薪酬激励原则是指薪酬分配要在组织内部各类工作岗位、各级职务的薪酬水准上适当拉开差距，真正体现员工的薪酬水平与其对组织的贡献大小密切相关，使组织的薪酬系统充分发挥激励作用。一个有激励效果的薪酬机制可以增强护理人员的职业责任感、调动工作积极性；可以不断激励护理人员掌握新知识、提高业务技能，创造更好的工作业绩。

（三）护理人员薪酬设计

21 世纪的护理人员薪酬管理应该具有诱导护理人员服从、激励护理人员期望行为并多作贡献的多样化功能。科学设计薪酬的体系和制度一般经历下列步骤。

1. 薪酬调查 主要是针对组织薪酬具有的对外竞争力而进行的。医院在确定护理人员工资水平时，应参照劳动力市场的工资水平。医院可通过不同途径进行调查，也可以委托专业咨询组织进行这方面的调查。薪酬调查的对象应该是与医院有竞争关系或与之条件相似的医院，调查结果可作为医院调整薪酬水平的依据，有利于向医务人员解释医院薪酬政策的合理性。

2. 工作岗位分析 是确定薪酬的基础。医院要在结合医院服务目标的基础上，对医院护理服务范围和护理工作项目进行分析，确定岗位职能和所需人员技能等，在此基础上制定护理职位说明书，为确定薪酬水平提供依据。

3. 岗位价值评价 以岗位说明书当作依据。薪酬管理中的护理岗位价值评价有两个重要目的。一方面，比较医院内各护理职位的相对重要性，即确定每一个具体岗位的价值，从而得出职位等级；另一方面为下一步进行薪酬调查提供统一的职位评估标准。护理人员工作岗位评价是在确定各具体岗位工作内容的基础上对岗位薪酬因素进行比较、分析和衡量。

4. 薪酬体系实施与控制 医院在确定护理人员调整比例时，要预先对薪酬水平做出预算。从实质上讲，护理人员薪酬是对护士人力资源成本和医院护理人员需求之间进行权衡的结果。在制定和实施护理人员薪酬体系过程中，在组织内部进行及时沟通、宣传和培训，介绍医院护士薪酬制定的依据，是保证薪酬改革成功的重要因素之一。

5. 护士薪酬结构设计 薪酬结构又被称为薪酬模式，是指在薪酬体系中，工资、奖金、福利、保险、红利、佣金等所占的比例和份额。医院薪酬结构的设计反映了医院的分配理念、分配原则和价值观取向，即医院根据什么原则来确定医务人员的薪酬。组织在确定护理人员报酬时，要综合考虑 3 个方面的因素：职位等级、员工个人的技能和资历及个人绩效。在工资结构上，与之相对应的就是职位工资、技能工资和绩效工资，以此作为一个人基本工资的基础。

6. 确定薪酬水平 在得到每一类岗位价值评估的相对系数和同行业的薪酬数据后，接下来就是根据医院现状确定不同护理岗位的薪酬水平。由于各岗位价值不同，其对应的薪酬水平也就有所区别。确定薪酬水平时医院既要考虑影响薪酬水平的外环境因素，更要考虑医院内部的相关因素，如医院盈利和支付能力、人员的素质要求、医院所处发展阶段、人员稀缺度、招聘难度、医院的市场品牌和综合实力等因素。

七、护士职业生涯规划

（一）职业生涯规划相关概念

1. 职业和职业生涯 职业（career）是一个人在他（她）生涯历程中选择从事工作的行为过程。职业生涯是指一个人在其一生中所承担工作的相继历程，主要指专业或终身工作的历程，职业生涯是个体获得职业能力、培养职业兴趣、进行职业选择、就职到最后退出职业劳动的完整职业发展过程。职业生涯概念包括个体、职业、时间、发展和动态几方面的含义。护士职业生涯是指护理人员在从事的护理专业领域内的行为历程。

2. 职业规划和职业发展 职业规划（career planning）是个人制定所要从事的工作目标、确定实现目标手段的不断发展过程。职业规划的核心是个人职业目标与现实可得到的机会的匹配。职业发展（career development）是组织为确保在需要时可以得到具备合适资格和经历人员而采取的措施。

3. 护理职业路径 护理职业路径（career pathway of nursing）是组织为本单位护理人员设计的自我认知、成长通道的管理方案。护理职业路径在于帮助护理人员了解自我的同时让组织掌握护士的职业需求，以便从组织和部门的角度为护士提供和创造发展的条件，帮助护士满足需要，有利于双方的共同发展。

4. 职业动机 职业动机（career motivation）指个体希望从事某职业的态度倾向性（个体对某一职业的愿望和向往）。

（二）护理人员职业生涯发展的基本原则

1. 长期目标与短期目标相结合的原则 目标的选择是职业发展的关键，明确的目标可以为个人追求成功提供行为动力。长期目标是对自己所要成就职业的整体设计，短期目标是实现长期目标的保证。长期和短期目标相结合有利于个人职业生涯目标的实现。

2. 个人特长与组织社会需要相结合的原则 职业生涯发展离不开组织环境，科学有效的职业设计应使个人优势在组织和社会需要的岗位上得到充分发挥。

3. 动态性与稳定性相结合的原则 人才的成长需要经验的积累和知识的积淀，职业生涯发展需要一定的稳定性，但是人的发展并不是一成不变的，当内外环境条件发生改变时，护理人员应结合内外界环境调整自己的发展规划，充分体现了职业生涯发展的动态性。

4. 动机与方法相结合的原则 有了明确的目标和职业发展动机，还必须结合所处的环境和自身条件选择自己的发展途径。设计和选择科学合理的发展方案是避免职业发展障碍、保证职业发展计划落实、提高个人职业素质提高的关键。

（三）护理人员职业生涯发展途径

护理人员职业生涯规划包括自我评估、内外环境分析、职业发展途径选择、设置个人职业生涯目标、实施行动、评估与调整 6 个步骤，具体流程如图 7 - 2 所示。

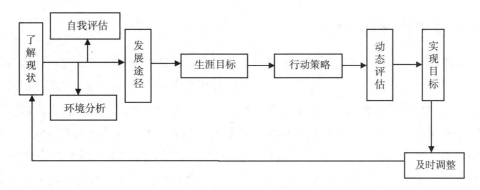

图 7 - 2　职业生涯规划流程

1. 自我评估　是对个人在职业发展方面的相关因素进行全面、深入、客观认识及分析的过程。通过评估，了解自己的职业发展优势和局限，在此基础上形成自己的职业发展定位。评估内容主要包括个人的职业价值观、追求的目标、做人做事的基本原则、具备的专业知识与技能、人格特点、兴趣爱好等相关因素。

2. 内外环境分析　在制定职业发展规划时要分析的环境因素有：环境的特点与发展变化、个人职业与环境的关系、个人在环境中的地位、环境对个人提出的要求、环境对个人发展有利和不利的因素等。护理人员在护理环境中需要评估护理团队的发展目标和方向、护理人力资源需求、护理队伍群体结构、护理人员的升迁政策等。通过对上述因素的评估，确认自己职业发展优势与不足，才能正确把握自己的奋斗目标和方向。

3. 选择职业发展途径　护理人员职业发展途径的选择是以个人评估和环境评估的结果为决策依据的。发展方向不同，其发展要求和路径也就不同。另外，护士个人的职业发展意愿还受到外部条件、组织需求、机遇等因素的限制，这时就需要个人对自己的职业定位进行调整。由此可见，职业发展途径的选择是个人条件和环境条件的有机结合。

4. 设置个人职业生涯目标　护理人员制定的个人职业发展目标要以实际环境和条件为基础，每个人的背景不同，则设置的目标应有所区别。就整个护理职业生涯而言，有针对性地制定阶段目标更为切实可行。因此，目标的设定应该是多层次、分阶段、长期目标与短期目标相结合。

5. 实施行动　职业目标的实现依赖于个人各种积极具体行为与有效的策略和措施。具体行为包括个人在护理工作中的表现与业绩，个人发展的前瞻性准备，如业余时间的学习提高、工作经验的积累等。有效的策略包括平衡职业发展目标与个人生活目标、家庭目标等其他目标之间的相互关系，在组织中建立良好的人际关系、岗位轮转、提高个人学历、参加社会公益活动等。

6. 评估与调整　在实现职业生涯发展目标过程中，由于内外环境等诸多因素的变化，可能会对目标的达成带来不同程度的阻碍，这就需要个人根据实际情况，针对所面临的问题和困难进行分析和总结，及时调整自我认识，并重新界定职业目标。

第二节　护理经费管理

PPT

护理经费是指用于护理临床、教育和科学研究的各种经费。护理管理者必须树立正确的理财观念，增强理财意识，科学合理地安排和使用经费，以保证财尽其力，物尽其用。护理经费管理的主要内容包括编制经费预算、申请筹集经费、经费使用管理。

一、护理经费的来源

护理经费的来源主要包括通过医院下拨的护理事业经费、申请国家科研与教育项目经费等渠道来获得。护理事业经费一般由护理部于每年年末申请,经财务部门审核后,报院领导审批,列入下一年医院经费预算安排。如护理继续教育项目的实施经费、护理人员进修学习费用、护理教育经费、护理管理费用等。护理科研经费是通过护理科研课题的申报,根据申报基金的类型而获取相应的资助。如国家重大科技项目合同经费、各级各类科学基金、科技成果转让和技术服务的收入、科技咨询和科技专利的收入、单位为有关方面承担委托的科研课题的研究费、国际基金及团体或个人资助的科研项目的课题经费等。为满足专业发展的需要,护理部还应积极多方筹集经费,如争取国内外贷款及学术团体、学术基金会的赞助等。此外,社会团体或个人的赠款,也是护理经费的来源之一。

二、护理经费管理

(一)护理经费预算管理

1. 预算 即计划,是经营决策所确定的具体目标,通过有关数据集中而系统地反映出来。护理经费预算是指护理部根据各护理单元提出的申请,并由医院常委会审批通过的年度收支计划。护理经费预算反映了医院整体护理单元的规模、结构和发展方向。

2. 护理经费预算的编制原则 编制护理经费预算主要是根据当地卫生系统及党和国家的有关政策方针,并结合医院当年的工作任务、发展计划和财政情况,进行合理的经费预算。同时,还需考虑护理人员及设备情况、护理培训、护理科研和历史水平等情况。编制经费预算应遵循以下原则。

(1)以大局为重,服从整体 护理经费预算应顾全大局,服从整体安排,正确处理部门与医院之间的关系、巩固与发展的关系,以及集体和个人福利的关系。

(2)保证重点,兼顾一般 经费预算要保证重点建设,且兼顾一般需要。所谓重点,是指在医院建设中主要的、急需的、对全院各项工作的开展有重大影响的方面。兼顾一般,指在保证重点护理单元和重点护理项目的同时,应兼顾一般护理单元的需要。只有协调好这两者之间的关系,才能促进重点事业的发展;反之则会影响重点建设,甚至会影响整个整体,牵动大局。

(3)量入为出,留有余地 量入为出指的是在安排护理经费的使用时,应根据财力的大小合理办事,有多少钱,办多少事,根据实际出发,不要超越财力的范围。留有余地则指在安排预算支出时,要留有一定的后备财力,勤俭节约,统筹兼顾。

(4)统筹安排,把握平衡 编制预算时应统筹兼顾,全面安排,做到各方面的平衡。在分配护理经费时应根据预算申请项目的轻重缓急,科学安排分配比例,避免分配的随意性,把有限的资金真正用到实处,提高资金使用效率,保证医疗、护理、科研和教学的顺利进行。

3. 编制护理经费预算 是为了保证护理目标的实现,对可能获得的护理财力资源所做的计划安排。编制经费预算一般包括以下步骤。

(1)编制前准备 学习经费预算原则及要求,召开部门预算会议,进行调研提出需求,汇总经费预算项目,编制本部门经费预算,报财务科审定,医院审批。

(2)审核并计算各护理项目所需费用 根据所拥有的护理资金情况分配资金数额。护理部对各护理单元编报的预算,要逐笔把关、充分论证、权衡轻重缓急、分清先后主次,根据不同情况对编制预算进行合理规划经费,保证重点。

(3)制定使用资金计划 根据所拥有的护理资金情况分配资金数额,制定资金使用计划。

（二）预算执行管理

预算执行管理是经费管理的核心，是职能部门对经费的使用进行领导、组织、控制、协调和监督的有效手段。通过预算执行管理，对经费进行客观调控，加强监督检查，缓解经费供求矛盾，保持收支平衡，从而最大限度地提高经费的使用效益。

1. 严格执行预算　预算一经批准，即成为财务部门及护理部组织经费、供应保障的法定依据，必须严格执行。各项开支必须以预算为依据，按计划使用，不得突破。要严格预算外的开支，确定需要额外开支时须经护理部领导批准。

2. 适时调整预算　在预算执行过程中，由于受各种客观因素的影响，预料不到的情况时有发生，因此，需要根据情况变化适时调整预算。通常每季度或半年进行一次。调整预算应先提出申请，由财务部门根据经费总体情况进行调整。

3. 认真做好经费决算　决算是经费管理的重要阶段。经费决算就是年底对经费实际收支情况进行核算和总结。经费决算关系到平衡收支和下年度的经费预算，必须认真做好。

由此可知，经费管理是一个"预算—执行—调整—决算—总结—新年度预算"的循环往复的过程。

三、护理科研经费管理

护理科研经费是护理经费的来源之一，但一般由医院科研部统一管理。这里简单介绍科研经费的管理方法。

1. 科研经费的使用原则及范围　科研经费管理要遵循政策性原则、计划性原则、节约性原则和监督性原则。在使用时应根据科研经费的预算，准确记录每笔账目，有明确的依据。其范围如下。

（1）科研业务费　如测试费、调研费、图书资料费、复印打印费及其他有关耗材等费用。

（2）仪器设备费　包括研究所必需的仪器、工具和设备等的购置和维修等。

（3）成果资助费　如发表论文的版面费、学术著作的出版费和科研成果的鉴定费用等。

（4）劳务费　用于在项目实施过程中支付给没有工资收入的项目组成员及临时聘用的相关业务人员的劳务费用。

（5）其他间接费用　指与开展科研工作相关的其他支出，如科研所用房屋、水、电等费用，承担项目的外单位研究工作的协作费，科研项目组的管理费等。

2. 科研经费的核算　是科研经费管理工作中的重要环节。主要指科研课题经费的预算、审核和建立专款专用。

（1）课题经费的预算　包括整个课题所需投资的总预算和分年度预算、仪器设备费、实验材料费、临床观察费和随访费等。在上报科研课题之前应由课题负责人编制经费预算，财务人员进行审核。课题负责人根据课题需要的条件，提出申请解决的经费总数和详细的开支预算，如仪器设备的名称、型号、规格、产地、价格、数量、主要用途及解决途径等。需注意科研经费的预算应实行全成本核算，对科研过程中的间接费用按比例进行分摊，培养科研人员的成本意识。

（2）课题经费的审核　在执行科研计划过程中，课题组应每年或每半年按课题收支逐项明细计算，以了解科研经费的使用情况。对超出预算范围的经费使用，要从严控制；劳务费用支出应有明确的对象，并按规定控制限额；严格把控各种支出票据，杜绝变相套取现金的行为。在审核中总结经费管理工作经验，提高科研经费的使用效率。

（3）建立课题收支本，实行专款专用　为了发挥课题组的积极作用，应按课题分别建立账目，使课题组动态掌握科研经费的使用情况，做到心中有数，以便精打细算、节约开支。

PPT

第三节 护理物品设备管理

护理物品设备管理（management of nursing article and equipment）是护理资源管理的重要组成部分，是保证护理活动正常进行的物质基础。护理物质资源管理通常以病区为单位，主要包括护理物品、医疗仪器、药品等。加强护理物品设备管理，不仅能够提高护理设备与物品的完好率，减少浪费，保证抢救、治疗和护理工作的正常进行；而且有利于减少消耗，堵塞漏洞，节约成本，提高经济效益。

一、护理物品管理

护理物品是指护理、治疗所使用的用具和用物，包括护理、治疗用具和患者用具等。护理用物如血压计、体温计、听诊器、锐器盒、病员服、被服、轮椅、平车等。具体管理要求如下。

1. 建立健全科室物品管理制度，并按照要求严格落实。

2. 建立登记本，除了分类登记物品数量、质量、启用日期、报废日期等，还应详细记录物品的请领、外借、损坏、遗失等情况。科室护理管理者要定期查看，了解科室物品使用情况，及时分析存在的问题并寻找解决方法。

3. 按物品种类建立物品清单，定位放置、定人管理、定期检查维护、严格执行交接手续。

4. 定期清点物品数量，检查物品的质量、损坏、遗失等情况，对需要补充的物品及时请领，损坏的物品及时送修，破损无法使用的物品办理报废手续。

二、护理设备管理

随着医疗技术的发展，医疗设备已广泛应用于疾病的预防、诊断、治疗与康复的全过程，因而如何保证设备正常运行，提高使用效能，显得尤为重要。病房常见的护理设备有心电监护仪、呼吸机、输液泵、排痰仪、理疗机等。保持护理设备完好状态，是保证医疗工作安全实施的必要条件。具体管理要求如下。

1. 建立健全仪器设备管理制度，严格执行，认真落实。

2. 仪器设备登记本上注明仪器设备名称、型号、用途、厂家、出厂日期、领用时间，建立账目，统一编码登记，定期检查账物是否相符。

3. 收集整理仪器设备使用说明书，方便护理人员充分了解仪器性能、使用方法、操作要求、注意事项等，进口仪器设备的说明书要翻译成中文。

4. 新设备、新仪器使用之前，应对护理人员进行培训，保证护理人员掌握仪器设备使用方法、保管原则、注意事项，学会识别仪器的故障、报警的处理。

5. 对仪器设备的管理要做到"四定""三防""一及时"。"四定"即设备要定人管理、定点存放、定期维护、定期检查其性能；"三防"即防尘、防潮、防蚀；"一及时"即及时发现损坏、及时送修。

6. 对重要仪器设备要严格执行交接制度，如有损坏及时报损维修，如仪器设备确认不能使用后，要及时上报、办理报废手续，并另行申请新设备。

7. 贵重器械须经护士长同意方可借出，抢救仪器设备一般不外借。

8. 科室负责人更换时，及时清点设备，办理移交手续，移交人与接收人签名。

三、病区药品管理

病区药品特指存放于急诊、手术室、病房（区）和诊疗室的急救药品和备用药品，以及急救车药品、药品柜药品、冷藏药品、基础输液、患者自备药品等。病区药品主要是供病区临时周转使用和用于抢救患者时使用。病区药品保管和使用的直接责任人是病区护理人员。病区药品管理的好坏，不但影响患者的用药安全，还会直接影响医疗安全。对病区药品管理要制度化、规范化，才能保证药品质量和医疗安全。提高病区药品管理质量，保证医疗安全是病区药品管理的关键。

1. 病区药品管理的原则 安全储存、科学养护、保证质量、降低损耗是病区药品管理的原则。根据《中华人民共和国药品管理法》制定和执行药品保管制度，采取必要的冷藏、防冻、防潮、防虫、防鼠等措施，保证药品质量。保持药柜整洁、干燥、通风、特殊药品避光保存。由专人负责，定期检查，确保安全。

2. 病区药品分类管理 根据药品不同的来源、贮藏条件、给药途径、国家的管理要求，将病区药品实行分类、分区定位放置，整齐存放，标签清晰。内服药、外用药、注射药分开摆放；不同品种、不同剂型的药品不能混放在同一盒内；先领先用，以防失效，使用量大、频次高的放在最前面，使用量小、频次低的依次放在后面，或按左进右出要求放置（多批号）。

3. 病区药品专项管理 护理部应与药剂科加强合作，按照药品管理的相关法律法规制定规范化病区药品管理制度，建立行之有效的措施，使各项检查制度落实到位。做好备用药、普通药、抢救药物、麻醉精神类药品、高危药品、贵重药品等的管理工作，防止出现过期、变质药品，出现药品不良事件；避免科室储备药品数量过多影响成本控制；防止药品储存、养护不当导致药品疗效下降；堵塞药品管理漏洞。

第四节 护理业务技术管理

护理业务技术管理（management of nursing technique）是护理管理的核心和衡量医院护理管理水平的重要标志，也是医院管理的重要组成部分。通过护理业务技术管理，建立全面的护理技术质量保障体系，有利于促使护理工作逐步做到管理制度化、工作规范化、操作程序化；有利于提高护理质量，促进护理学科的发展；也有利于为患者提供更优质的护理。

一、概述

（一）护理业务技术管理的概念

护理业务技术管理是对护理工作的技术活动进行计划、组织、协调、控制，使这些技术能准确、及时、安全、有效地应用于临床，以达到高质量、高效率完成目标的管理工作。

（二）护理业务技术管理的原则

1. 以患者为中心 随着社会的进步，医疗技术水平不断提高，"以疾病为中心"的传统护理模式已逐步被"以患者为中心"的护理模式取代。坚持以患者为中心，不仅是临床护理工作的基本要求，也是打造优质护理工作的基本要求，更是护理业务技术管理的基本原则。所有的护理技术管理措施都必须以确保各项护理业务技术准确、安全，减少和避免患者不必要的痛苦为前提，以满足患者的需要为目的。

2. 以提高护理质量为目标 护理业务技术是否得当直接关系到护理的质量和效果，通过科学的护理业务技术管理，能充分调动和发挥护理人员的积极性、主动性、创造性，提高工作质量和效率。在临床上，如果一项护理技术应用不当，不但没有治疗效果，甚至会耽误治疗，增加患者的痛苦和经济负担。因此，护理业务技术管理工作必须紧紧围绕提高护理效果和提高护理质量来开展。

3. 基础护理技术与专科护理技术协调发展　基础护理技术解决患者的一般性问题，基础护理知识和技术是护士从业的基础，是完成护理任务的基本保障，也是发展专科护理技术的基石。专科护理技术解决患者的特殊问题，是基础护理技术的延伸和发展。基础护理技术与专科护理技术是促进护理事业快速发展的双翼。两者应保持均衡，协调发展。充分发挥护理技术的整体功能，可以保证护理安全和深化护理内涵。护理管理应在保障做好基础护理的同时做精专科护理，让两者有机结合，共同发展与进步。

4. 发挥护理新技术、新业务的促进作用　护理新技术、新业务的开展是医学科学领域各学科发展的重要标志之一，也是医院护理技术不断发展与进步的源泉，它反映了医院护理技术水平。要重视和发挥新业务、新技术的促进作用，既要激发护理人员的创新意识，也要抓好新业务、新技术的研究、引进、发展，保持护理学科的活力，促进医院护理的进步，为患者提供安全有效的优质护理。

二、护理业务技术管理的主要内容

1. 基础护理技术管理　基础护理技术是护理工作中最常用、最具有普遍性的基本知识和基本技术，对各专科和各系统疾病的患者及健康人群进行的具有共性的护理活动。包括一般的护理技术、常用抢救技术、一般护理常规等。基础护理技术在临床应用相当普及广泛，经过长期实践，技术日趋成熟，具有技术成熟、操作简单、应用广泛的特点。是每个护士从业必须掌握的知识与技术。

2. 专科护理技术管理　专科护理技术是临床各专科特有的护理理论和操作，是根据不同专科医疗护理需要及各专科患者需求而进行的护理工作，具有专科性强、操作相对复杂、新技术多等特点。专科护理技术涉及的范围广、内容多，主要包括各种专科疾病的护理及专科护理技术等。专科技术需要反复实践、不断积累经验才能掌握，需要护理人员加强重视和投入更多的精力。

3. 护理新技术、新业务的管理　护理新技术、新业务是医学科学领域各学科发展的重要标志之一，主要包括已有业务技术的革新发展与完善，以及引进国内外新开展的检查、诊疗技术、治疗手段、护理方法，还包括新医疗护理仪器的临床应用。加强对护理新理论、新知识、新技能的研究和管理，是提高医疗护理质量的关键点。

4. 急诊抢救技术的管理　急诊抢救技术包括由护理人员单独承担的技术，如吸痰、动脉采血、输血、胸外心脏按压、止血包扎、呼吸支持等，还包括与医师及其他医疗技术人员协作配合的业务技术，如病情观察、深静脉置管、气管插管、机械通气等。抢救技术的好坏直接影响患者生命安危，对这类抢救技术的管理，除了常规和标准化管理及技术训练外，还要抓应急能力的培养，抓医护之间和各科室之间的协调配合。

5. 危重症监护和其他监护管理　随着医学科学技术的发展，尤其是先进医疗仪器设备的引进，危重症监护有了较快的发展，目前已发展有多类监护病房，如危重症监护病房（ICU）、冠心病监护病房（CCU）、新生儿监护病房（NICU）、急诊监护病房（EICU）等。在这类监护病房，不但应做到熟练使用各类先进仪器设备。如呼吸机、心电监护仪、除颤仪、微量泵、动脉血气分析仪等；同时还应熟练掌握重症监护特殊技术，如 CPR、呼吸支持、氧疗、吸痰、中心静脉压监测、血液透析、人工气道护理等。

6. 消毒、隔离技术的管理　是防止医院内感染的基本措施，也是护理工作中最常用的基本技术。包括清洁技术、灭菌技术、无菌技术、隔离预防技术等。预防和控制医院感染，贯穿于医疗护理工作的全过程和各个环节，护理人员是预防和控制医院感染的主力军，所以加强消毒隔离技术的管理是预防院内感染的关键。

7. 护理业务技术档案管理　护理业务技术档案是医院档案的组成部分，是考核护理人员德、勤、绩、能的重要依据。包括临床护理资料、护理技术资料、护理业务技术档案、护理业务工作档案、护理信息档案资料。应设专人做好收集、登记和保管工作。

8. 护理技术的基础建设　医院护理技术的基础建设主要包括护理队伍的技术素质建设、器材设备的保障、护理科研和技术实验室的建立等方面。只有加强护理技术基础建设，才能造就出技术过硬的护理队伍。

三、主要护理技术管理

（一）基础护理技术管理

1. 加强护理人员的教育，强化护理人员对基础护理技术的重视　基础护理技术伴随患者就医的整个过程，基础护理技术的好坏直接影响患者的满意度及护理质量。但随着科技的发展，更多的目光转移在专科护理技术上，高层次护理人才倍出，护理人员对护理工作的内容和价值取向也逐渐发生了一些变化，蕴含着护理专业深厚内涵的基础护理在护理工作中被逐渐淡化。如护理人员对基础护理存在重视度不够、要求不高，只求技术过关，不求技术过硬等。因此，加强基础护理技术的管理，应从提高护理人员对基础护理的认识开始。

2. 制定基础护理技术操作规程　是基础护理技术管理的基本任务和重要环节。完善的护理制度和标准一方面可以约束、协调和统一护理人员的行为，为护理人员的行为提供指导；另一方面，便于护理人员学习和管理者检查、考核、评价。医院应组织经验丰富的护理人员成立基础护理管理小组，制定基础护理技术操作规范、流程、质量标准和培训学习和考核计划，保证基础护理活动达到最佳状态和最优效果，使技术操作规范化、标准化、程序化。

3. 定期培训，加强考核　应定期开展基础护理理论、知识、操作技能的培训，对常用技术操作进行重点讲解、操作练习和严格考核，使护士自觉将规范化操作应用于日常护理工作中。

4. 加强基础护理质量控制　建立与健全各级护理业务技术管理体系，各级护理管理人员经常深入临床，通过定期检查、组织互查、随机检查以及征求医师及患者意见等方法了解基础护理的落实情况。在检查、监督的过程中，要求护理管理者做好检查结果记录，对检查情况进行总结及分析、对存在的问题提出整改意见，并做好反馈工作，以促进各项基础护理技术的落实，促进护理质量的提高。

（二）专科护理技术管理

1. 建立专科护理技术操作规范，有效落实　各专科疾病护理常规、专科治疗技术规程的制定是实施专科护理的依据，是专科护理技术管理的基础工作。各级护理人员应根据专科护理特点及各专科的最新进展，在满足以患者为中心的原则下，制定出体现科学性、先进性、适应性与可行性原则的专科护理技术操作规范。制定的专科技术护理规范要求内容科学严谨，并且根据疾病诊疗的发展与新技术的开展不断补充和完善。护理管理者要加强护理质量的监管，确保专科护理技术的规范落实，定期进行指导、监督、检查和总结分析，提高专科护理质量。

2. 加强专科护理技术的学习与培训　专科护理技术的学习与培训是专科护理技术管理的重点。相比基础护理技术，专科护理技术操作复杂，技术含量高，新技术多，不易掌握，所以需要护理人员终身学习，参加培训，反复训练，以提高专科护理技术的应用能力，确保专科护理水平不断提高。各级护理人员应根据专科建设实际，制定相应的培训计划，组织护理人员参加专科业务学习，促进护理人员专科护理理论知识和技能的进步，加强专科护士的培养，提高医院专科护理水平。

3. 加强与各部门的协调与合作　专科疾病的检查、治疗、护理是通过多部门、多学科、多专业共同配合完成的。在强调质量、安全、有效、及时的以患者为中心的医疗服务模式的新环境下，多学科协作，多部门配合是通向医学未来的必经阶段。护理人员应加强多部门的沟通、协调，促进专科护理质量的提高。

4. 加强专科精密、贵重仪器的保养　专科技术的顺利开展，很大程度上依赖于设备仪器的使用。护理人员不但要了解仪器的性能、使用方法、操作规程和注意事项，还应建立必要的规章制度，做好专科诊疗仪器设备的管理工作，确保仪器设备有专人负责、定点存放、定时检查和维护，保障专科护理工作安全、有效、顺利地进行。

（三）护理新技术、新业务管理

1. 成立护理新业务、新技术管理小组　建立由护理部主任负责，护理骨干专家组成的管理小组，为护理新业务、新技术工作的开展提供组织保障。管理小组要根据国家相关的法律法规和各项规章制度，制定护理新技术、新业务准入管理的规章制度。对拟开展的护理新技术、新业务项目的主要内容、关键问题要进行科学的论证与评估。同时，管理小组要监督及检查护理新技术、新业务项目的实施情况，发现问题及时纠正，对项目实施过程中发生的重大问题有权作出相应处理。

2. 新业务、新技术的引进与开发　应以患者为中心，有利于患者的治疗与康复，而不是单纯地方便医务人员。对拟引进与开展的新技术、新业务，要收集其在国内外开展的情况，详细了解其社会意义、经济价值，保证引进的新技术、新业务的先进性、可行性、实用性、科学性。同时，必须认真学习原始资料，熟练掌握其技术原理、适应证、禁忌证、操作要求、疗效、不良反应及其处理对策等全面情况，并制定出新技术的操作常规、新业务的管理制度。

3. 建立审批制度　各级医院都应建立新业务、新技术管理制度。对拟开展的新业务、新技术要按规定上报医院的有关部门，经同意后方可实施。

4. 组织学习与培训，促进开展　对已确定开展的新业务、新技术，要制定出操作规程及实施方案，并组织护理人员参加学习与培训。通过培训，使其了解新业务新技术的理论知识，掌握操作规程，明确注意事项等，以便在实践中正确地应用，保障新业务的顺利开展，新技术的成功实施。

5. 建立资料档案　对护理新技术、新业务的有关资料要妥善保管，作为资料存档。保存的资料应包含相关的参考文献、操作规程、规章制度以及效果评价和总结分析等。

6. 总结经验，不断改进　在开展的新技术、新业务的过程中，要对其安全、质量、效果、费用等情况做好追踪检查及分析，及时发现存在的问题或潜藏的风险，并采取相应的解决措施。只有反复实践，不断总结经验，不断改进技术，才能逐步建立一套科学、成熟的操作规程或标准，以利于推广应用。

目标检测

答案解析

1. 护理人力配置的原则是什么？
2. 护理人员培训的原则和方法有哪些？
3. 时间管理常用的方法有哪些？
4. 案例分析：孙某是某医院消化内科的护士长，她工作兢兢业业，早出晚归，几乎牺牲了所有节假日的休息时间。她每天都亲自安排值班，参加医院、护理部的各种会议，帮助护士处理医嘱，到后勤部领取物资等。尽管这样，科室的护理工作仍然出现被投诉的情况，副护士长和护士们对她的工作也有意见，大家都认为，虽然孙某工作非常努力，但她工作无序，效率低下，是一名好护士，但不是一名称职的护士长。

讨论：（1）为什么护士长那么辛苦，护士们还认为她不称职？

　　　　（2）作为护士长，孙某应如何安排自己的工作时间？

书网融合……

本章小结　　　　　微课　　　　　题库

第八章　护理信息管理

案例引导

案例　刘护士是某三级甲等医院呼吸内科护士，今日轮值夜班，护士站的呼叫铃显示 69 床正在呼叫，她马上到达床旁，69 床的陈大爷口诉腹部胀痛不适，刘护士查体见陈大爷腹部胀满，按压则疼痛，立即为其测量生命体征，并通知医生，医生查看陈大爷情况后，下达静脉补液医嘱，刘护士于电脑上执行医嘱后，通过 PDA 核对信息后为陈大爷输液治疗。

讨论　1. 刘护士在收集信息的过程中体现了护理信息的哪些特征？

　　　　2. 刘护士在处理问题时运用了哪些收集信息的方式？

第一节　概　　述 <e> 微课

一、信息的概念与特征

（一）信息的概念

信息（information）是一个有多层含义的概念，有狭义和广义之分，狭义的信息是指经过加工整理后，对信息获取者具有某种使用价值的数据、消息、情报的总称。广义的信息是指客观世界中反映客观事物特征及变化规律的语言、文字、符号、数据、图形、声音、影像等。信息的基础是数据，数据是信息的素材，人们接受相同的数据和消息，但每个人对数据的理解、加工和处理不同，从而得到不同的信息，获得信息的多少以及信息对人们的工作是否有意义，都会影响人们的决策和行为。

（二）信息的一般特征

各种信息的内容尽管不同，但基本特征却有共同之处。

1. 真实性　信息的价值主要取决于它是否符合事实，若获得虚假信息这一信息便是无意义的，甚至有可能误导人们作出错误的决策。在管理中要重视信息的真伪性，学会辨别，去伪存真，避免虚假信息的产生。

2. 时效性 信息的价值在于能被人们所利用，但要注意的是，信息的价值会随着时间的变化而变化。一条信息在某一时刻非常有价值，但是信息一旦过期就有可能失去它的意义。因此，在使用信息时，要注意信息的及时性，避免因滞后的信息而作出错误的决策。

3. 载体依附性 信息本身是无形的，信息的传递交流和信息价值的实现要求信息必须依附在一定的物质形式——信息载体上。人们通过语音、文字、符号、图像、磁带、光盘等物质载体储存、传递、显示、识别和利用信息。

4. 可共享性 信息的共享性主要表现为同一信息内容可以在同一时间由两个或两个以上的用户使用。这提高了信息的使用率和人们的工作效率，进而推动了社会的发展。

5. 可压缩性 信息可以被提炼、浓缩。人们会用尽可能少的信息量来描述一个事物的特征，人们在接受信息时也会对信息进行加工、整理、分析、归纳概括提炼出较有价值的信息。

6. 零散性及可收集性 信息的来源必然是零散的，人们在接收信息的过程中，使用信息收集工具可对零散信息进行收集，对信息进行汇总、分类、整合以达到信息收集的目的。

二、护理信息概述

（一）护理信息的概念

护理信息（nursing information）最早出现在 20 世纪 70 年代，最初的意思是计算机处理的护理数据和资料。随着计算机的广泛应用与护理技术的发展，护理信息的概念也扩展为在护理活动过程中产生的各种情报、数据、消息、指令、报告等，通常用声音、图像、文字、数据等方式传递，成为护理管理中最活跃的因素，护理信息是医院信息管理的一个重要组成部分，对护理事业的发展有着极其重要的影响。

（二）护理信息特征

护理信息除了具有信息的一般特征外，还有其专业本身的特点。

1. 生物医学属性 护理信息主要是与患者健康问题有关的信息，因此具有生物医学属性。如脉搏就汇集着大量的信息，既反映着人体心脏的功能、血管的弹性、血液容量，还可以反映患者的心理状态等信息。

2. 准确性 护理信息直接关系着患者的生命和健康，所以必须及时获取、准确判断，作出迅速的反应。部分护理信息可以用客观的数据来表达，如患者的血压及脉搏变化、患者的平均住院日、患者住院天数等。但有些信息来自于护理人员的主观判断，如患者的神志、意识、心理状态等。它们的整合性差，需要护理人员整合、分类后，通过准确的观察，敏锐地判断和综合地分析信息。否则，在患者的病情危重，病情突变危及生命时，信息判断、处理失误，会造成不可挽回的损失。

3. 公共相关性 护理信息和多方面有关，涉及的部门和人员很多，各方面的密切配合很重要。有护理系统内部信息，如护理工作信息、患者病情信息、护理技术信息等；有护理系统外部信息，如医护关系信息，医院各医技部门及科室要求护理配合、参与等工作信息。这些信息往往是相互交错、相互影响的，从而形成它特殊的公共相关性。

4. 复杂性 医院每天都会产生大量的护理信息，而且涉及面广，信息量大，种类繁多，有来自临床的、护理管理的、医师的医疗文件的，有数据信息、图像信息、声音信息，有客观的信息、也有护理人员主观判断的信息，而且大都分散于各个科室各个专业不同的医护人员。对这些信息正确的判断和处理，直接关系到护理质量和管理效率的提高。

5. 不完备性 是指护理信息不完整、不全面。护理信息多来源于患者，患者的病情会随着病情的发展而动态变化，有时由于获取信息的手段、时间受限，人们收集到的资料有限，不能完全反映患者的真实情况。因此，护士要在临床诊疗及护理工作中，要充分认识疾病的复杂性，要培养预见性思维，要动态评估获取患者的最新信息，以便作出正确的判断，采取及时有效的措施。

（三）护理信息的分类

医院的护理信息种类繁多，主要分为临床护理业务信息、护理管理信息、护理科技信息、护理教育信息等。

1. 临床护理业务信息 主要是临床护理业务活动的信息。这些信息与护理对象直接相关，包括入院信息、转科信息、出院信息、患者一般信息、医嘱信息、护理文件书写资料、健康教育资料、护理工作卡片、各种护理工作量统计表、各类报表等。

2. 护理管理信息 护理行政管理中产生的一些信息，包括护士基本档案、等级医院评审标准、各级护理人员职责、护理规章制度、各级护理人员工作质量标准、护理管理人员职责、护理模式的管理制度、护士长管理的规章信息等护理管理资料，护理质量控制管理等。

3. 护理科技信息 包括国内外护理新进展、新技术、护理科研成果、论文、著作、译文、学术活动情报、护理专业考察报告、护理专利、新仪器、新设备、各种疾病的指南、护士技术档案资料、护理技术资料等。

4. 护理教育信息 包括教学计划、实习、见习安排、岗前培训、教学会议记录、进修生管理资料、继续教育计划、培训内容、业务学习资料、各级护士历次理论考试试卷、操作考试评分表及成绩等。

第二节 护理信息管理概述

PPT

信息管理（information management）包括微观上对信息的收集、组织、整理、加工、储存、控制、传递与利用的过程，以及宏观上对信息机构和信息系统的管理。信息管理的实质就是对信息资源和人类信息活动有目的、有意义的控制行为。

护理信息管理（nursing information management）是指为了有效地开发与利用信息资源，以现代信息技术手段，对医疗及护理信息的利用进行计划、组织、领导、控制和管理的实践活动。现代护理信息管理的核心与实质是按照护理信息管理的特点，科学地处理有关护理各个领域中收集到的信息，最大限度地开发护理信息资源，为护理活动的预测、决策、调控提供科学依据。

一、护理信息的收集及传递方式

（一）护理信息的收集

信息收集是指根据特定的目的和要求，将分散蕴含在不同时空的有关信息采集挖掘和聚积的过程。如何把临床复杂、涉及内容广泛的护理信息采集出来，将是护理信息资源得以充分利用的基础。根据信息流通范围不同，可以通过以下两种途径收集护理信息。

1. 内部途径 一般指卫生行政管理机构、疾病控制中心、医疗单位、医学教学与科研机构、医药厂家和医疗设备部门自身内部形成的各种信息通道。

2. 外部途径 指组织机构以外的各种信息来源渠道。可以从政府部门获取国家法规和政策性文件，从文献机构获取专业的核心文献，从学会、协会等行业团体获取本行业最新动态和研究进展；从权威人士了解各种重要信息；从传播媒介（广播、电视、报纸、杂志、通信软件、网络资源）获得各种与卫生领域相关的信息内容。

（二）护理信息的传递方式

临床护理信息传递中主要采用人工处理和计算机处理两种方式。

1. 口头方式　口头方式传递信息简单易行，但容易发生错误且难以追查责任。临床上常见于抢救患者时的口头医嘱和晨间交班。

2. 文书传递　是护理信息最常见的传递方式。如护理记录、规章制度，这种方式虽然传播速度较慢，但是有据可查且保留时间长。

⊕ **知识链接**

护理文件书写的重要性

医疗与护理文件是关于患者病情变化、诊疗护理以及疾病转归全过程的客观全面、及时动态的记录，是医护人员进行正确诊疗、护理的依据，同时也是加强各级医护人员之间交流与合作的纽带。护理记录内容有体温、脉搏、呼吸、出入量、危重患者观察记录等，常是医生了解患者的病情进展、进行明确诊断并制定和调整治疗方案的重要参考依据。

3. 计算机处理方式　在护理管理中运用计算机管理系统已成为一种趋势，利用计算机处理信息，具有运算速度快、计算精确度高等优点。目前，已成为临床护理信息管理的一种先进方式，如临床护理信息系统、护理管理信息系统、护理知识库信息系统。

二、护理信息管理措施

（一）建立健全护理信息组织管理体系

各医疗卫生单位应建立由分管护理业务的副院长、护理部主任及副主任、科护士长、护士的垂直护理信息管理体系，实行分级管理、层层负责，以保证信息的畅通与真实，减少信息传递过程中不必要的环节，并且专人负责护理信息资源的管理。

（二）建立信息管理制度，加强督促检查

主管部门应建立切实可行的护理信息管理制度，并采取措施保证制度的落实。各级护理人员应及时传递、反馈信息，检查和督促护理信息管理工作，对违反信息管理制度，漏报、迟报信息，影响正常医疗工作并对他人健康及财产造成损失者，应追究责任，给予相应的处罚。

（三）提高护理人员对护理管理信息系统的应用能力

护理部应组织护理人员学习护理信息管理有关知识及相关制度，提高对护理信息管理重要性的认识。加强对护理人员计算机应用的培养，定期举办护理信息管理系统的使用培训班，使护理人员掌握各种信息处理系统及数据库的使用。

第三节　护理信息系统

PPT

护理信息系统（nursing information system，NIS）是一个可以迅速收集、储存、处理、检索、显示所需动态资料并进行对话的计算机系统。利用计算机网络系统的功能为护理资源、护理活动和护理人事管

理提供必要的护理信息，并有效地参与护理资源和一切护理服务活动在内的过程，借以提高护理工作效率和质量，促进护理管理逐步走向科学化、标准化、现代化、信息化。

一、护理信息系统的内容

医院护理信息系统可以分为临床护理信息系统和护理管理信息系统两大类。

（一）临床护理信息系统

该系统覆盖了护士日常工作中所涉及的所有信息处理的内容，包括医嘱处理、护理观察记录、制定护理计划、实施患者监护等。

1. 住院患者信息管理系统 住院患者管理是医院管理的重要组成部分。以往护士需耗费大量的时间去办理收费、记账、填写各种卡片等间接护理工作，现该系统在患者办理住院手续后就进行相关信息登记，并通过电脑终端与护士站联网，同时将其与药房、收费处、统计室等相应科室共享。这样既强化了患者的动态管理，又节约了护士的间接护理工作时间，住院患者信息管理系统的运用大大提高了护士的工作效率。

2. 住院患者医嘱处理系统 该系统由医师在电脑终端录入医嘱，在护士站电脑终端中显示，经核实医嘱无误，确认即产生各种执行单、当日医嘱变更单和医嘱明细表，供患者和护理人员查阅；确认所开具的药物后，病区药房开具领药汇总表和单个患者明细表，计算药费后自动在收费处联网入账。该系统录入由主治医师操作，充分体现了医嘱的严肃性和法律效应，做到了医护分工明确，责任到人，以确保患者的用药安全。

3. 住院患者药物管理系统 本系统在病区电脑终端上设有借药及退药功能，在患者转科、出院、死亡及医嘱更改时可及时退药，并根据患者用药情况设有退药控制程序，避免人为因素造成误退药或滥退药现象。

4. 住院患者费用管理系统 该系统可以统计整个住院过程中患者治疗的费用、详细药物费用清单、医保报销及自费情况等，在患者住院的整个过程可以随时统计患者、病区的管理信息。也可通过统计一段时间内的各项收入比例，有利于调整费用的结构，达到科学管理。有利于患者了解治疗所产生的费用，真正考虑患者的知情权，达到科学管理。

5. 手术患者信息管理系统 该系统在外科各病区电脑终端输入手术患者的信息，如拟行的手术方式、是否需安排洗手护士、是否需特殊器械、手术时间、麻醉会诊邀请等。麻醉师会诊后录入手术安排的时间、手术间号、麻醉洗手、巡回人员名单、术前用药、特殊准备意见等，使病区与手术室之间紧密衔接。

6. 重症监护病房信息系统 重症监护室收住大型手术及严重创伤的患者，由于病情变化快，需要建立一个能对人体重要生理功能生化指标进行有选择性、连续性、经常性的监护系统。通过该监测系统可及时发现病情变化并作出紧急处理，同时减少护士手工操作及主观判断造成的误差。

（二）护理管理信息系统

护理管理信息系统依据现代护理管理特点，引用现代人力资源管理及信息学方法，充分利用网络资源共享优势，对护理办公、护理人力资源、护理质量、护理成本进行实时有效管理，使之达到科学化、标准化、网络化的目的，现已在许多医院推广应用。

1. 护理质量管理信息系统 是运用计算机将质控指标体系和原始数据标准化，赋予一定权值，建立字典库，工作中随时将护理质量监控检查结果录入计算机，由计算机完成对这些信息的存储、分析和评价。由于信息反馈快，管理者可及时得知各护理单元的护理质量状况，及时控制，减少了护理差错事故的发生率，提高患者满意率，例如护理质量控制管理信息系统，对定期收集的质量控制管理检查指标进行汇总，分析每季度、每年度护理质量控制环节中存在的问题，方便质量控制的持续整改。

2. 护理人力资源管理信息系统　主要应用于护理人员配置、护理人员培训和护理技术档案管理等方面。

（1）护士排班信息系统　系统管理员可以根据实际需求设置班次及公假、病事假，使排班表灵活、科学、操作简单、直观。系统可任意查询、浏览及打印排班表，统计全院当日在班人员，完成全院或科室月、季、年的护士出勤情况及班次统计等，为管理者提供详细、准确的人员在班情况。

（2）护理人员绩效考核信息系统　采用信息技术收集、统计与分析护理人员的各项绩效考核指标，相对于以前手工记录分析护理人员绩效来说，护理人员绩效考核信息系统的应用存在明显的优势，可以动态反映护理人员各项工作指标轨迹、实时作出考核评价，是激励护理人员落实目标任务的有效平台和重要载体。

3. 护理人员培训与继续教育学分信息系统　学分管理信息系统的应用规范了护理人员培训与继续教育管理，为医院人事部门提供了护理人员晋职管理的客观依据，有效地促进了护理人员培训—考核—管理—使用一体化的良性循环。护理人员业务技术档案信息系统：运用此类软件，可以将护理人员的综合信息，如个人简历、科研论文、考试考核成绩、技术职称和护士注册等，一次性输入，永久保存，不但有效解决了以往资料保存不全、查询难的问题，而且减少了手工操作产生的误差。另外，系统强大的查询检索功能还有助于管理者全面掌握每个护理人员的信息，从而了解全院护理队伍的层次结构，为人才管理监控、计划、指导提供了可靠的依据。

二、护理信息系统的应用

（一）个人数码助理

个人数码助理（personal digital assistant，PDA）是以医院信息系统（HIS）为支撑平台，以先进的WLAN技术无线网设备为网络平台，充分利用护理信息系统向病房扩展和延伸，PDA作为一种较为理想的患者床旁信息采集设备，具有便携性、移动性等特点。PDA将临床护理工作有效地延伸和拓展到患者床旁，可实现多种功能。如患者基本信息查询、跟踪医嘱的整个生命周期、生命体征的录入并自助完成趋势图、护理工作量统计为绩效考评提供参考依据，提高护理文书书写准确度等。

（二）移动护理推车

移动护理推车通常被称为移动电脑，它主要由触摸屏、天线、文件盒等组成，集成了住院医师工作站、移动护理系统、护士工作站、电子病历、护理管理系统。通过应用该推车，医护人员可通过WLAN连接信息平台进行操作与查询工作，及时处理患者相关信息。一体化移动护理推车使临床医护人员在病床边就能进行患者相关信息的采集、记录、查询、处置和传输，提高服务的时效性。该推车的应用优化了医务人员工作流程，提高医院的工作效率。

（三）智能手机

智能手机以医院信息系统为支撑，操作程序类似于PDA及移动护理推车，功能上亦能提高护理工作效率及护患满意度，但相比PDA、移动护理推车，智能手机移动系统成本低，整套系统的成本仅相当于传统移动护士工作站费用的1/5到1/10，不但携带方便，而且支持多种输入模式，包括手动触摸、语音录入、条码扫描等，最为关键的是智能手机在无网络环境下依然可以照常工作。以手机为终端的移动护理模式，让护理人员人手一台终端成为可能。

（四）条形码与自动识别系统

条码技术在医院的运用已经很成熟，如检验条码、患者手腕带、检查申请条码、物资设备条码。条码在护理信息系统中的运用集中于输液系统（输液贴）、消毒物品跟踪管理系统（消毒物品条码）、病区内医用耗材管理（耗材条码）。条码与自动识别技术的运用，极大地解放了劳动力，提高了准确率和效率。

（五）医护患智能呼叫信息系统

系统主要由护士控制系统主机、医护分机、床头液晶分机（含呼叫手柄）、液晶门口分机、紧急呼叫分机、数字走廊屏等构成。系统与医院信息系统（HIS）无缝融合，消除了信息孤岛，达到数据共享。该系统的应用，提升了医护患沟通效果，提高了医护工作效率，也提升了医院形象。

三、护理信息系统的发展趋势

（一）护理专家系统

是利用储存在计算机内某一特定领域内的专家知识，来解决现实问题的计算机系统。它是贯彻"以患者为中心"的护理理念的根本体现，是护理程序的计算机化，运用专家的丰富经验和知识，解决临床护理、护理管理中的疑难问题，以提高护理质量，促进学科发展。

（二）远程护理

是利用远程通信技术、计算机多媒体技术及信息技术来传输医学信息，以进行诊断和治疗、护理及教学的一门应用学科。它的应用可以有效地利用护理教育资源，降低护理教育成本，优化护理教育资源，促进护理人员的综合素质提高；有利于缩小城乡和地区性差异，促进护理技术水平的提高，形成大的"护理观"，体现一种行业的团队精神。

（三）医院护理一体化管理系统

是建立在"咨询—保健—预防—护理—康复一体化"的护理模式的护理一体化管理信息系统，它含盖了临床业务管理、科室管理、辅助管理、社区保健、护理管理自动化办公、系统查询等功能，是在医院信息系统同一平台上实现的，是管理信息和临床信息的高度一体化和高度共享。

（四）更适用于突发公共卫生事件

在突发的公共卫生事件面前，及时掌握准确的数据和信息至关重要，如果沿用传统信息传递工具，将造成信息数搜集慢、信息反馈滞后、信息传达拥堵混乱等不弊端，运用先进的信息化管理手段，是更适用于管理突发性卫生公共事件的推进动力。

目标检测

答案解析

1. 护理信息管理的措施是什么？

2. 案例：护士 A，今日轮值夜班，巡视病房发现呼叫铃响起，今日手术患者 69 床正在呼叫，马上到达床旁，患者诉手术伤口处疼痛不适，立即为其测量生命体征，并通知医生，医生查看患者情况后，下达静脉补液医嘱，护士 A 于电脑上执行医嘱后，通过 PDA 核对信息后为患者输液治疗。

讨论：（1）护理信息分哪几类？以上内容接触的是哪一类的护理信息？

（2）以上内容在收集信息的过程中体现了护理信息的哪些特征？

（3）题干中护士在处理问题时运用了哪些收集信息的方式？

（4）列举出医院常用的护理信息系统？

书网融合……

本章小结　　　　　　　微课　　　　　　　题库

第九章 护理质量与安全管理

📖 学习目标

知识要求：

1. 掌握 护理质量、护理质量管理、护理风险、护理风险管理、职业暴露的概念及护理质量管理的任务与原则。

2. 熟悉 PDCA 循环与品管圈管理方法；常见护理风险事件及护理风险管理程序。

3. 了解 护理质量评价的内容；护理风险识别与评估；影响护理安全的要素。

技能要求：

能够运用所学的知识与方法分析、判断护理质量管理与安全管理活动中存在的问题，并提出改进的措施与办法。

素质要求：

1. 培养评判性思维在临床护理与质量管理过程中运用解决问题的能力。

2. 树立和培养护理风险意识，能够运用护理风险与安全管理相关知识预见临床工作过程中潜在的风险隐患，并及时给予规避和控制。

⇒ 案例引导

案例 急诊科是医院的重要组成部分，其医疗服务具有多专业性、多需求性等特点。针对急诊科护理工作的特殊性，护理管理者应以什么思路和方法进行护理质量管理，是值得认真思考和探索的问题。某医院急诊科实施了以下质量管理措施：①成立专科质量管理小组；②确立护理质量考核标准，量化考核细则；③督促和检查环节质量，促进终末质量提高；④处理好急诊服务中与相关科室的衔接关系；⑤制订服务流程图；⑥督导落实各项措施。该医院急诊科在护理质量管理与持续改进的实践过程中，通过以上6项针对性措施使急诊科各项专科质量指标均有了显著的提高，护理差错事故发生率为零。

讨论 在护理工作中开展护理质量管理的意义是什么？

质量是医院生存和发展的基石。随着医疗改革的不断推进与深入，医疗机构越来越重视护理服务的质量、效率与公平性。护理质量是医疗机构的重要考评指标，也是推动医疗机构发展的一大主力。国家级护理质控中心及各省级护理质控中心的成立和完善，将带动我国护理质量管理迈入全新的阶段。强化护理质量管理是护理管理亘古不变的主题，是为患者提供优质护理服务的前提和保障，是提高医院核心竞争力的重要举措。

PPT

第一节　概　　述

一、质量管理概述

（一）质量与质量管理的概念

1. 质量（quality）　主要是指产品或服务的优劣程度。国际化标准化组织（ISO）将质量定义为"一组固有特性满足要求的程度"。质量包括三个层次的含义：规定质量、要求质量和魅力质量。规定质量是指产品或服务的特性达到预定标准的程度；要求质量是指产品或服务的特性满足顾客要求的程度；魅力质量是指产品或服务的特性超出顾客期望的程度。

2. 质量管理（quality management）　是组织为使产品或服务质量能满足质量要求，达到顾客满意而开展的策划、组织、实施、控制、检查、审核及改进等有关活动的总和。质量管理过程通常包括制定质量方针、质量策划、质量控制、质量保证和质量改进。

（1）**质量方针（quality planning）**　是由组织最高管理者正式发布的该组织总的质量宗旨和方向。质量方针应与组织的总方针相一致，是组织在较长时间内质量活动的行动纲领，为组织制定质量目标提供框架和指南。质量方针具有相对稳定性，一般情况下不可随意更改，一旦遇到内外环境发生重大变化时，如重要政策的变更、文件的下达等，组织可以根据实际情况，在必要时酌情进行修订。为了使全体员工能够理解并实施质量方针，质量方针由组织最高管理者制定后，必须通过适当、有效的方式在组织内各层次进行沟通。质量目标是依据质量方针制订的在质量方面所追求的目的，通常对组织的相关职能和层次分别规定目标。质量目标应切实可行，可测量，富有挑战性。

（2）**质量策划（quality planning）**　是指确定质量目标和要求，是质量管理的一部分。质量策划致力于制定质量目标并规定必要的运行过程和相关资源以实现质量目标。策划的结果以质量计划文件的形式表达出来。质量策划类型包括：①服务策划，即对产品的服务质量特性进行识别、分类、比较，并建立起目标、质量要求和约束条件。②管理作业策划，即对实施质量管理体系进行准备，包括组织和安排。③编制并完善质量计划。

（3）**质量控制（quality control）**　是对影响服务质量的各个环节、各因素制定相应的监控程序，对发现的问题和不合格情况进行及时处理，并采取有效的纠正措施的过程。质量控制强调满足质量要求，其目的是控制产品和服务的产生、形成或实现过程的各个环节，使它们达到规定的要求，把缺陷控制在其形成的早期并加以消除。

（4）**质量保证（quality assurance）**　是指为使人们确信某一产品、服务过程或服务质量所需的全部有计划、有组织的活动。质量保证是一种特殊的管理形式，其实质是组织机构通过提供足够的服务信任度，阐明其为满足服务对象的期望而作出的某种承诺。

（5）**质量改进（quality improvement）**　是为向本组织及其顾客提供增值效益，在整个组织范围内所采取的提高活动和过程的效果与效率的措施。现代管理学将质量改进的对象分为产品质量和工作质量两个方面，是全面质量管理中所叙述的"广义质量"的概念。质量改进是消除系统性的问题，对现有的质量水平在控制的基础上加以提高，使质量达到一个新水平、新高度。

（二）质量管理的重要性

从宏观上来说，一个国家产品质量好坏，从侧面反映了民族的素质，质量关系到国家的命运，民族的未来，影响到一个国家在国际的地位；从微观上来说，质量是一个组织赖以生存和发展的保证，是开拓市场的生命线。用户对产品质量的要求越来越高，提高质量能加强企业在市场中的竞争力。产品质量是形成顾客满意的必要因素，因此较好的质量会给企业带来较高的利润回报。

二、护理质量管理概述

（一）护理质量管理概念

护理质量是指护理人员为患者提供护理技术服务和基础护理服务的效果及满足患者对护理服务一切合理需要的综合，是在护理活动过程中形成的客观表现，直接反映了护理工作的职业特色和工作内涵。

护理质量如果用数学公式来呈现，等于实际护理服务质量与服务对象的期望值的差值（图 9－1）。若差值为零，说明服务质量正好满足服务对象的期望值，因此对护理质量满意；当差值为正值，说明服务对象对护理服务的质量很满意；当差值为负值，说明服务对象对护理的服务质量不满意。

护理质量=实际护理服务质量-服务对象的期望值

图 9－1　护理质量计算公式

护理质量管理指按照护理质量形成过程和规律，对构成护理质量的各个要素进行计划、组织、协调和控制，以保证护理服务达到规定的标准，满足或超出服务对象需要的活动过程。

（二）护理质量管理的意义

1. 护理质量是衡量医院服务质量的重要标志之一　它直接影响着医院的临床医疗质量、社会形象和经济效益等。在医疗市场竞争日益激烈及人们生活水平不断提高的今天，如何把握护理质量管理，确保护理质量的稳步提升，提高患者的满意度，是护理管理者的核心任务，也是医院护理工作的主要目标。

2. 护理质量管理是加强护理人才队伍建设的重要举措　护理质量管理强调通过培养和造就优秀的护理人才队伍，提供优质护理服务。护理管理者应重视质量教育，树立质量意识和质量创新观念，不断增强提高质量的责任感、紧迫感和危机感，使全体护士参加到质量管理过程中，人人重视质量，不断提高护理队伍的整体水平。

3. 护理质量管理有利于促进护理学科的发展　护理质量管理内涵的多样性和复杂性，要求全面管理，抓好全过程的质量关，护理在向着咨询—保健—预防—治疗—护理—康复—个体化发展。护理质量管理是护理学科的重要内涵所在，护理质量管理水平的高低很大程度影响医院护理学科的发展状况。护理管理中通过开展各项质量管理活动，实现质量管理科学化、规范化，使护理质量管理符合要求并获得持续改进，从而促进护理学科的不断发展。

（三）护理质量管理的任务

1. 建立护理质量管理体系　护理质量管理体系是医院质量管理体系的重要组成部分。建立质量管理体系是贯彻质量方针、进行质量活动、实现质量目标的重要基础和保障。完善护理质量管理体系，明确规定各部门、各阶层、各岗位和每名护士的任务、职责和权限，形成一个目标明确、职权清晰的管理体系，保证护理质量不断提高。

2. 开展护理质量教育　质量教育是质量管理重要的基础性工作之一。护理质量教育的任务表现在两个方面：第一，增强护士的质量意识，使护士树立质量第一的观念；第二，学习并掌握质量管理的方法和技术，使护士在临床活动中自觉采取适当的方式、方法和手段保证各个环节的质量。

3. 制定护理质量标准　质量标准是质量管理活动的依据和准则，建立完善的护理质量标准是护理管理者的重要任务。护理管理者应借鉴国际先进、国内一流的护理质量标准，遵守国家和地方卫生管理部门颁布的有关标准，结合本医院的工作实际，制定完善的、具体的、具有可操作性的质量标准，明确护士在护理活动中应遵循的技术准则与程序方法，规范护士的职责和行为，使各项工作有章可循。

4. 实施全面质量管理　护理管理部门应充分利用质量管理体系，依据质量管理标准，动员所有护士积极参与质量管理工作，利用先进的管理技术与管理方法，对影响护理质量的各要素、全过程进行全面监控，保证护理工作按照标准的流程和规范进行，及时发现可能存在的隐患，并采取措施纠正。

5. 护理质量持续改进　护理质量管理工作的重点不仅是要防止差错事故的发生，还应在原有质量基础上不断进行质量改进和提高，护理质量持续改进的内容包括进一步完善护理质量标准，改进质量管理方式、方法和手段，不断提高护理质量管理水平，满足患者的各项需求。

（四）护理质量管理的基本原则

1. 以患者为中心的原则　"以患者为中心"是整体护理模式的核心，护理管理工作者应该以患者的满意度为目标，确保患者的需要和期望得到满足。患者是护理的中心，护士要具备良好的护理职业道德、全面的专业知识和谙熟的护理技能确保高质量护理活动的开展，护士所开展的一切活动都要把患者放在首位。

2. 领导引领作用原则　质量管理组织网络是由不同层次人员所组成，各层次职责均有所侧重。如上级管理工作者根据功能目标向下一层次发出指令信息，并考核指令执行的情况，解决下一层次各子系统之间的协调问题。执行级要自觉地使所属的层级服从于上级系统的指令。

3. 预防为主的原则　树立预防为主的思想，从事后把关转移到事先控制上。预防就是对质量进行前馈控制，在质量效果产生之前严格把控影响质量的各个环节，寻找薄弱环节重点把控，发现问题时采取切实可行的措施解决问题，切断影响质量效果形成的各种不利途径，防患于未然。对形成护理质量的要素、过程和结果的风险进行识别，建立应急预案，进行风险管理，减少护理质量缺陷的发生。

4. 全员参与原则　各级人员都是组织之本，只有他们的充分参与，才能使他们的才干为组织带来收益。人是管理活动的主体，也是管理活动的客体。人的积极性、主观能动性、创造性的充分发挥，人的素质的全面发展和提高，既是有效管理的基本前提，也是有效管理应达到的效果之一。组织的质量管理是通过组织内各职能各层次人员参与产品实现过程及支持过程来实施的。过程的有效性取决于各级人员的意识、能力和主动精神。随着市场竞争的加剧，全员的主动参与更为重要。人人充分参与是组织良好运作的必需要求。而全员参与的核心是调动人的积极性，当每个人的才干得到充分发挥并能实现创新和持续改进时，组织将会获得最大收益。

5. 系统管理的原则　要求管理人员从本系统的全部内外因素出发考虑问题，全面认识相互联系的各种要素之间的关系，用系统观点去认识和组织质控活动，进行宏观策划、微观调控。将相互关联的过程作为系统，加以识别、理解和管理，有助于组织提高实现目标的有效性和效率。为了成功地领导和运作一个组织，需要采用一种系统和透明的方式进行管理。这里的"系统"的含义是指将组织中为实现目标所需的全部相互关联或相互作用的一组要素予以综合考虑。要素构成了系统，成为了部分和整体的关系，但这并不是绝对的，一个系统相对于高于它的一级系统，它自己又变成了构成大系统的要素，被称之为子系统，由此产生了子系统的概念。系统内要素不是简单的排列，要素的顺序、关联及构成方式决定了系统的结构。

6. 持续改进的原则　事物的发展是一个动态的过程，在发展的事物中，根据它发展、变化的多样性持续改进，只有坚持持续改进，才能不断改进项目质量，才能满足顾客和其他相关方日益增长和不断变化的需求和期望，质量才能不断提高。因此，这要求护理管理工作者根据不同情况、不同背景、不同项目采取变通的管理方法，使质量改进处于阶梯上升状循环过程，持续改进永不停息。

7. 质量数据分析原则 数据化、信息化管理在如今的大数据时代显得愈发重要，这是一种科学的管理手段，用数据说话比依靠感觉、印象和经验来比较分析更可靠、更准确、更清晰，更有利于认识护理质量及其形成的内在规律。护理管理者应以科学的态度和方法制定出各种定性和定量的衡量标准，对影响护理质量的要素、过程及结果进行严格测量和监控。只有以严谨求实的态度抓好质量管理，采用统计学方法进行数据分析，才能直观、科学地发现问题，不断提高护理质量和工作效率，才能对现象的本质进行科学的统计分析、判断和预测。

8. 互利的供方关系 组织与供方是相互依存的，互利的关系可增强双方创造价值的能力。从宏观的角度来讲，随着生产社会化的不断发展，通常某一产品不可能由一个组织从最初的原材料开始加工直至形成顾客使用的产品并销售给最终顾客。这往往是通过多个组织分工协作，即通过供应链来完成的。因此，任何一个组织都有其供方或合作伙伴，供方或合作伙伴所提供的材料、零部件或服务对组织的最终产品有着重要的影响。供方或合作伙伴提供的高质量的产品将使组织为顾客提供高质量的产品提供保证，最终确保顾客满意。组织的市场扩大，则为供方或合作伙伴增加了提供更多产品的机会。对于护理行业而言，患者需要护理人员的服务，护理人员有专业知识和技术，可以让患者的疾病有好的转归，同时，患者对护理人员的服务所提出的建议或认可，也是护理人员改进工作方式的重要方式。所以，护患之间是互利共存的。

> 💡 **知识拓展**
>
> **护理领域新兴管理方式——零缺陷管理**
>
> 零缺陷管理亦称"缺陷预防"，主张企业发挥人的主观能动性来进行经营管理，工作者要努力使自己的产品、业务没有缺陷，并向着高质量标准的目标而奋斗。是以抛弃"缺陷难免论"，树立"无缺陷"的哲学观念为指导，要求全体员工从开始就正确地进行工作，以完全消除工作缺点为目标的质量管理活动。零缺陷并不是说绝对没有缺陷，或缺陷绝对要等于零，而是指要以"缺陷等于零为最终目标，每个人都要在自己工作职责范围内努力做到无缺点。"

第二节　护理质量管理方法

PPT

护理质量是医院质量的重要组成部分，也是护理管理工作中的重点，护理质量不仅取决于护士的业务素质，还取决于管理方法是否得当和管理水平的高低。在护理质量管理中，恰当选择和应用质量管理的基本原理、方法和工具是确保护理工作科学化、规范化、标准化的必要手段。

医院外部质量评价是由中立的第三方，依据一定的标准体系对医院是否满足相关质量标准要求进行质量评价。目前国内医院管理专家关注的医院外部质量评价标准有 ISO 9000 质量认证，美国医疗机构评审国际联合委员会（Joint Commission International，JCI）制定的《美国医疗机构评审国际联合委员会医院评审标准》（Joint Commission International Accreditation Standardsfor Hospital，下称《JCI 医院评审标准》），国家卫健委和中国医院协会（CHA）发布的《患者安全目标》，以及国家卫健委发布的《医院管理评价指南》。《患者安全目标》和《医院管理评价指南》是结合我国国情制定的医院管理标准，对全国的医疗服务质量管理起到规范和指导作用。各级医疗机构可依据其中的要求，结合本机构和上级主管部门的规定，制定本机构的具体操作性标准。

知识链接

ISO 9000 质量认证方法

我国医疗行业在 20 世纪 90 年代末期引入 ISO 9000 质量认证服务。其认证方法主要包括：①制定质量管理工作计划，确立符合医院建设的质量方针与目标；②编制医院质量体系文件，包括医院质量手册、质量管理体系程序文件、质量计划和规范、标准、作业指导书等；③对工作人员进行系统培训；④医院质量体系的实施；⑤确定医院诊疗过程存在的质量问题；⑥进行质量管理体系审核和管理评审、认证。

一、标准化管理

（一）标准和标准化的概念

1. 标准（standard）　是对重复性事物和概念所作的统一规定。它以科学技术和实践经验的综合成果为基础，经有关方面协商一致，由主管机构批准，以特定形式发布，作为共同遵守的准则和依据。我国的标准分为国家标准、行业标准、地方标准和企业标准 4 级。

2. 标准化（standardization）　在经济、技术、科学及管理等社会实践中，对重复性事物和概念通过制定、发布和实施标准，达到统一，以获得最佳秩序和社会效益，对实际或潜在的问题制定共同和重复使用规则的活动。这种活动包括制定、发布、实施和改进标准的过程。这种过程不是一次完结，而是不断循环螺旋式上升的。每完成一次循环，标准水平就提高一步。标准化的基本方法包括：简化、统一化、系列化、通用化、组合化和模块化。

（二）护理质量标准概念及分类

1. 护理质量标准（nursing quality standard）　是依据护理工作内容、特点、流程、管理要求、护理人员及服务对象的特点、需求而制定的护理人员应遵守的行为准则、规定、程序、方法。护理质量标准由一些具体标准组成，如在医院工作中的各种规章制度、操作规程、岗位职责等，均属于广义的标准。《中华人民共和国护士管理办法》《综合医院分级护理指导原则》《基础护理服务工作规范》《常用临床护理技术服务规范》等，均为正式颁布的国家标准。

2. 护理质量标准分类　护理质量标准目前没有固定的分类方法。根据使用范围分为护理业务质量标准、护理管理质量标准；根据使用目的分为方法性标准和衡量性标准；根据管理过程结构分为要素质量标准、过程质量标准和终末质量标准，这三者是不可分割的标准体系。

（1）要素质量标准　要素质量是指构成护理工作质量的基本要素。要素质量标准既可以包括护理技术操作的要素质量标准，同时也可以指管理的要素质量标准。例如，原卫生部发布的《三级综合医院评审标准》中对临床护理质量管理与持续改进的具体要求是：根据卫生部分级护理的原则和要求，建立分级护理制度，质量控制流程，落实岗位责任制，明确临床护理内涵及工作规范，有护理质量评价标准和考核指标，建立质量可追溯机制。

（2）过程质量标准　过程质量是各种要素通过组织管理所形成的各项工作能力、服务项目及其工作程序或工序质量，它们是一环套一环的，所以又称为环节质量。在过程质量中，强调医疗服务体系各环节的协调性，从而为连贯的医疗服务提供保障。连贯医疗服务主要指急诊与入院的衔接、诊断与治疗的衔接、诊疗程序的衔接、相关科室的衔接及上级医院与地方医院、社区医院的衔接等。

（3）终末质量标准　护理工作的终末质量是指患者所得到的护理效果的综合质量。它是通过某种质量评价方法形成的质量指标体系。这类指标包括技术操作合格率、差错发生率、患者及社会对医疗护理工作满意率等，其中住院患者以重返率（再次住院和再次手术）、死亡率（在院死亡和术后死亡）、安全指标（并发症与患者安全）这3个指标为重点。

（三）护理质量标准化管理

护理质量标准化管理就是制定护理质量执行标准，并不断进行护理标准化建设的工作过程。

1. 制定护理质量标准的原则

（1）可衡量性原则　没有数据就没有质量的概念，也无从采用客观标准来衡量。因此在制定护理质量标准时，质量效果尽量采用数据来表达，对一些定性标准也尽量将其转化为可计量的指标。

（2）科学性原则　制定护理质量标准不仅要符合法律法规和规章制度要求，而且要在能够满足患者需要的前提下，有利于规范护士行为和护理人才队伍的培养，促进护理学科的发展，提高护理质量和医院管理水平。

（3）先进性原则　护理人员的工作对象是患者，他们所需要的是无微不至的、精确的护理，任何疏忽、失误或者处理不当都可能会给患者造成不良的影响或者严重后果。因此，在管理工作中要善于总结国内外护理工作正反两方面经验和教训，吸取先进的理念，在充分循证研究的基础上，用数据说话，按照质量标准形成的规律制定标准。

（4）实用性原则　从客观实际出发，掌握医院目前护理质量水平与国内外护理质量水平的差距，根据现有人员、技术、设备、物资、时间、任务等条件，定出质量标准和具体指标，制定标准值时应基于事实，略高于事实，即标准应是经过努力才能达到的，切忌好高骛远。

（5）严肃性和相对稳定性原则　在制定各项质量标准时要有科学的依据和群众基础，一经审定，必须严肃认真地执行，凡强制性、指令性标准应真正成为质量管理规章制度，临床护理工作者必须严格遵守落实；其他规范性标准，也应发挥其规范指导作用。因此，需要保持各项标准的相对稳定性，不可随意违背、更改。

2. 护理质量标准的制定　制定护理标准可以分为4个步骤。

（1）调查研究，收集资料　调查内容包括国内外有关标准资料，期望制订护理质量标准单位的历史和现状、相关方面的科研成果，实践经验和技术数据的统计资料和有关方面的意见和要求等。调查方法建议文献研究、前沿资料收集和现场考察相结合。调查完成后，要认真进行归纳、分析、总结。

（2）拟定标准并进行验证　在调查研究的基础上，对各种资料、数据进行统计分析和全面综合研究，然后着手编写关于标准的初稿。初稿完成后，发放给管理层、临床执行层、医疗相关人员进行意见征求，组织讨论，形成修改文件。文件通过预测才能得出结论，并通过试验验证，保证质量的标准性。

（3）审定、公布、实行　对拟定的标准进行上报，通过各级相关卫生行政主管部门审批后公布，在一定范围内实行（试行）。

（4）标准的修订　随着护理质量管理实践的不断发展，当原有的标准不能适应新形势的要求时，就应该对原有的标准进行修订或者废止，并制定新的标准，以推动护理质量不断向前发展。

总之，护理质量标准是护理管理成功与否的关键，它不仅是衡量护理工作优劣的准绳，也是护士工作的黄金指南。因此，建立系统的、科学的、与时俱进的护理质量标准与评价体系，有利于提高临床护理质量，培养专业护理人才，保证患者安全。

3. 医院常用的护理质量标准　包括护理技术操作质量标准、护理管理质量标准、护理文书书写质量标准及临床护理质量标准等四大类。

二、PDCA 循环 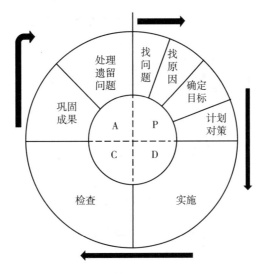微课

(一) PDCA 循环的概念

PDCA 循环 (PDCA cycle) 是美国著名的质量管理专家爱德华·戴明 (W. Edward. Deming) 于 20 世纪 50 年代提出的，又称"戴明环" (Deming cycle)，其中 PDCA 分别代表计划 (Plan)、执行 (Do)、检查 (Check)、处理 (Action) 四个阶段循环往复的过程，是一种程序化、标准化、科学化的管理方式。从过程来看，这是一个从发现问题到解决问题的过程，该方法作为质量管理的基本方法，被广泛应用于护理领域的各项工作中。

(二) PDCA 循环的步骤

PDCA 循环的实施过程分为 4 个阶段，8 个步骤 (图 9-2)。

图 9-2　PDCA 循环 8 个步骤

1. Plan 计划阶段　该阶段分为 4 个步骤，第一步分析现状，找出存在的质量问题，确定需要质量改进的项目；第二步逐项分析产生质量问题的各类原因或影响因素；第三步找出影响质量的主要因素，确定改进目标；第四步针对主要因素研究对策，制定相应的管理或者技术措施，提出改进的行动计划，并预测实际效果。解决问题的措施应具体而明确。

2. Do 实施阶段　即第五步，按照预定的质量计划、目标、措施及分工，付诸行动。

3. Check 检查阶段　即第六步，根据计划要求、实际执行情况，将实际效果与预期目标进行对比检查，衡量和考察所取得的效果，发现计划执行中的问题进行改进，制定下一步措施。

4. Action 处置阶段　对检查结果进行分析、评价和总结，具体分为两个步骤进行。第七步把成果和经验纳入有关标准和规范 (技术标准或者管理工作标准) 之中，巩固已取得的成绩，让取得的成果进入定性状态。第八步把没有解决的问题或者新发现的问题转入下一个 PDCA 循环，并制定新一轮循环计划。

现存原有的问题解决了，新的问题又出现了，问题不断出现又不断被解决的过程也就是 PDCA 循环不停运转的过程，也是临床护理管理方法和质量不断前进和改进的过程。

(三) PDCA 循环的特点

1. 系统性　PDCA 作为一种科学的管理工具，其 4 个阶段必须是完整的，缺少任何一个环节都不可能取得预期的效果。例如，查找问题不全不准，就会给分析原因带来困难。制定计划是为了实施，检查

是为了确认分析实施的效果，是处理的前提，而处理是检查的目的。每一个环节都是环环相扣的，是一个不可分割的系统的整体。

2. 关联性　大循环是小循环的依据，小循环是大循环的基础，从循环过程来看，各个循环之间相互协调、相互促进、彼此关联、相互作用。各个护理单元是护理质量管理体系中的子循环，而护理质量管理是医院质量管理的一个子循环，与医院各部门之间构成质量管理的大循环，从而让 PDCA 循环运转起来，整个医院的质量，取决于各个部门、各环节的质量，而各部门的质量依托于医院管理规章制度的制定。因此，大循环是小循环的理论依据，小循环是大循环的行动基础，达到彼此促进、推动、提高的目的（图 9 - 3）。

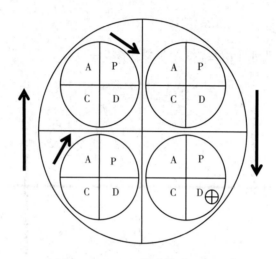

图 9 - 3　PDCA 循环关联示意图

3. 递进性　PDCA 循环的 4 个阶段周而复始地运转，每循环一次都有新的目的和内容，产品质量、过程质量或工作质量就提高一步。PDCA 循环是一个持续滚动的过程，从结果上看是呈阶梯式上升的，该循环不是在同一水平上周而复始地循环，它的每次循环，都是站在以往的经验所搭建起来的基础上，有新的任务和目标，都能发现、解决一些新的问题，这样质量才能进一步提高，从而推进管理工作上升到一个新的台阶（图 9 - 4）。

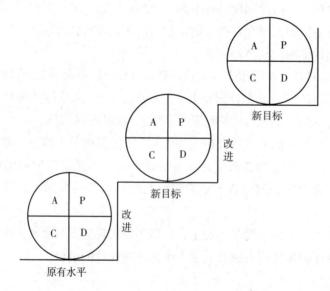

图 9 - 4　PDCA 循环呈阶梯上升式

（四）PDCA 循环对护理质量管理的意义

1. 促进护理质量的持续改进　PDCA 循环既强调以现状为基础的科学调查，又注重以问题为核心的具体改进措施，并强化追踪效果评价，持续改进，使护理质量控制更有系统性、规律性和可持续性，有利于形成护理质量管理和谐的循环体系，提高管理效能，促进护理质量的持续改进。

2. 有利于提高患者满意度　动态循环的 PDCA 循环可有效强化"以患者为中心"护理质量管理理念，强调优质护理的重要性，逐步完善各项规章制度，优化护理工作流程，提高患者满意度。

3. 有利于激发护士的积极性　PDCA 循环强调全员参与，注重构建透明的质量管理网络，让每位从一线的临床护士到高层的护理管理者共同参与，人人有目标、有压力、有动力，从而有利于激发护士的工作积极性。

三、临床路径

（一）临床路径的概念

临床路径（clinical pathway，CP）是指针对某一疾病建立一套标准化治疗模式与治疗程序，是一个有关临床治疗的综合模式，以循证医学的证据和指南为指导来促进治疗和疾病管理的方法，最终起到规范医疗行为，减少变异，降低成本，提高质量的作用。

临床路径最早起源于美国 20 世纪 80 年代。在传统的医疗模式下，医师根据自己的临床经验开展临床工作，因为工作经验和各自的工作习惯不同，最终产生的医疗效果也不同，由于没有统一的评价和衡量标准，医疗服务质量改进比较困难。临床路径在这样的情况下应运而生，它是综合了多数医学专家的意见，制定出一个行业内认可通用的标准化路径，要求大家依此路径来开展医疗工作，这在很大程度上控制了医疗环节中的差异和不确定因素，保证了医疗服务质量的稳定。

中国台湾地区专家林碧珠，曾以系统理论为基础提出临床路径流程的框架，临床路径把诊疗、护理常规合理化、流程化，使病程的进展按流程进行有效控制，其最终结果就是依据最佳的治疗护理方案，降低医患双方的成本，提高诊疗护理效果。

（二）传统医学临床路径的制定

1. 前期准备　成立临床路径实施小组；收集基础信息；分析和确定实施临床路径的病种或手术，选入原则为常见病、多发病和费用多、手术或处置方式差异小、诊断明确且需要住院治疗的病种。

2. 制定临床路径　方法主要为专家咨询法、循证法和数据分析法。制定过程中需要确定流程图、纳入排除标准、临床监控指标与评估指标、变异分析等相关标准，最终形成临床路径医师、护士和患者版本。各版本内容基本相同，但各有侧重点和针对性，详略程度和使用范围有所不同，这也可以增进医护人员与患者的沟通，有利于患者参与监控、保证临床路径措施的落实。

3. 实施临床路径　按照既定路径在临床医疗护理实践中落实相关措施。

4. 测评与持续改进　评估指标可以分为以下几种，年度评估指标（平均住院天数及费用）、质量评估指标（合并症、并发症和不良事件发生率等）、差异度评估指标（医疗资源运用情况等）、临床成果评估指标（平均住院天数，每人次的住院费用、资源利用率等）及患者满意度评估指标（对医师护士的诊疗技术、等待时间、诊疗环境、态度等）。根据 PDCA 循环的原理，定期对实施过程中遇到的问题及国内外最新进展，结合本医院的实际情况，及时对临床路径加以修改，补充和完善。

（三）临床路径的变异及处理

临床路径变异是指临床实际过程在既定的标准临床路径上发生了偏移，与任何预期的决定相比有所变化的称为变异。实施临床路径时有时会产生变异，即任何不同于临床路径的偏差。根据不同标准可将变异分为不同类别。按照造成变异的原因，可分为疾病转归造成的变异、医护人员造成的变异、医院系统造成的变异及患者需求造成的变异4种类型。按照变异管理的难易程度，可将变异分为可控变异和不可控变异两类。按照变异发生的性质，可分为正变异和负变异。正变异是指计划好的活动或结果提前进行或完成，如提前出院、CT检查提前等；负变异是指计划好的活动没有进行（或结果没有产生），或推迟完成，如延迟出院、CT检查延迟。

变异的处理应当遵循以下步骤。①记录：经治医师应当及时将变异情况记录在医师版临床路径表单中，记录应当真实、准确、简明。②分析：经治医师应当与科室项目负责人交换意见，共同分析变异原因并制订处理措施。③报告：经治医师应当及时向实施小组报告变异原因和处理措施，并与科室相关人员交换意见，并提出解决或修正变异的方法。④讨论：对于较普通的变异，可以组织科内讨论，找出变异原因，提出处理意见；也可以通过讨论、查阅相关文献资料探索解决或修正变异的方法。对于临床路径中出现的复杂而特殊的变异，应当组织相关的专家进行重点讨论。

（四）临床路径在护理中的应用

护理临床路径是针对特定的患者群体，以时间为横轴，以各理想护理措施为纵轴的日程计划表，也就是临床所制定的护理计划单，是有预见性地开展各项护理工作的依据。护理临床路径是由临床路径发展小组（CPDT）内的一组成员，根据某种诊断或者某类疾病或手术而制定的一种护理模式，按照临床路径表的标准化治疗护理流程，让患者从住院到出院都按照此模式来接受治疗护理。在整个过程中，护士是临床护理路径的制定者，同时也是执行临床路径团队的核心成员之一，在临床路径管理的模式下，医护关系发生了根本的变化，由从属配合关系变为平等合作关系。护士所开展的护理活动也是临床路径活动的重要内容，在执行临床路径的过程中，护理活动可归纳为监测、评估、给药、治疗、检验、活动、饮食、排泄护理、护理指导、出院宣教、评价等，规划在每日的护理行动中。

四、JCI认证

JCI认证是一套近年来被国际上广泛使用的认证体系，其整体设计代表了一种全新的医疗服务价值理念。JCI的核心理念是"以患者为中心"，其评审的核心理念是"注重实际行动"和"让每一名员工都参与"。随着越来越多的医院通过改进与建设达到了所要求的各项标准，通过了JCI认证，这种新的医疗服务价值理念也被越来越广泛地带到了医疗服务的实践当中。未来这种医疗服务价值理念和体系必将成为医疗服务行业的发展方向，有志通过JCI认证的医院和尚未对其有所了解的医院都应认识国际上的这一潮流和发展趋势，努力向国际前沿水平靠拢。

（一）JCI认证概念

JCI（Joint Commission International）是美国联合委员会国际部的简称，创建于1998年，是国际医疗卫生机构认证联合委员会（Joint Commission on Accreditation of Healthcare Organizations，JCAHO）用于对美国以外的医疗机构进行认证的附属机构，也是世界卫生组织（WHO）认可的全球评估医院质量的权威评审机构。JCI认证是一种医院质量管理和改进的有效手段，属于国际医院质量评审方法。这与国内目前医院质量管理重硬件轻软件的评审理念存在较大差异，但具有更大的实践意义。

（二）JCI认证原则

JCI认证的原则是：要求医院的管理制度要建立在标准之上，医师、护士、管理者要有授权，所有员工要有岗位考核与绩效评价，要求医院的管理达到相应的水平，尤其看重医院质量的评价依据。专家评价、考核医院的重点与国内的方式有所不同，医院的文件、硬件建设不作为评价和考核的重点，重点在于医院的制度建设、医疗流程、质量的持续改进、医疗安全这些方面。尽管JCI质量标准为国际统一标准，但也考虑了特定国家的国情，所以它的大部分标准都是只提供了行动的框架，而将建立质量目标与指标的工作留给了医院。JCI给医院提出的目标是：为患者提供满足其健康需求的服务，协调各服务流程，以提高患者的治疗效果，最大限度地利用医疗资源。评审的核心价值是：降低风险，保证安全，促进医疗质量的持续改进。

（三）JCI标准的特点

1. 以患者为中心 JCI体系非常强调医院提供人性化的、人本主义的服务，在医疗的过程中，不但要对患者的安全与疾病康复负责，同时还要理解并保护每一位患者的心理、社会、精神和文化价值观。

2. 注重安全 由于医疗行业无论对于医护人员还是对于患者都具有较高的风险，因此JCI认证体系十分强调服务过程中的安全因素。很多通过了JCI认证的医院都要求员工在工作中遵循"以不对患者造成伤害为第一要务"。

3. 强调流程管理 JCI评审机构在审核医院的时候，不单要检查医院计划、制度、操作规范及监控指标等书面材料，更要指派评审员亲自考察医务人员医疗护理的过程，以了解医院制度是否真正落实，患者是否能够在与医院接触的每一个点上都获得医院所承诺的优质、高效的服务。

4. 提供同质服务 JCI非常强调在服务的每个环节上都能提供同样风格和品质的医疗服务，避免出现对患者服务态度上的不一致和流程上的漏洞。JCI的审查员在审核时，将会随机询问患者及医护人员一些细节和具体的问题，核查被询问者的回答是否一致。JCI标准对于医院医疗质量与患者安全的管理就像一个国家的宪法，非常细致具体，可操作性强，医院的所有这方面的管理政策都要求建立在这个标准之上。正因为如此，很多国家医院对参与JCI认证工作的价值认定远不止于获得一个国际认证，而是要充分利用JCI的信息和理论资源，以JCI认证体系作为自身医院建设的框架模板，来规范管理，将JCI指标作为医院日常工作的定量目标和监管依据。

（四）JCI认证的意义

1. 建立强大而又完整的管理体制 JCI要求医院提供同质的服务，这就要求建立一个十分强大的、能够渗入每个细节的管理体系，以便让每个服务环节都能得到监控和管理。

2. 转变员工的工作态度 JCI强调对流程的管理，这就需要转变员工对于差错的认识。以往员工在工作中出现差错时，往往首先想到受到怎样的惩罚，继而采取隐瞒的态度。而采用流程监控制度后，员工将会达成共识，认为人人都可能犯错，重要的不是惩罚，而是分析原因，特别是分析流程上有无问题，以避免同样或类似的差错再次发生。在这样的管理制度下，员工被鼓励积极上报问题和差错，同时让员工在出错时着重考虑如何解决问题，以更积极的态度面对过失，而不是消极地隐瞒出现的问题。

3. 加强员工间的沟通机制 对于流程的监控可加强医务工作者间的沟通与合作，在流程管理的过程中，要求医师、护士、药剂师等必须密切沟通配合，才能确保在治疗过程中不会出现问题。

4. 促进对员工的培训与教育 为了让医院能够提供同质的服务，必须不断地对医护人员进行培训和教育，让每个医务工作者都能具备提供优质服务的素质。医院必须设计各类适合本院人员情况的培训课程和机制，提高工作人员的素质。

5. 建立综合信息管理系统 信息管理系统建设是质量标准化的基础，有强大的质量信息管理系统才能建立起有实效的管理反馈体系，也是适应当今信息化社会的重要举措。

6. 培养医院管理人才 强有力的管理体系要求大量优秀的医院管理人才，医院需要大量引进或培养该类人才，为医院的管理阶层增加新鲜血液。

五、六西格玛管理

(一) 六西格玛管理的概念与内涵

"σ"是希腊文的一个字母,在统计学上用来表示标准偏差值,用以描述总体中的个体离均值的偏离程度,测量出的σ表征着诸如单位缺陷、百万缺陷或错误的概率性,σ值越小,缺陷或错误就越少。6σ是一个目标,这个质量水平意味着所有的过程和结果中,99.99966%是无缺陷的,也就是说,做100万件事情,其中只能有3.4件是有缺陷的,这几乎趋近人类能够达到的最为完美的境界。六西格玛(Six Sigma)管理是通过对过程持续的突破性改进,不断提高顾客的满意度,持续地降低成本来提升组织的赢利能力和竞争水平。其核心理念是以"最高的质量、最低的价格"向顾客提供产品的服务。六西格玛管理专家罗纳德·斯尼(Ronald Snee)评价六西格玛管理是"寻求同时增加顾客满意度和企业经济增长的经营战略途径"。

(二) 六西格玛管理的基本原则

1. 真诚关心顾客 六西格玛把顾客放在第一位。例如在衡量部门或员工绩效时,必须站在顾客的角度思考。先了解顾客的需求是什么,再针对这些需求来设定企业目标,衡量绩效。

2. 根据资料和事实管理 在六西格玛中,确定要解决的问题要靠收集数据,衡量目前的水平要靠数据,实际做到的与期望做到的差距要靠数据,用数据说话是六西格玛管理的显著特点。六西格玛管理要求测量影响顾客满意的所有因素,通过评估系统,跟踪结果和产出,并追溯生产、服务和业务流程的投入和其他可预测因素。六西格玛用数据作为基础,来支持或推动决策的形成,而非靠定性的、感觉的、经验的、情绪的、职位的等方法和模式来进行决策和驱动管理。

3. 以流程为重 任何生产或服务都有一个过程,过程就是把生产要素、要求、目标等输入因素,通过一系列的物理、化学、生物的、社会的作用和反应,形成产品和服务输出的一个流程。把要素投入了,能否形成合格的满足要求的产出,关键取决于生产过程本身。六西格玛强调要针对过程、而非针对结果采取措施。例如,加强检验就是对结果采取措施,接待不满顾客也是对结果采取措施,提高售后服务同样是对结果采取措施。实际上这些不符合顾客要求的、不符合规定的,都是在生产过程中制造的或者在随后的检验漏掉的,最后流到客户那里。六西格玛水平不是靠检验来实现的,它强调要对生产、服务过程中造成品质不稳定的因素采取控制措施,减少波动,防止缺陷的产生,从根本上解决问题。

4. 主动管理 主动管理意味着在事件发生之前,预测问题、数据、状况等的变化方向和趋势,提前采取前瞻性、预防性的控制、纠偏措施,来保证生产过程朝着预期的目标发展。六西格玛强调要进行预防性的积极管理,积极管理意味着设定并跟踪有挑战性的目标,建立清晰的优先顺序,对采取预防措施和事后解决问题的人都给予同等程度的奖赏,挑战传统的、静态的、被动的、消极的做事方法。

5. 协力合作无界限 改进公司内部各部门之间,公司与供货商、顾客之间的合作关系,可以为企业带来巨大的商机。六西格玛强调无界限的合作,让员工了解自己应该如何配合组织大方向,并衡量企业的流程中,各部门活动之间有什么关联性。

6. 追求完美的同时容忍失败 在六西格玛企业中,员工不断追求一个能够提供较好服务、又降低成本的方法,能够在持续追求完美的过程中,接受或处理偶发的挫败,从错误中总结经验、扬长避短、更进一步。

(三) 六西格玛管理方法

六西格玛是一套系统的业务改进方法体系,是一种旨在持续改进企业业务流程,实现客户满意的管理方法。它通过系统地、集成地采用质量改进流程,实现无缺陷的过程设计(面向六西格玛的设计),

并对现有过程进行定义（define）、测量（measure）、分析（analyze）、改进（improve）、控制（control），简称 DMAIC 流程，消除过程缺陷和无价值作业，从而提高质量和服务、降低成本、缩短运转周期，达到客户完全满意，增强企业竞争力。

1. DMAIC 方法 一般用于对现有流程的改进，包括制造过程、服务过程以及工作过程等。

（1）定义阶段（D 阶段） 确定员工的知识、技能和素质等方面的关键需求，并识别需要改进的培训项目或培训管理流程，并将改进的内容界定在合理的范围内。主要方法有胜任力模型、行为事件访谈、专家小组法、问卷调查法、全方位评价法、专家系统数据库和观察法等。

（2）测量阶段（M 阶段） 通过对现有培训流程的测量，辨别核心流程和辅助流程；识别影响培训流程输出的输入要素，并对测量系统的有效性作出评价。主要方法有 AFP 法、模糊综合评判法、直方图、矩阵数据分析图等。

（3）分析阶段（A 阶段） 通过数据分析，确定影响培训流程输出的关键因素，即确定培训过程的关键影响因素。主要方法有鱼骨图、柏拉图、回归分析、因子分析等。

（4）改进阶段（I 阶段） 寻找优化培训流程并消除或减少关键输入因素影响的方案，使流程的缺陷或变异降低到最小程度。主要方法有流程再造等。

（5）控制阶段（C 阶段） 使改进后的流程程序化，并通过有效的监测手段，确保流程改进的成果。主要方法有标准化、程序化、制度化等。

2. 六西格玛设计 六西格玛设计（design for Six Sigma，DFSS）是以顾客需求为导向，关注新产品或新业务过程的开发，并通过优化产品或业务过程的设计，从源头上保证其具有较高的符合顾客要求的能力，是组织提升创新能力、加快创新速度的强有力的管理工具（图 9 - 5）。

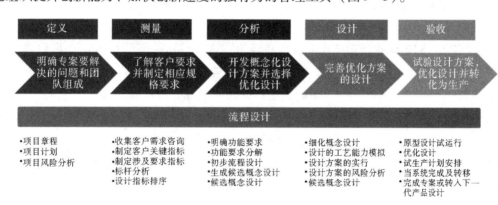

图 9 - 5 六西格玛设计 DFSS 框架结构图

（四）六西格玛管理成功的关键因素

美国质量协会（American society of quality，ASQ）以及中国学者在长期的经验总结和研究结果中，提炼出了六西格玛管理过程中成功的关键因素。

1. 领导作用 六西格玛组织战略与总体战略的是否一致直接导致六西格玛管理的成败以及企业的成败，因此，领导作用是成为影响管理成败的第一潜变量。

2. 组织架构 六西格玛组织是以黑带团队为基础的组织，由六西格玛组织的倡导者、大黑带、黑带、绿带等组成，他们各自职责明确，构成完整的工作梯队。

3. 以顾客为关注的焦点 了解顾客需求，评价顾客满意度，收集顾客数据，分析顾客信息，将顾客需求转化为产品或服务的要求，这些是企业经营过程中最为关键的步骤。

4. 教育培训 一方面，培训有助于员工了解六西格玛哲学和理论，同时也有助于员工理解企业采用六西格玛的目的和意义，提高参与的主动性和积极性；另一方面，培训也是员工获得六西格玛实施所要求的新知识和技能的重要手段。

5. 沟通与激励政策 在评价和奖励之前，客观、有效、公正地对成果进行测量是根本。评价与激励系统对实施六西格玛管理起一定的促进作用。一套科学合理的项目评价体系能激发各成员的积极性，具有成果奖励的系统也对项目起到很好的支持作用。

6. 文化变革 就六西格玛本身而言，它永远是一种管理哲学，它要求组织采取真正的顾客导向、全员参与、采用基于事实和数据的方法，以过程为导向，并给予过程永无止境的持续改进，进而在组织中创造出一种六西格玛文化。只有员工接受了六西格玛的理念，从意识上维护六西格玛，六西格玛战略才能在企业持久成功地开展下去。

六、品管圈活动

品管圈（quality control circle，QCC）就是由相同、相近或互补之工作场所的人们自动自发组成数人一圈的小圈团体（又称 QC 小组，一般 6 人左右），全体合作、集思广益，按照一定的活动程序来解决工作现场、管理、文化等方面所发生的问题及课题。它是一种比较活泼开放的品管形式。目的在于提高产品质量和提高工作效率。

（一）品管圈活动实施步骤

1. 组圈 根据存在的不同问题，同一部门或工作性质相关联为宜，在自愿的前提下组成品管圈活动小组，每组 6 人左右为宜，民主推选出圈长，由圈长主持圈会，并确定一名记录员，担任圈会记录工作。以民主方式决定圈名、圈徽。圈长填写"品管圈活动组圈登记表"，成立品管圈，并向 QCC 推动委员会申请注册登记备案。

2. 活动主题选定，制定活动计划 每期品管圈活动，必须围绕一个明确的活动主题进行，结合部门工作目标，从品质、成本、效率、周期、安全、服务、管理等方面，每人提出 2~3 个问题点，并列出问题一览表。以民主投票方式产生活动主题，主题的选定以品管圈活动在 3 个月左右能解决为原则，并提出选取理由，讨论并定案，制定活动计划及进度表，并决定适合每一个圈员的职责和工作分工。活动计划表交 QCC 推行委员会备案存档，本阶段推荐使用脑力激荡法和甘特图。

3. 目标设定 明确目标值并和主题一致，目标值要尽量量化。不要设定太多的目标值，最好是 1 个，最多不超过 2 个，同时，目标值应从实际出发，不能太高也不能太低，既有挑战性，又有可行性，必要时需对目标进行可行性分析。

4. 现状调查数据收集 根据上次的特性要因图（或围绕选定的主题，通过圈会）设计适合本圈现场需要的、易于数据收集、整理的查检表，决定收集数据的周期、收集时间、收集方式、记录方式及责任人，圈会结束后，各责任人员即应依照圈会所决定的方式，开始收集数据，数据一定要真实，不得经过人为修饰和造假。本阶段推荐使用查检表。

5. 数据收集整理 对上次圈会后收集数据过程中所发生的困难点，全员检讨，并提出解决方法，检讨上次圈会后设计的查检表，如有必要，可加以补充或修改，使数据能更顺利收集，如无困难，则圈长落实责任人及时收集数据，使用 QC 手法，从各个角度去层别，做成柏拉图形式直观反映，找出影响问题点的关键项目。本阶段可根据需要使用合适的 QC 手法，如柏拉图、直方图等。

6. 原因分析 在圈会上确认每一关键项目，针对选定的关键项目，运用头脑风暴法展开特性要因分析，找出影响的主要因素，主要因素要求具体、明确且便于制定改善对策。会后落实责任人，对主要因素进行验证、确认。对于重要原因以分工方式，决定各圈员负责研究、观察、分析，提出对策构想，并于下次圈会时提出报告，本阶段主要使用脑力激荡法和特性要因法。

7. 对策制定及审批　根据上次圈会把握重要原因和实际观察、分析、研究的结果，按分工的方式，将所得的对策一一提出讨论，除了责任人的方案构想外，以集思广益的方式，吸收好的意见。根据上述的讨论获得对策方案后，让圈员分工整理成详细具体的方案。对所制定的具体对策方案进行分析，制定实施计划，并在圈会上讨论，交换意见，定出具体的步骤、目标、日程和负责人，注明提案人，根据讨论结果以合理化建议的形式提出具体的改善构想。圈长将对策实施计划及合理化建议报部门主管/经理批准后实施（合理化建议实施绩效不参加合理化建议奖的评选，而直接参加品管圈成果评奖）。如对策需涉及圈外人员，一般会邀请他们来参加此次圈会，共同商量对策方法和实施进度。本阶段推荐使用脑力激荡法、系统图法。

8. 对策实施及检讨　对所实施的对策，由各圈员就本身负责工作作出报告，顺利者给予奖励，有困难者加以分析并提出改进方案和修改计划。对前几次圈会做整体性的自主查检，尤其对数据收集、实施对策、圈员向心力、热心度等，必须全盘分析并提出改善方案。各圈员对所提出对策的改善进度进行反馈，并收集改善后的数据。

9. 效果确认　分为总体效果及单独效果，每一个对策实施的单独效果，通过合理化建议管理程序验证，由圈长最后总结编制成合理化建议实施绩效报告书，进行效果确认，对无效的对策需开会研讨决定取消或重新提出新的对策。总体效果将根据已实施改善对策的数据，使用 QCC 工具（总推移图及层别推移图）用统计数据来判断。改善的经济价值尽量以每年为单位，换算成具体的数值。圈会后应把所绘制的总推移图张贴到现场，并把每天的实绩打点到推移图上。本阶段可使用检查表、推移图、层别图、柏拉图等。

10. 定标准　为使对策效果能长期稳定地维持，标准化是品管圈改善历程的重要步骤，把品管圈有效对策纳入公司或部门标准化体系中。

11. 成果资料整理（成果比较）　计算各种有形成果，制作成果比较的图表，主要以柏拉图金额差表示。列出各圈员这几次圈会以来所获得的无形成果，并做改善前、改善后的比较，可能的话，以雷达图方式表示。将本期活动成果资料整理编制成"品管圈活动成果报告书"。本阶段可使用柏拉图、雷达图等。

12. 活动总结及下一步打算　任何改善都不可能是十全十美的、一次解决所有的问题，总还存在不足之处，找出不足之处，才能更上一个台阶。按 PDCA 循环，品质需要持续改善，所以每完成一次 PDCA 循环后，就应考虑下一步计划，制定新的目标，开始新的 PDCA 改善循环。

13. 成果发表　对本圈的"成果报告书"再做一次总检讨，由全体圈员提出应补充或强调部分，并最后定案。依照"成果报告书"，以分工方式，依各人专长，分给全体圈员，制作各类图表。图表做成后，由圈长或推选发言人上台发言，并进行讨论交流。准备参加品管圈发表会。

（二）品管圈活动对护理质量管理的意义

1. 把护理质量管理模式带领到新高度　以往的护理管理方式大都是自上而下的管理，护士是被管理者、被评估者，而品管圈要求全员参与，提供自下而上的管理模式，让护士自发参与到管理活动中，并在工作中得到应有的奖励，提高工作价值和满足感。

2. 有利于提高护士的评判性思维　品管圈活动是人人参与的活动，人人都有决策权和解决问题的机会。参与活动的护士必须通过认真观察、学习、分析、思考才能提出问题，采用科学的统计学方法来分析问题，并制定出改进措施，有利于提高护士的评判性思维和解决问题的能力。

3. 有利于增强团队合作意识　品管圈活动重视团队性，团队合作需要充分地协调、沟通、配合，大家朝着同一个目标前进，有共同协作的快乐，在活动中创造尊重人性、团队合作及学习成长的工作环境，提升团队凝聚力。

4. 有利于促进标准化管理　品管圈采取科学的方法查找问题的原因、制定对策、实施、效果确认

PPT

及评价，有利于促使所有护理活动趋于标准化，从而促使护理质量不断改进。

第三节　护理质量评价与持续改进

评价一般是指衡量所定标准或目标是否实现或实现的程度如何，即对一项工作成效大小、工作好坏、进展快慢、对策正确与否等方面作出判断的过程。护理质量评价是体现护理质量管理效果的重要手段和直观指标，贯穿于护理管理的始终，是一项系统工程。通过护理评价可以直观地反映护理质量管理的效果，反映问题根本所在，制定改进的方案，进行持续改进，不断提高护理质量。

一、护理质量评价的目的与原则

（一）护理质量评价的目的

护理质量评价的目的主要有：①可以衡量工作计划是否完成，工作进展的程度和达到的水平；检查工作是否按预定的目标或方向进行。②根据提供护理服务的数量、质量，评价护理工作需要满足患者的程度、未满足的原因及其影响的因素。③为管理者提高护理质量提供参考。评价指标和标准的确立是质量控制的主要形式和护理的指南。④通过评价工作结果，可以肯定成绩，找出缺点和不足，并指出今后的努力方向。⑤可通过比较，选择最佳方案，如选用新技术、新方法等。⑥可检查护理人员工作中实际缺少的知识和技能，为护士继续教育提供方向和内容。

（二）护理质量评价的原则

评价应建立在事实的基础上，将实际执行情况与原定的标准和要求进行比较。这些标准必须是评价对象能够接受的，并是在实际工作中能够衡量的。评价过程中进行对比要在双方水平、等级相同的人员中进行，这意味着评价所定标准应适当，应该符合人群需求，不可过高或过低。

二、护理质量评价的内容

（一）以要素质量为导向的评价

以要素质量为导向的评价是对构成护理服务要素质量基本内容的各个方面进行评价。其具体表现为：①护士方面，护士个人素质和业务水平是否合乎标准、职责是否明确，护理方式的选择是否恰当，护理管理者组织协调是否合理等；②保证护理服务工作开展的财政投入是否合理，是否满足科室、医院开展护理服务建设的需求；③物资方面，与护理工作相关的器械、设备是否处于正常工作状态，各类药品、消耗品、办公用品等是否合格完备；④制度方面，各类规章制度是否健全并得以落实，护理文书是否记录完整，后勤保证工作是否到位；⑤环境、结构布局是否合理，物质设施、资源和各种仪器设备是否安全，患者所处的环境是否安全、清洁、舒适，温度湿度是否适宜等。

（二）以流程优化为导向的评价内容

护理流程优化是对现有护理工作流程的梳理、完善和改进的一项策略，不仅要求护士做正确的事，还要求护士正确地做事，即做事的目的、方法、结果都必须正确。医院护理单元通过不断发展、完善、优化流程以提高护理质量，这样才能最大限度地降低护理风险的发生，提高患者满意度，减轻护士的工作压力，达到提高护理工作效率和护理质量的目的。护理流程优化内容涉及管理优化、服务优化、成本优化、技术优化、质量优化、效率优化等指标，以流程优化为导向的评价就是以护理流程设计、实施和改进为导向，对护理质量进行评价，即针对某一个或多个优化指标进行评价，具体表现为如下。

1. 护理技术方面　基础护理操作、急救、药品应用及配伍禁忌、健康教育、心理护理等技术是否规范，流程是否合理。

2. 护理服务方面 护士接待患者是否主动热情，患者安置是否及时妥当，能否经常主动与患者沟通交流，出入院介绍是否详细等。

3. 护理管理方面 人员配置能否发挥最大效益，护理班次安排能否满足患者和科室流动率需要，以及是否有利于护士身心健康和护理工作的完全有效的运行，护理操作流程是否简化得当，是否使患者、护士、医院均受益等。同时包括对病房物资的管理情况，如病房固定物资损耗情况、一次性物品使用情况等。

以护理流程优化为导向的评价方法主要为现场检查、专业知识及技能考核、资料分析这三方面，包括定性的评价内容和各种用于定量分析的相关经济指标、护理管理过程中评测指标等。

（三）以患者满意为导向的评价

患者作为服务的受体，对护理质量评价是最客观直接的。以患者为导向的护理质量评价是将监测评比重点放在患者满意度方面，将监督、评价护理质量的权利直接交给患者，既维护了患者的权益，又最大限度地实现了护理工作以满足患者需求为目的服务宗旨。根据患者对护理服务的评价，给予总结分析，评估护理服务的效果，从而达到护理服务质量持续改进的目的。评价内容包括护理人员技术水平、服务及工作态度、病区环境、医德医风、住院费用、是否满足患者住院期间基本生活需要、健康教育（包括出入院宣教、各项检查、手术前后宣教、疾病知识、药物知识宣教）等。以患者满意为导向的评价方式有与患者直接沟通、问卷调查、患者投诉处理等。

三、护理质量评价过程中的要点

（一）建立质量管理的体系

质量管理和评价要有组织保证，落实到人。成立护理质量监督委员会是护理质量管理和评价的组织保证。医院分管护理工作的副院长或护理部主任为督导组组长，督导组由各科室护士长及部分护理专家组成，科室与病区分别成立护理质量控制小组。根据卫生部（86）号卫医字第20号《关于加强护理工作领导理顺管理体制的意见》，300张床以上的医院普遍建立了护理部，300张床以下的医院配备了总护士长。一个由护理部、科护士长、护士长三级护理质量管理体系，或总护士长、护士长两级负责的两级护理质量管理体系已初步形成，为进一步加强护理工作领导，理顺管理体制奠定了基础。

（二）加强信息管理

信息管理是质量管理的重要基础，是计划和决策的依据。护理质量管理依赖于护理信息的正确、及时、全面。因此，护理管理者在工作中应注意获取和应用信息，对各种信息进行集中、比较、筛选、分析，从中找出各种影响质量的不同因素，再从整体出发，结合客观条件做出指令，然后进行反馈管理。

（三）用统计学方法发现问题

医院护理部应根据各科室报表及检查、督导情况，建立反映护理工作数量、质量的统计指标体系，使质量评价体现在数据上，并利用图表的形式，更具直观、科学性。在运用统计方法时，应按照统计学的原则，正确对统计资料进行逻辑处理。

（四）选择合适的评价方式

常用的评价方式有同级评价、上级评价、下级评价、服务对象评价（满意度）、随机抽样评价等。

（五）选择合适的评价时间

1. 定期评价

（1）综合性全面定期检查评价 可按季度或6个月、1年进行（一般是季度），由护理部统一组织全面检查评价。检查时应有所侧重，注意重点环节、重点问题。

（2）专题对口检查评价　根据每个时期的薄弱环节，组织对某个专题项目进行检查评价。时间随任务内容而定，质量管理人员按质量标准定期检查评价。

2. 不定期评价　各级护理管理人员、质量管理人员根据临床实际和相关检查评价标准，随时深入临床科室进行检查。

总之，护理质量评价应注意以下几点：①积累完整、准确的记录以及有关资料，既能节省时间，便于查找，又是促进评价准确性的必要条件；②重视反馈，评价会议前准备要充分，会议中应解决关键问题，注意效果，以达到评价目的；③加强训练，按照标准加强对护理人员的指导；④标准恰当，制定的标准恰当，评价方法科学适用；⑤防止偏向，由于评价人员个人的原因，易使评价结果发生偏向，应对此加以克服；⑥提高能力，为增进评价的准确性，需提高评价人员的能力，必要时进行培训，学习评价标准、方法，以确保评价结果的准确性、客观性。

四、护理质量评价结果分析

护理质量评价的结果直接表现形式主要是各种数据，但用这些数据尚不能直接对护理质量进行判断，必须进行统计分析。护理质量评价结果分析方法较多，可根据收集数据的特性采用不同的方法进行分析。常用的方法有定性分析法和定量分析法两种。定性分析法包括调查表法、分层法、水平对比法、流程图法、头脑风暴法、因果图法等。定量分析法包括排列图法、直方图法等。护理质量评价常用的工具见表 9 - 1。

表 9 - 1　护理质量评价常用的工具

名称	应用
调查表法	系统地收集数据资料，以得到事实的清晰情况
分层法	将有关某一特定论题的大量观点、意见或想法进行组织归类
标杆对比法	将一个过程与公认的领先过程进行比较，以识别质量改进的机会
头脑风暴法	识别可能解决问题的办法和潜在的质量改进机会
因果图（鱼骨图）	分析和表达因果图解关系
流程图法	描述现存的过程；设计新的过程并评估过程的稳定性
控制图法	控制：决定何时某一过程需要调整，何时该过程需要保持下去。确认：确认某一过程的改进
直方图法	显示数据波动的形态；直观地传达过程行为的信息；决定在何处集中力量进行改进
排列图法（帕累托图法）	按重要性顺序表示每一项目对整体作用的贡献，找出影响产品质量主要因素的一种方法
散布图法	发现和确认两组相关数据之间的关系；确认两组相关数据之间预期的关系

1. 调查表法　主要运用系统收集、整理分析数据的统计表。通常有检查表、数据表和统计分析表等。多用于采集住院患者对护士工作满意度调查等。

2. 因果图法　又称鱼骨图法，是分析和表示某一结果（或现象）与其原因之间关系的一种工具。通过分层次列出各种可能的原因，帮助人们识别与某种结果有关的关键原因，进而寻找解决问题的措施。

其制作步骤是：①明确要解决的质量问题；②召开专家及相关人员的质量分析会，针对要解决的问题找出各种影响因素；③管理人员将影响质量的因素按大、中、小分类，依次用大小箭头标出；④判断真正影响质量的主要原因。

例如，某医院护理部分析输血不良反应与护理工作的关系，找出各种原因，做出因果图（图 9 - 6）。

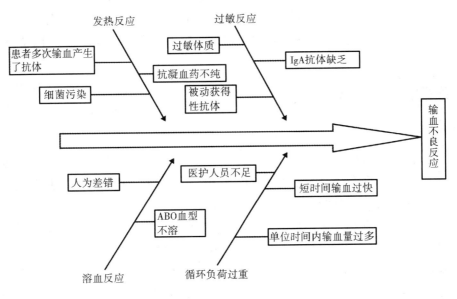

图 9 - 6 某医院输血不良反应鱼骨图

3. 控制图法 控制图又称管理图，是一种带有控制界限的图标。控制图法用于区分质量波动是由于偶然因素还是系统因素引起的统计工具。

控制图的结构，纵坐标表示目标值，横坐标表示时间，画出 3 ~ 5 条线，即中心线、上下控制线、上下警戒线。当质量数据呈正态分布时，统计量中心线（以均值表示）、上下控制线（$\overline{X} \pm 2S$），上下警戒线（$\overline{X} \pm S$），如图 9 - 7 所示。

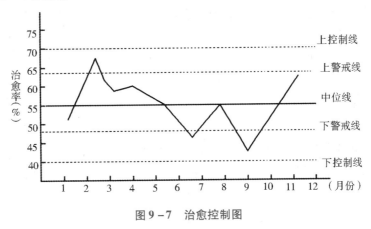

图 9 - 7 治愈控制图

应用控制图的注意事项：本图用于治愈率、合格率时指标在 $\overline{X} \pm S$ 以上说明计划完成良好，但在床位使用率时指标超过上控制线时，说明工作负荷过重，应查找原因予以控制。当用于护理缺陷发生率时，指标在 $\overline{X} \pm S$ 以下表明控制良好，一旦靠近警戒线时应引起高度重视。

4. 直方图法 直方图是用来整理数据，将质量管理中收集的数据，按一定要求进行处理，逐一构成一个直方图，然后对其排列，从中找出质量变化的规律。直方图法是预测质量好坏的一种常用的质量统计方法。

5. 排列图法 又称主次因素分析法、帕累托图（Pareto charts）法。它是找出影响产品质量主要因素的一种简单而有效的图表方法。排列图是将产品质量的众多影响因素按其对质量影响程度的大小，用直方图形顺序排列，从而找出主要因素。

其结构是由两个纵坐标和一个横坐标，若干个直方形和一条曲线构成。左侧纵坐标表示不合格项目出现的频数，右侧纵坐标表示不合格项目出现的百分比，横坐标表示影响质量的各种因素，按影响大小顺序排列，直方形高度表示相应的因素的影响程度，曲线表示累计频率（也称帕洛特曲线 Pareto graphs）。

五、护理质量持续改进

（一）质量改进的概述

持续质量改进（continuous quality improvement，CQI）是在全面质量管理基础上发展的，以系统论为理论基础，强调持续的、全程的质量管理方法。该方法在注重终末质量的同时，更注重过程的管理和控制，强调管理的连续性和质量的不断提升。

质量改进不同于质量控制。质量控制是使产品或服务保持已有的质量水平，或符合相关的标准；质量改进是在现有质量水平基础上逐步提高，使质量达到一个新水平、新高度。质量改进必须遵循以下要求：①质量改进是为了做得更好；②质量改进必须把服务对象的利益放到第一位；③质量改进必须得到组织内所有人的认可和参与；④发现需要改进的问题是质量改进的契机；⑤质量改进策略需建立在充足的资料和数据基础上；⑥质量改进是一个持续的过程。

（二）护理质量持续改进的方法

护理质量持续改进最常用、最典型的方法就是 PDCA 循环法，此外，还有失效模式与效应分析和根本原因分析法等，以下两种方法可以分别从"事前防范"和"事后纠正"两个方面加强质量管理，并推动护理质量持续改进。

1. 失效模式与效应分析 失效模式与效应分析（failure mode and effect analysis，FMEA）是由美国退伍军人局及国家患者安全中心共同研发的前瞻性危机分析系统。它通过系统性、前瞻性地检查某个流程可能发生故障的途径，重新设计该流程，以消除故障发生的可能性，使故障的不良结果降到最小。FMEA 工具的引入和应用，能前瞻性发现流程中潜在的缺陷和漏洞，使护理管理者能"因病施治"，将危机管理从危机对应提前到危机预防环节，达到杜绝或减少差错事故和不良事件发生的目的，对于提高护理工作质量和效率都具有十分重要的意义。

2. 根本原因分析法 根本原因分析法（root cause analysis，RCA）是一项结构化的问题处理法，用以逐步找出问题的根本原因并加以解决，而不是仅仅关注问题的表征，根本原因分析是一个系统化的问题处理过程，包括确定和分析问题原因，找出问题解决办法，并制定问题预防措施。在组织管理领域内，根本原因分析能够帮助找出组织问题的症结，并找出根本性的解决方案。该方法的核心理念是分析整个系统及过程，而非个人执行上的过错与责任。

在护理质量管理中实施 RCA 时，首先应建立医院 RCA 护理工作组，根据项目性质，选择相关护理业务骨干参与，由具有丰富管理经验的护理专家任组长，建立年度工作目标，确定需要解决的、对发生的或潜在不良事件及问题排序、收集资料，寻找所有与事件或问题有关的原因、时间及流程，还原事件发生过程，找出并确认问题及事件发生的根本原因，在实施过程中及时总结，以便继续巩固。

在护理质量管理中，可以将 FMEA 和 QCC 相结合，调动全体护士的积极性，集中集体智慧，分工协作，发挥团队优势，达到护理质量持续改进的目的。

护理质量改进是一种不间断的过程，没有终点。护理管理者应建立前瞻性的护理质量管理模式，将质控的重点前移，同时对不良事件进行原因分析和调查总结，采取"事前"防范和"事后"纠正相结合的方法，循序渐进，防微杜渐，不断推进护理质量稳步持续上升。

PPT

第四节　护理风险与安全管理

　　随着临床医学的发展，高新技术的应用，使护理工作的难度和风险提高，在护理工作中，影响患者康复因素、工作人员自身健康因素、医院感染危害因素等都可能成为护理工作中的风险因素。而实际工作中人们对护理过程中所存在的风险往往易忽视。如何提高护士的风险意识，采用有效的方法和手段降低医疗护理风险，保证患者安全，是所有护理管理者必须高度关注的问题。

⊕ **知识链接**

风险管理的起源和发展

　　风险管理最早起源于美国。20世纪30年代，由于受到世界经济危机的影响，美国约有40%的银行和企业破产，经济萧条，为应对经济危机，风险管理的思想开始萌芽，美国许多大、中型企业都设立了专门的风险管理部门。但是当时的风险管理主要依赖保险手段。之后，风险管理逐渐以学科的形势发展起来，直至20世纪50年代，风险管理在美国逐步形成了独立的理论体系，并在企业中得到高度重视和积极推广。

一、护理风险管理

（一）相关概念

　　1. 风险　是指在未来的某一时间发生某种不良事件的可能性。风险有多种分类方法：按风险损害的对象分类，包括财产风险、人身风险、责任风险、信用风险；按风险的性质分类，包括纯粹风险、投机风险、收益风险；按照损失的原因分类，包括自然风险、社会风险、经济风险、技术风险、政治风险、法律风险；按风险涉及的范围分类，包括特定风险、基本风险。

　　2. 风险管理　是社会组织或个人用以降低风险的决策过程，通过风险识别、风险估测、风险评价，并在此基础上选择与优化组合各种风险管理技术，对风险实施有效控制和妥善处理风险所致损失的后果，从而以最小的成本收获最大的安全保障。

　　3. 护理风险　是指因护理行为，如操作、处置、配合抢救等各环节所引起的，导致医院、患者或护士遭受损失和伤害的可能性。护理风险可分为直接风险和间接风险。直接风险常来自于护士直接对患者的操作过程，如给错药、住院期间的压疮、冷热疗时皮肤的损坏等。间接风险来自于后勤支持系统，例如输液器质量不合格、医疗仪器设备故障、护理用物供应不足等，以及安全保卫、防火、防盗、防爆、防自然灾害等方面的缺陷；也可能来自行政管理系统，例如聘用护士突然辞职导致人力资源短时间缺乏所反映出来的制度不健全等。

　　4. 护理风险管理　是指对现存和潜在的护理风险进行识别、评估、处理、评价，有组织、有系统地消除或减少护理风险事件的发生及减少风险对医院或患者带来的危害和经济损失，以最低成本实现最大安全保障的管理活动。

（二）护理风险的特点

　　护理风险是一种职业风险，即护理服务过程中，具有一定的发生风险的频率和可能性，并由该从业者或医疗护理机构承受的风险，包括经济风险、技术风险、法律风险、人身安全风险等。护理风险除具一般风险特性外，还具有以下特点。

1. 多样性和广泛性 在护理服务过程中，可能涉及的药物和相应的操作不同，每个患者的病情和身体素质不一样，因此，护理风险的种类是非常多样的，且广泛存在于患者入院至出院护理的全过程。这一特点决定了医院风险管理工作应该是阶段式和成长式的，首先从本医院发生最频繁、导致损失最严重的护理风险抓起，然后一步步地完善整个护理风险管理体系。

2. 累积性 患方提起医疗争议或诉讼的原因往往是多方面的，是多种风险事件累积的结果。例如，一个患者住院时，在办理入院手续可能就对护理人员的态度不满意，然后在治疗过程中询问医护人员的时候，医护人员态度也很差，但如果最后医疗结局低于期望值，甚至出现了差错，所有这些不满累加在一起可能就促使患方提起争议。而如果治疗过程中这些不满都尽可能地消除了，那么即使最后医疗结局低于期望值，患者方提起争议的可能性也会大大降低。

3. 情感性 医院风险与其他风险很大的不同在于医院风险往往包含情感冲击性。现代医院和医务人员可能过分重视了技术的作用，却忽视了医患关系本身是一种人文关怀的关系。因此，如果患者及其家属觉得自己没有得到应该得到的关怀，那么不管医疗处理有没有问题，他们在情感上的不满仍然可能会导致他们提起医疗诉讼。医院管理者和医务人员必须充分重视医患关系的人文特征。

4. 难以归因性 医院的医疗护理服务是由多专业、多部门、多名医护人员沟通协作完成的，具有一定的特殊性，医疗护理服务的后果与医疗护理服务技术措施之间的因果关系往往是很难建立的。因此，这就要求护理人员在我国现有的文化传统和司法环境下，严格遵守医疗护理指南，按照护理活动开展顺序和相关要求详细地撰写医疗护理记录，并按法律要求在必要的条件下获得患者及其家属的知情同意，以规避各种风险。

5. 后果的严重性 由于药物本身的不良反应、有创介入性检查治疗等原因，导致一些护理风险一旦发生，其结果可能加重病情，对患者造成新的伤害或者不可挽回的损失。

（三）常见的护理风险事件

1. 意外事件 护理意外事件常常是由不可抗拒的因素而导致的难以预料和防范的不良后果，例如药物注射后引起的过敏性休克，有些药物虽然按操作规程进行了过敏试验，但仍有个别过敏试验结果为阴性者发生过敏反应。另外，非护士与医院责任的患者跌倒、烫伤、非计划性拔管、化学药物外渗及自杀等现象也属于意外事件。

2. 并发症 是指在诊疗护理过程中，患者发生了现代医学能够预见却不能避免和预防的不良后果，例如产妇分娩过程中可能发生的羊水栓塞等。由于并发症能够预见，所以医护人员要事先与家属沟通，逐一说明情况，让其有充分的心理准备。

3. 错误执行医嘱 错误执行医嘱在护理工作中，因护士的责任心不强、不严格执行查对制度或知识与技术水平欠缺等原因而错误实施护理行为的现象。临床上比较常见的有因执行医嘱不当发错药，包括错发、漏发、给药时间错误、剂量途径错误等；因护士对患者信息查对不当引发的执行医嘱错误等。

4. 护理记录缺陷 护理记录是保证护理质量和患者安全的主要依据，也是发生护患纠纷时的重要法律文件。数据显示，护理记录中往往存在着许多缺陷，包括关键内容记录不全或无记载、记录不规范、涂改、与医嘱不符等。这些缺陷有可能导致患者安全风险和护患纠纷。特别是在信息化管理系统发展的今天，护理文书已经由以往的书面形式演变成为电子记录，在工作过程中难免存在"套用模板"现象，在套用模板过后却没有及时修改内容，成为了护理文书记录中的一大隐患。

5. 护患纠纷 临床上，护士是与患者接触最多的医务工作者。如果护士态度差、责任意识淡漠、操作技术水平差，就很容易引起患者及其家属的不满，进而引发投诉，甚至引发护患纠纷。

6. 职业安全事件 由于医院工作环境的特殊性，护士在执行医疗护理活动过程中也存在着很多危及自身安全的因素。这些危险因素包括物理性因素、化学性因素和生物性因素。如针刺伤、化疗药物伤害和血源性感染等。

7. 护理管理不善引起的事件 由于护理管理不善，如临床护士人力资源配置不足、规章制度不健全、物品配备不够充足、抢救物品未处于备用状态、与护理相关的费用计价错误等，都有可能导致护理不安全事件。

8. 仪器设备故障 医院的仪器设备在使用过程中有可能突然发生故障，从而影响治疗或者检查，甚至失去挽救生命的机会，是导致不安全事件的因素之一。

（四）护理风险的控制

护理风险管理是一个不断完善的过程。由于护士不断更替，新技术、新方法、新药物、新设备和新程序的不断出现，疾病谱和社会文化特征在不断演变，法律环境也在不断发展，因而诱发了新的护理风险。护理风险包括护理风险识别、评估、处理和效果评价 4 个阶段，这 4 个阶段构成了一个风险管理的周期循环过程（图 9 - 8）。

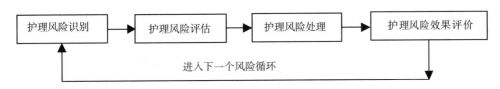

图 9 - 8 护理风险管理的周期循环过程

1. 护理风险识别 是护理风险管理的基础，其主要任务是对护理服务过程中客观存在的及潜在的各种风险进行系统地识别和归类，并分析产生护理风险事故原因。

（1）护理风险识别主要关键点 ①建立非惩罚性的不良事件报告制度；②审查医疗记录和护理记录；③观察临床医疗和护理活动；④分析患者的投诉信息；⑤审查诉讼与赔偿；⑥分析访谈记录和调查问卷；⑦审查常规的临床绩效数据等。

（2）识别护理风险的主要方法 识别护理风险的方法有多种，一般在临床上通常将几种方法结合在一起加以实施。

1）及时搜集相关信息 鼓励护士及时呈报风险事件，强调风险事件的非惩罚性，掌握已经发生和可能发生的风险事件信息。不同科室的患者病情、护理工作量及复杂程度不同，因而风险发生的频率存在差异，频率的高低在一定程度上反映了护士面临风险的大小。风险呈报的目的在于及时收集信息，以利于进一步掌握全院风险事件的动态，触发风险预警，制定防范风险的措施，使风险事件不再发生。

2）分析总结风险规律 护理工作过程中有一些环节和时段风险比较高，且具有一定的规律性。如治疗抢救、交接班、患者更换床位等属于高危环节；工作繁忙时段，医护团队合作工作，交接班后，中午、夜班独自当班时及节假日等，属于高危时段。分析和明确各类风险事件的易发环节和人员，能使护理管理者抓住管理重点，针对薄弱环节加强质量控制，防范风险事件发生。

3）预测防范护理风险 通过模拟某种疾病的诊疗护理情境，也可以预测护理风险。例如，医院开展一种新的机器人外科手术，可以模拟接受新手术患者的诊疗护理情境，确认实施路径中的主要护理措施和步骤，然后设想每一措施和步骤可能发生的不良事件，从而更好地加以防范。

2. 护理风险评估 是在风险识别的基础上进行定量分析和描述，通过对这些资料和数据的处理，发现可能存在的风险因素，确认风险的性质、损失程度和发生概率，为选择处理方法和制定正确的风险管理决策提供依据。

3. 护理风险的处理 通过护理风险管理技术来实现。护理风险管理技术是针对经过风险识别、风险评估之后的问题采取措施，是风险管理的核心内容，其措施主要有以下几种。

（1）护理风险预防 是在风险识别和风险评估的基础上，在风险事件出现前采取防范措施。在护理风险预防方面应落实的工作包括：①建立护理风险管理制度；②加强护士风险教育；③加强护士对国家医疗护理法律法规的培训；④落实患者安全目标；⑤加强护理记录管理。

（2）护理风险控制　风险管理要着眼于控制，护理风险控制的重点是预防和阻止患者安全事故及其他侵权行为的发生，避免意外风险损失或降低风险损失的程度，包括护理风险规避、护理风险预防、降低护理风险损失、护理风险转移等策略。

1）护理风险规避　是一种能够完全避免患者护理风险发生、彻底清除护理风险损失可能性的一种风险控制策略。例如，医院通过建立有效的护理绩效考核分配方案、护士在职培训方案、护士晋升考核方案等激励机制，做好护士人力储备，降低因护士流失而导致的风险。

2）护理风险预防　护理风险无处不在，我们不仅要承认临床风险难以避免的客观现实，还要积极采取增进患者安全、预防护理风险的系统化方案，在临床护理过程中要尽量减少个人失误，及时监控、组织或拦截临床风险。

3）降低护理风险损失　如果说护理风险规避和护理风险预防是在护理风险事件发生前采取的护理风险控制策略，那么降低护理风险损失即是在风险事件发生之后，对风险事件带来的损失进行处理，其目的在于护理风险损失最小化，以降低护理风险的不良后果。

4）护理风险转移　即利用某种方法或途径将医院可能面临的风险转移到其他团体或个人承担，医疗保险就是风险转移的方法之一。目前，多家保险公司开设了医疗责任保险业务，为风险转移提供了保障。

4. 护理风险管理效果评价　是对风险管理手段的效益性和适用性进行分析、检查、评估和修正，为下一个循环提供更好的决策。常用的风险管理效果评价方法有两个。

（1）采用效益比值判断风险管理效益高低　主要看其能否以最小的成本取得最大的安全保障，效益比值等于因采取某项风险处理方案而减少的风险损失除以因采取某项风险处理方案所支付的各种费用。若效益比值<1，则该项风险处理方案不可取；若效益比值>1，则该项风险处理方案可取。

（2）护理风险管理效果评价即为信息反馈　如护理文书合格率是否提高、护士的法律意识和防范风险意识是否增强等，为今后的管理提供依据。采用的方法有调查问卷法、护理文书抽检、不定期组织理论考试等。采集的数据录入计算机进行分析和总结，采用信息化管理可使护理风险管理更有效率。

（五）不良事件申报管理

医疗不良事件（medical adverse events）是指非有意的伤害或并发症导致患者住院时间延长或出院时的失能、死亡，它是由医疗卫生处置而非患者的疾病过程所导致的。医疗不良事件可分为可预防的不良事件和不可预防的不良事件两类。

护理不良事件由于医疗护理行为造成患者死亡、住院时间延长，或离院时仍带有某种程度的失能，分为可预防性不良事件和不可预防性不良事件。护理不良事件一般包括患者在住院期间发生跌倒、用药错误、走失、误吸或窒息、烫伤及其他与患者安全相关的护理意外；因工务人员或陪护人员的原因给患者带来的损害；严重院内感染等。

⊕ **知识链接**

护理不良事件分级

按照医疗事故处理条例和对患者造成的损害分为四级。Ⅳ级（隐患事件）：由于及时发现错误，而未形成事实。Ⅲ级（未造成后果事件）：虽然发生了错误事实，但未给患者机体与功能造成任何损害，或有轻微后果而不需任何处理可安全康复。Ⅱ级（不良后果事件）在疾病医疗过程中因诊疗活动而非疾病本身造成的患者机体与功能损害。Ⅰ级（警告事件）：非预期的死亡或是非疾病自然进展过程中造成永久性功能丧失。

美国哈佛大学研究发现：4%的住院患者遭受某种不良事件的伤害；英国卫生部2000年报告统计，住院患者中不良事件发生率为10%，1年约发生不良事件850000件。目前，医疗不良事件报道数量与实际发生数量相差甚远，有文献报道英国高达96%的医疗不良事件未被报道，加拿大医疗不良事件报告率仅为7.5%，如此形势之下，我国医疗不良事件报告率仅仅不足1%。影响呈报不良事件的因素是多方面的，对不良事件的认知、报告系统本身不完善和处理方法缺乏合理性是主要原因，发生差错后担心被惩罚是当今医疗机构内患者安全促进团队自身需要克服的最大障碍。

不良事件管理属于风险管理。不良事件的全面报告，有利于发现医院安全系统存在的不足，提高医院系统安全水平，促进医院及时发现事故隐患，不断提高对错误的识别能力，保证医疗卫生服务安全。不良事件报告的信息共享，可以使相关人员能从他人的过失中吸取经验教训，以免重蹈覆辙。医院护理不良事件自愿报告系统应具有以下特点：①非惩罚性，报告者不担心因为报告而受到责备和惩罚；②保密性，不将有关信息提供给第三方；③独立性，系统应独立于任何有权处理报告者和组织的权力部门；④时效性，报告应得到及时的分析，从而迅速地提出改进建议并及时反馈；⑤专家分析，报告应交由相关临床专家分析；⑥针对系统，提出改进建议应针对系统或过程，以避免系统自身的原因导致失误再次出现或再次发生。

二、护理安全管理

护理安全是患者在接受护理的全过程中，不发生法律和规章制度允许范围以外的心理、机体结构或功能上的损害、障碍、缺陷或死亡。包括避免一切护理缺陷和清除一切安全隐患。护理安全是反映护理质量高低的重要标志，是保护患者得到良好护理和优质服务的基础，对维护医院正常工作秩序和社会治安起到至关重要的作用。

护理安全管理是指为保证患者身心健康，对各种不安全因素进行有效控制的过程。护理安全管理是保证患者生命安全的必要条件；是减少质量缺陷，提高护理水平的关键环节；是控制或消灭不安全因素，避免发生医疗纠纷和事故的客观需要。

（一）影响护理安全因素

1. 人力资源不足，超负荷工作状态 由于患者数量的增加，优质护理服务对护理质量的高要求，护士的工作量和工作压力无形的变大，造成护理人员、设备、空间相对不足。护士身心疲惫，是构成护理工作不安全的重要原因。再有过度工作和劳累同样会引起注意力和警惕性的下降，导致错误的增加。

2. 法律意识不强 护士在工作前或者工作过程中，没有经历过系统的医疗法律法规相关知识培训，整体法律意识不强，这让护士在工作过程中处于被动地位，比如，在与患者相处的时候说话不谨慎，或在治疗护理操作时动作不规范，应用仪器时不熟练，引发患者和家属对治疗效果不信任，从而引发医疗纠纷。另外，由于缺乏强烈的法律意识和慎独精神，护士对临床护理资料书写不正规、不及时也可能让自己身陷囹圄。护士是临床工作中与患者接触最密切的一类人群，这就要求护理人员要对本职工作精益求精，用法律约束自身的行为，避免和杜绝医疗纠纷的发生。

3. 护理人员缺乏敬业精神 护士自身综合素质偏低，由于社会对护理工作的偏见及受到环境的影响，医院对护理工作的重视不够，投入较少，使护士参加继续教育的机会偏少，护士的工作积极性性受到了一定程度上的削减，缺少一定的敬业精神。

4. 规章制度及操作规程执行的不完善 很多差错事故发生的根源，是没有严格执行规章制度和操作规程，稍有不慎就有可能导致差错事故的发生。由于在临床一线工作的护士大多是年轻护士，资历浅，临床经验不足，专业知识不扎实，技术操作不娴熟，工作中理论不能联系实践，不能严格执行规章制度和各项操作规程，容易导致操作失误而发生护理差错，成为影响护理安全的因素之一。

5. 管理层的因素 安全护理管理是护理质量管理的核心，管理制度不完善，会影响护理安全管理的结局。

6. 其他因素 差错、事故的鉴定处理仍没有一个使医患双方都信赖满意的机制。社会、媒体、网络等对医疗机构、人员尚缺乏公正的评价，医院生存的环境令人堪忧。对护理安全有直接影响的客观因素还包括院内感染、烫伤、跌倒与坠床、输液渗出及坏死等。

（二）护理安全管理策略

1. 建立和完善统一的护理质量安全管理体系 针对医院护理安全质量方面存在的问题，结合医院的实际情况，制定相应的预防与控制措施，规范护理工作流程的各个环节，确保护理安全。护理部按照相关质量管理规定对全院护理质量进行定期检查或不定期抽查，召开会议，分析和解决存在的问题，及时纠正处理，并将检查结果反馈到各病区，各病区对存在的问题进行分析，提出整改措施。

2. 健全护理安全制度及处理应急预案

（1）完善和制定各项管理制度 要建立护理安全的有效体系，就必须实现对差错的严格预防和控制。制定相应的护理制度和流程，使之人人知晓并在实践中参照执行，对可能发生护理不安全的高危环节进行重点关注和整治。定期对存在的不安全隐患进行重点讲评分析。对已经出现的医疗不安全事件，应有危机处理方案，尽快找出导致不安全的危险因素，并制定相应对策。

（2）对各类紧急情况有应急预案 为确保患者住院期间的安全，患者入院后护士即根据患者的病情，结合病区环境作出初步评估。科室必须健全住院患者紧急状态时的应急预案，确保安全防范措施的落实。

（3）重视风险意识、法律意识教育 护理部要求护士对患者权利和护士义务有正确认识，加强风险意识教育及法律意识，规范护理行为，开展护理核心制度学习，结合《医疗事故处理条例》，让护士充分意识到遵守规章制度、遵守护理规范是对自己和患者的保护。

（4）加强护理管理职能，转变观念，努力营造安全文化氛围 做好护理安全管理工作，首先必须在全体护理人员中树立护理安全的观念，加强职业道德教育，时刻把患者安危放在心上，建立安全第一的观点。护理管理者应根据安全管理规定要求，经常性检查和督促护士严格遵守操作规程，并要加强护士业务素质培训，不断充实和更新知识，将安全意识长足树立在护士心目中，提高护理安全质量。

（5）安全管理纳入病房的目标管理 护士长采取科学管理病房的方法，将安全管理纳入到病房日常的目标管理当中去，有目标才能有计划地、有动力地让护士以安全为目标去完成各项工作，才能够让安全管理更具有约束力。

三、护理人员职业暴露的防护

职业暴露是指医务人员及有关工作人员从事诊疗、护理工作时，被患者的血液、体液、病原微生物污染了皮肤或黏膜，或者被污染的针头及其他锐器刺破皮肤，有可能被污染的情况。

（一）职业暴露的发生原因

1. 医疗机构规章制度不健全 很多机构没有设立职业暴露及防护管理组织，没有制定职业防护和管理制度，没有制定职业暴露后的处理报告制度，护士发生职业暴露后得不到及时有效的处理，导致护士身体受到不应有的伤害。

2. 医疗机构布局不合理 医疗机构是患者集中的地方，应重视医院环境问题。当通风、空气流向、饮用水、医疗用水、污水处理系统及食物处理不当时均可以成为传染源而造成职业伤害。

3. 呼吸系统传染病的影响 护理人员是与患者密切接触最多的人群，在治疗、护理的时候最容易感染，比如易通过空气传播的 SARS、肺结核、流行感冒等疾病。

4. 锐器伤　最常见的导致锐器伤的原因主要与配药、抽血、静脉注射、肌内注射等工作行为有关，例如回套针帽、徒手掰安瓿等行为，锐器伤是护理人员最常见的职业伤害。

5. 皮肤黏膜感染　护士经常接触到患者的血液、体液、分泌物、排泄物及被污染的医疗用品，这些都有可能造成自身皮肤、黏膜污染，引起感染。

6. 消毒剂伤害　各种消毒液的接触也是职业性皮炎最常见的原因。护士经常接触化学消毒剂用于空气消毒物体表面擦拭。化学消毒剂对人体的伤害是缓慢的，例如，长期吸入混有较高浓度戊二醛的空气或直接接触戊二醛，容易引起眼灼伤、头痛、皮肤过敏、胸闷气短、咽喉炎及肺炎、流感样症状、手部色素沉着等症状；高浓度的甲醛可刺激黏膜，引起职业性哮喘，甚至致癌。

7. 负重伤　护士需要定时给卧床患者翻身、按摩，且移动、搬运患者是在基础护理过程中必不可少的内容，一些不正常的用力姿势会伤害护士的腰部肌肉及肩、肘、腕关节。

8. 心理危害　护士工作任务繁重，还要满足患者及其家属的要求，面对复杂的人际关系，工作稍有不慎，易产生护患冲突，巨大的压力给护士身心健康带来了一定的影响。

（二）职业暴露的防护措施

1. 健全医疗机构各种规章制度　严格划分清洁区、污染区、消毒区；认真开展防范职业暴露，预防职业感染，加强感染的培训，提高自我防范意识和防护效果，消除不安全医疗行为，增强执行规章制度的自觉性。

2. 严格无菌操作规程及消毒隔离制度　接触各种消毒液时，应戴上手套、口罩，尽量避免与皮肤直接接触，防止消毒液溅入眼内或吸入而造成伤害；定期打开门窗通风；做好空气消毒及紫外线灯管监测工作；怀孕及哺乳期的护士应暂时脱离接触抗癌药物的环境等。

3. 严格规范操作程序，使用防护用品　掰安瓿时用纱布衬垫或使用安瓿折断器头；针头或锐器使用后立即扔进耐刺的锐器收集箱中；收集箱要有明显的医疗锐器品警告标志，有牢固的盖子和箱体锁定装置；手持无针帽的注射器时要特别小心；提倡使用带有保护设计的针头、刀片及安全的真空采血试管和新型无针注射装置。

4. 落实洗手制度　尽可能按照七步洗手法用流动水洗手；在直接接触患者前后，接触不同患者之间，从同一患者身体污染部位移动到清洁部位时需要洗手；在接触患者黏膜、破损皮肤或伤口前后，接触患者血液、体液、分泌物、排泄物、伤口敷料之后需要洗手；在无菌操作前后、穿脱隔离衣前后需要洗手，以免引起交叉感染。

5. 职业暴露后的处理　用肥皂液和流动水清洗污染的皮肤；用流动水或生理氯化钠溶液冲洗黏膜；如有伤口，应当在伤口近端轻轻挤压，尽可能挤出损伤处的血液，再用肥皂液和流动水进行冲洗，禁止伤口局部挤压，受伤部位的伤口冲洗后应当用消毒液，如75%乙醇或者0.5%碘仿进行消毒，必要时进行包扎。

6. 其他　学习沟通的技巧，加强自身业务水平的提高，提高法律意识，应知法、懂法、守法，了解自身的责任及了解自身应受到的保护，学会用法律知识保护自己，服务患者。建立良好的护患关系，尽可能地满足患者的合理要求，最大限度地避免医患矛盾。

目标检测

答案解析

1. 在实际工作中如何运用 PDCA 循环解决问题？

2. 各类护理质量管理方法有何共同点和差异性?

3. 案例分析:2015 年 6 月,心内科护士李某中班,正值交办,这时 10 床王某呼叫需要注射胰岛素,李某查对医嘱,"10 床李某,精蛋白生物合成人胰岛素 25R 6U",在未携带医嘱本的情况下,携治疗盘到床旁,核对床号姓名后,开始注射 25U 胰岛素。这时候家属问:"今天我们注射几个单位呢?"李护士答:"25 个单位。"家属疑惑:"这么多? 我们平常都是注射 6 个单位。"话毕,李护士意识到问题,立即停止胰岛素注射,这时候已经注射 10U。李护士回护士站确认医嘱,发现将产品规格 25R 误看成剂量 25U,随后立即报告医师,医师随即予葡萄糖注射液静滴输入,并嘱患者进食,患者生命体征平稳,未出现异常。护士向患者进行了解释,患者及其家属表示理解。

讨论:(1) 护士发生护理差错的原因是什么?

(2) 选用一种护理质量管理方式分析该案例,并制定具体的实施步骤。

书网融合……

本章小结

微课

题库

第十章　护理管理与医院感染的预防和控制

📖 学习目标

知识要求：

1. 掌握　医院感染的相关概念；预防和控制医院感染的护理措施。

2. 熟悉　医院感染重点部门的感染管理要求。

3. 了解　医院感染的常见原因与影响因素；医院感染重点部门的建筑要求、布局与分区。

技能要求：

具备运用医院感染管理知识，分析护理工作中可能引起院内感染的环节并提出整改措施的能力。

素质要求：

具备医院感染预防与控制的意识，并参与相关部门的医院感染预防与控制的管理工作。

⇒ 案例引导

案例　在某中医院培养室收集、提纯培养后的整批共 34 份男性淋巴细胞时，检验科技术人员未认真做操作前的检查、准备工作，在操作开始后发现备用的一次性吸管不够的情况下，违反"一人一管一抛弃"的规定，重复使用同一根吸管交叉吸取、搅拌、提取上述培养后的淋巴细胞，致使该批次淋巴细胞被交叉污染。随后，将受污染的淋巴细胞交由医护人员对该 34 名男性的配偶实施皮内注射。据接受该批次治疗的一名女性反映，其丈夫在被抽取血样前因个人原因已感染 HIV 病毒。经紧急排查，确认 5 名女性因此次注射感染了 HIV 病毒，其中两人已怀孕。

讨论　从护理管理的角度分析该事件发生的原因有哪些？医院感染与护理管理有什么样的关系？

医院感染管理是提高医疗质量和保障人民生命健康的重要工作。随着医院现代化的发展，医院感染管理越来越受到各级医疗机构的重视。尤其是随着医学诊疗技术的多样化发展，有创诊疗技术、免疫抑制药广泛应用，抗生素更新换代加速及广泛应用，使传染病病原体变异加快、耐药细菌的种类增多、耐药谱增宽、医院感染出现了多样化的特点。如何有效控制医院感染是现代医院管理者面临的新挑战。护理管理是医疗质量管理的重要组成部分，在预防与控制医院感染的全过程中，护理管理起着重要作用。护理人员与护理管理者是预防与控制医院感染的主力军。

第一节　医院感染概述 🔲微课

PPT

一、医院感染相关概念

1. 医院感染（nosocomial infection，NI）　又称医院获得性感染（hospitai‐acquired infection，HAI）、医院内感染。广义上讲，任何人在医院活动期间由于遭受病原体侵袭而引起的诊断明确的感染性疾病均称为医院感染，也就是指发生在医院内的一切感染，包括住院患者、陪护人员、探视人员以及医院工作人员在医院受到的感染。住院患者在医院获得、出院后发生的感染也属于医院感染，但不包括入院前已开始或入院时已处于潜伏期的感染。由于门（急）诊患者、探视者、陪护人员及其他流动人员在医院内停留时间相对短暂，获得感染的因素多而复杂，常难以确定感染是否来自医院，故实际上医院感染监控的对象主要是住院患者和医院工作人员。

2. 医院感染暴发（outbreak of hospital infection） 是指在医疗机构及其科室的患者中，同期或短时间内发生3例及以上同种同源感染病例的现象。同种同源是指易感人群同时或先后暴露于同一感染源。包括同种医疗护理操作、使用相同批号的一次性物品、同一批血液/输液制品，使用同一种消毒灭菌方法的物品、经同一医师或护士治疗的患者，同种微生物感染怀疑同一来源等。

二、医院感染的常见原因与影响因素

医院感染的发生发展贯穿于患者疾病诊治的全过程，不仅与患者自身情况，更重要的是与医院环境、医院管理以及医务人员的诊疗活动等有关。

1. 医院环境 由于医院自身功能特点，使医院成为微生物易于繁殖的场所。一方面医院是患者集中的特殊场所，其环境易受各种病原微生物的污染；另一方面，医疗活动中产生的各种废弃物、垃圾、污水等含有大量的细菌、病毒。因此，如果医院建筑布局不合理、卫生设施使用不良、污水、污物处理不当等，都会引起医院感染的发生。

2. 医院管理 医院感染管理制度不健全，或者虽然建立了医院感染管理组织，但未履行职责；医院感染管理资源不足，缺乏投入；医院领导和医务人员缺乏医院感染的相关知识，对医院感染的严重性认识不足、重视不够等都会影响医院感染的发生。

3. 诊疗活动 一些先进的诊疗技术和药物的应用给疾病的治疗提供了保障，但也增加了医院感染的危险。

（1）**侵入性诊疗技术增加** 各种侵入性诊疗技术，如器官移植、中心静脉置管、气管插管、内镜技术、介入诊疗、机械通气等不仅会破坏机体皮肤和黏膜的屏障功能，损坏机体的防御系统，同时也可把致病微生物带入人体，导致医院感染的发生。

（2）**抗菌药物的不合理使用** 在应用抗菌药物治疗过程中不合理使用抗菌药物，如无适应证的预防性用药、术前预防性用药时间过早、术后停药过晚、用药剂量过大或联合用药过多等，不仅会导致耐药菌株增加，同时还会破坏体内正常菌群，导致菌群失调和二重感染的发生。且由抗菌药物滥用引起的医院感染，其病原体多以条件致病微生物、机会致病微生物和多重耐药细菌为主。

4. 患者自身因素 包括生理、病理及心理因素等，这些因素可使患者自身免疫功能受损，抵抗力下降、增加医院感染发生的机会。

（1）**生理因素** 婴幼儿和老年人是医院感染的高发人群。主要原因是由于婴幼儿，尤其是早产儿、低体重儿等免疫功能发育尚未成熟、机体防御功能低下，容易发生感染，且后果往往较严重。另外，老年人生理防御功能减退、抵抗力下降也是导致院内感染发生的原因。月经期、妊娠期、哺乳期，自身敏感性增加，抵抗力也随之下降，也是医院感染的高危时期。

（2）**病理因素** 由于患病使患者对病原微生物的抵抗力降低，如恶性肿瘤、血液病、糖尿病等造成自身抵抗力下降；放疗、化疗、皮质激素的使用可抑制或破坏免疫功能，导致患者抵抗力下降，增加医院感染发生的机会。

（3）**心理因素** 乐观的生活态度、愉快的心情、积极的主观能动性可以提高机体的免疫力。反之不良的情绪对自身免疫力和抵抗力会起到抑制作用，增加医院感染发生的机会。

三、预防和控制医院感染的护理管理措施

医院感染的预防和控制贯穿于护理活动的全过程，涉及护理工作的每一个环节。世界卫生组织

（WHO）提出的有效控制医院感染的关键措施为：消毒、隔离、灭菌、无菌技术、合理使用抗菌药物及监测和通过监测进行效果评价，每一项措施的落实都离不开护理，所以，预防控制院内感染不仅是医院感染管理科的职责，更是护理管理的一项重要任务。

1. 完善组织领导，加强监督检查　医院感染管理是一个复杂的系统工程，护理管理是其中重要的一部分。应建立层次分明的三级医院感染护理管理体系（一级管理——病区护士长和兼职监控护士；二级管理——科护士长；三级管理——护理部副主任）。做到预防为主、及时发现、及时汇报、及时处理。

2. 改善医院环境和布局流程，完善预防感染设施设备　医院感染的发生与医院的建筑布局、流程、防护设施设备密切相关。医院应加强环境改造，改建不合理的布局流程，完善防护设备，做好标准预防，降低医院感染的发生。如手术室、消毒供应室、ICU、血液透析室、产房等的流程改造；污水、医疗废物的无害化处理；一次性医疗材料的管理等。

3. 建立健全并落实医院感染相关制度　随着我国医院感染学科近几年迅速发展，一系列的规范、标准、指南相继颁布。医院感染管理部门和护理管理部门也逐步建立健全了一些相关的管理制度和评价体系。如消毒隔离制度、无菌操作制度、探视陪伴制度、病区管理制度、清洁卫生制度，医院感染监测制度以及医院感染检查评价标准等。管理部门应及时监督检查来保证制度的正确执行，使护理工作更加规范化、制度化和操作常规化。

4. 做好在职教育和专业培训，提高护理人员的整体素质　医院感染防控知识的教育培训是护理管理的一项职责。护理部必须与医院感染管理人员密切合作，有针对性地对各级护理人员进行医院感染知识的培训，使全体护理人员了解预防医院感染的意义、具体的实施方法，并自觉遵守各种规章制度，落实各种措施，切实控制和防止感染的发生。

5. 强化医院重点部门、重点环节和高危人员的管理　医院感染管理的重点部门包括手术室、消毒供应室、ICU、产房、新生儿病房、血液透析室、口腔科门诊等。预防和控制医院感染，应从这些部门的建筑布局、环境管理、人员管理、感染监测等方面着手，充分利用护理知识、护理技术、科学的方法控制医院感染的发生。

6. 感染管理工作的检查与落实

（1）分级负责　护理部、护士长、病区院感护士分级负责相关制度的制定与落实情况，定期总结分析反馈。

（2）定期消毒　按照医院管理部门的规定做好日常清洁消毒和终末消毒工作。

（3）定时检查　各级医院感染质控人员定期进行检查指导，对消毒的过程、方法等进行督导。

（4）定期监测　定期对环境空气、物体表面、医务人员手的细菌学监测外，还要对消毒灭菌的器械、消毒液的浓度和效果进行分析处理。

⊕ **知识链接**

我国医院感染管理质控指标体系

2015 年 3 月，国家卫生和计划生育委员会为了加强医院医疗质量，规范临床诊疗行为，促进医疗服务的标准化、同质化，组织医院感染专业专家，制定了医院感染管理质控指标。①医院感染发病（例次）率；②医院感染现患（例次）率；③医院感染病例漏报率；④多重耐药菌感染发现率；⑤多重耐药菌感染检出率；⑥医务人员手卫生依从性；⑦住院患者抗菌药物使用率；⑧抗菌药物治疗前病原学送检；⑨Ⅰ类切口手术部位感染；⑩Ⅰ类切口手术抗菌药物预防使用；⑪血管内导管相关血流感染发病率；⑫呼吸机相关肺炎发病；⑬导尿管相关泌尿系感染发病率。13 项指标的制定使医院感染管理更加科学化、系统化，也对医院感染管理者提出更高的要求。

第二节　医院内重点科室的感染管理

　　医院感染管理的重点部门有消毒供应中心、手术室、重症监护病房、血液透析室、静脉药物配置中心、产房、新生儿室等，这些部门一旦出现感染问题，将造成医院感染的暴发。为降低医院感染发生率，防止医院感染暴发，护理管理者必须通过重点管理，促进整体预防措施的实施，使护理工作逐步达到规范化、制度化和操作常规化，确保患者和医护人员的健康与安全。

一、医院消毒供应中心

　　消毒供应中心（central sterile supply department，CSSD）是医院内各种无菌物品的供应部门，承担着医院临床科室及教研工作等所有重复使用的诊疗器械、器具和物品的清洗、包装、消毒和灭菌以及无菌物品的供应保障任务。随着医院管理的精细化、学科建设及手术方式的改进，手术器械、消毒物品品种增多，使用周转加快，消毒供应中心成为医院感染控制的关键环节，其布局、流程合理，职责分明，制度完善等是确保供应质量的前提。

（一）消毒供应中心建筑要求

　　按照《医院消毒供应中心管理规范》的要求，医院的消毒供应中心以接近手术室、产房和临床科室为宜，与手术室有物品直接传递专用通道；周围环境清洁、无污染源；区域应相对独立；内部通风及采光良好，气体排放和温度控制应符合要求；建筑面积应符合医院建设标准的规定，并兼顾未来发展规划的需要。

（二）消毒供应中心分区与布局

　　消毒供应中心应分为工作区域和辅助区域，各区域标识明显、界限清楚、通行路线明确（图10-1）。

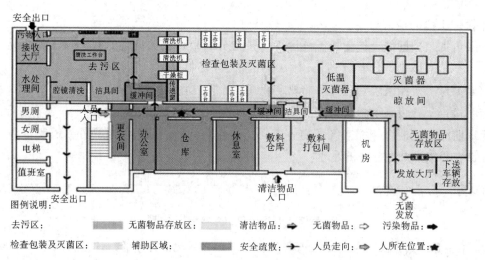

图10-1　消毒供应中心简易平面图

　　1. 工作区域　包括去污区、检查、包装及灭菌区和无菌物品存放区。①去污区：为污染区域。用于对医院重复使用后的诊疗器械、器具和物品，进行回收、分类、清洗、消毒（包括运输器具的清洗消毒等）。包括污物入口、缓冲间、清洁物品传递窗、洗手设施、污物清洗间等。②检查、包装及灭菌区：为清洁区域。用于对去污后的诊疗器械、器具和物品，进行检查、装配、包装及灭菌（包括敷料制作等）。包括清洁物品入口、包装区域、敷料间和缓冲间等，要求器械和敷料分室包装。③无菌物品存放区：为清洁区域。用于对已灭菌物品的保管、整理和供应。包括储存间、发放区和下送车存放间等。一次性无菌物品应设置专门区域存放。

消毒供应中心各区域的划分应遵循"物品由污到洁，不交叉、不逆流"的原则。各区之间应设实际屏障；去污区和检查、包装及灭菌区均应设洁、污物品通道和人员出入缓冲间（带）。洗手设施采用非手触式水龙头开关，无菌物品存放区不设洗手池。各区域必须专人负责，严格管理，做到"四分开"：工作区与生活区分开，人流与物流通道分开，消毒物品与未消毒物品分开，无菌物品与污染物品分开。

2. 辅助区域 包括工作人员值班室、更衣室、休息室、办公室、卫浴间等，主要功能为保障工作人员必要的休息。

（三）消毒供应中心感染管理

护理部对 CSSD 的清洗、消毒、灭菌工作和质量监测进行指导和监督，定期进行检查和评价。

1. 人员管理

（1）消毒供应中心　各区工作人员应相对固定，去污区人员不应随意进入其他区域。工作人员应掌握标准预防的原则，经缓冲间进入各区域应更衣、换鞋、洗手，进入去污区工作人员还应按标准正确戴手套、护目镜，穿防水围裙或隔离衣、专用鞋。

（2）知识和技能要求　消毒供应中心工作人员应接受相应的岗位培训，熟悉各类器械、器具和物品的性能、材质、用途；正确掌握各类诊疗器械、器具与物品的清洗、消毒、灭菌的操作规程；掌握职业安全防护原则和方法；掌握医院感染与控制的相关知识等。灭菌员应经过专业培训合格后持证上岗，应掌握各类灭菌操作程序、灭菌参数、灭菌器装载等标准，并随时监测灭菌过程中的状况，保证灭菌的效果。

2. 环境管理 工作区域温度、相对湿度、机械通风的换气次数应符合要求（表10-1）。工作区空气流向由洁到污。去污区保持相对负压，检查、包装及灭菌区保持相对正压。

表 10-1　工作区域温度、相对湿度及机械通风换气次数要求

工作区域	温度（℃）	相对湿度（%）	换气次数（次/小时）
去污区	16~20	30~60	10
检查、包装及灭菌区	20~23	30~60	10
无菌物品存放区	<24	<70	4~10

3. 物品管理 应严格执行消毒供应中心的相关制度。进入人体组织的医疗器械、器具和物品，根据材质的不同选择相应的灭菌方法。

（1）物品回收、清洗与包装　①回收：回收工具固定使用，标识明显；每次使用后应清洗、消毒，干燥备用。②清洗：对于重复使用的器械、物品进行分类，根据材质、精密程度选用合适的清洗、消毒方法；清洗质量不合格的，应重新处理，达到有效消毒处理并保持器械的使用性能。③包装：分室进行器械包装与敷料包装。包装要求均采用闭合式包装方法，松紧适宜，保持闭合完整性，重量不超过7kg，体积不宜超过30cm×30cm×50cm；标识明确清楚，注明物品名称、包装者、灭菌器编号、灭菌批次、灭菌日期和失效日期，应具有追溯性；手术器械采用干净整洁的无纺布或棉布，应由双层分2次包装；敷料包装采用双层1次包装；单独包装的器械采用纸袋、纸塑袋等材料的一层密闭式包装，其密封宽度应≥6mm，包内器械距包装袋封口处≥2.5cm。

（2）灭菌物品的储存　①灭菌物品的存放：灭菌物品应分类、分架存放在无菌物品存放区。物品存放架或柜应距地面高度20~25cm，离墙5~10cm，距天花板50cm。物品放置位置应固定，设置标识

清楚。②灭菌物品的有效期：环境的温度、湿度达到 WS310.1 的规定时，使用纺织品材料包装的无菌物品有效期宜为 14 天；未达到环境标准时，有效期宜为 7 天。医用一次性纸袋包装的无菌物品，有效期宜为 1 个月；使用一次性医用皱纹纸、医用无纺布包装的无菌物品，有效期宜为 6 个月；使用一次性纸塑袋包装的无菌物品，有效期宜为 6 个月。硬质容器包装的无菌物品，有效期宜为 6 个月。③灭菌物品发放：应遵循先进先出的原则，发放时应确认无菌物品的有效性，发放记录应具有可追溯性，发放一次性无菌物品应记录无菌物品出库日期、名称、规格、数量、生产厂家、生产批号、灭菌日期、失效日期等。运送无菌物品的器具使用后，应清洁处理，干燥存放。

4. 感染管理监测

（1）清洗质量的监测　①日常监测：通常在检查包装时进行，应目测或借助带光源放大镜检查。②定期抽查：每月应至少随机检查 3～5 个待灭菌包内全部物品的清洗质量，检查内容、方法同日常监测。

（2）灭菌质量监测　通常对灭菌质量采用物理监测法、化学监测法和生物学监测法。①物理监测：对每锅次进行连续监测并记录灭菌时的温度、压力和时间等灭菌参数。②化学监测：包括 B - D 试验、包外化学指示监测、包内化学指示监测等，分别监测不同部位、物品等的监测效果，指示卡变色均匀即为合格。③生物学监测：将嗜热脂肪杆菌芽孢菌片制成标准生物测试包或生物 PCD，每周 1 次将生物指示包放入灭菌锅中心位置进行 1 个周期的灭菌，取出后进行生物学培养，观察培养结果，阴性即为合格。

二、手术部（室）

手术部（室）（operating room，简称 o. r）是医院对患者实施手术治疗、检查、诊断并担负抢救工作的重要场所。手术治疗为患者解决了痛苦，提高了患者的生活质量。但实施手术的场所一旦发生院内感染，将引起医院感染的暴发，严重威胁患者的生命安全。手术部位感染（surgical site infection，SSI）是外科手术患者最常见的感染，也是影响手术成败的关键之一。手术室环境、布局、流程、感染管理等直接影响 SSI 的发生率，因此，手术室预防和控制 SSI 的发生作为院感管理的重点。美国全国医院感染监测系统（National Nosocomial Infection Surveillance System，NNIS）报告 SSI 占住院患者院感数量的 14%～16%；中国医院感染监测网监测资料显示，SSI 占全部医院感染的 10.1%。目前国内外将 SSI 发生率作为衡量医院感染质量的重要指标，也是护理管理的重要任务之一。

（一）手术部（室）建筑要求

根据《医院手术部（室）管理规范》要求，手术部（室）规模应与医院业务及发展规模相适应，并以提高手术间使用率为原则。一般情况下，手术间与手术科室床位数比为 1:（30～40）。手术部（室）的平面布局应符合便于疏散、功能流程短捷和洁污分明的原则。手术部（室）根据净化程度不同，可分为普通手术部（室）和洁净手术部（室）两种。

1. 普通手术部（室）　宜设在安静、清洁，与临床手术科室、检验科、重症监护病房、病理科、消毒供应中心、输血科等临近的地方。一般设在低层建筑的上层或顶层，高层建筑的 2～4 层，这样可以获得较好的大气环境，又方便使用。地面墙壁应光滑，无孔隙、易清洗、不易受化学消毒剂侵蚀，墙面、地面、天花板交界处呈弧形，防尘埃。

2. 洁净手术部（室）　是指采取一定空气净化技术，使空气菌落数、尘埃粒子数指标达到相应洁净度等级标准的手术部（室）。按照《医院洁净手术部建筑技术规范》要求，洁净手术部（室）由洁净手术室和辅助用房组成，可以是以全部洁净手术室为中心并包括必需的辅助用房，自成体系的功能区域；也可以是以部分洁净手术室为中心并包括必需的辅助用房，与普通手术室并存的独立功能区域。洁净手术部的各类洁净用房应根据其静态条件下细菌浓度和空气洁净度划分等级（表10-2）。

表10-2 洁净手术室用房的分级标准

洁净用房等级	沉降法（浮游法）细菌最大平均浓度		空气洁净度级别		参考手术
	手术区	周边区	手术区	周边区	
I	0.2cfu/30min·Φ90 皿（5cfu/m³）	0.4cfu/30min·Φ90 皿（10cfu/m³）	5	6	假体植入、某些大型器官移植、手术部位感染可直接危及生命及生活质量等手术
II	0.75cfu/30min·Φ90 皿（25cfu/m³）	1.5cfu/30min·Φ90 皿（50cfu/m³）	6	7	涉及深部组织及生命主要器官的大型手术
III	2cfu/30min·Φ90 皿（75cfu/m³）	4cfu/30min·Φ90 皿（150cfu/m³）	7	8	其他外科手术
IV	6cfu/30min·Φ90 皿		8.5		感染和重度污染手术

注：1. 浮游法的细菌最大平均浓度采用括号内数值。细菌浓度是直接所测的结果，不是沉降法和浮游法互相换算的结果。
2. 眼科专用手术室周边洁净级别比手术区的可低2级。
3. 洁净度5及相当于原100级，洁净度6级相当于原1000级，洁净度7级相当于原10000级，洁净度8级相当于原100000级，洁净度8.5级相当于原30万级。

（二）手术部（室）分区与布局

根据环境卫生清洁等级应分为限制区、半限制区和非限制区。

1. 限制区 应在手术部（室）的最内侧，如手术间（麻醉诱导间）、手术准备间、无菌物品储存间、外科手消毒区、仪器设备间、洁净走廊等。无菌物品必须走洁净通道。

2. 半限制区 应在手术部（室）的中部位置，如麻醉准备区、清洁用品存放区、复苏室、消毒供应区和通向限制区的通道等。

3. 非限制区 应在手术部（室）的最外侧，如患者准备区、办公区、休息区、更衣区、污物处理区等。手术部（室）各区域之间有清晰的标识。环境控制及手术着装由非限制区向限制区逐渐加强，医务人员与患者进出口宜分设，以减少潜在的交叉污染（图10-2）。

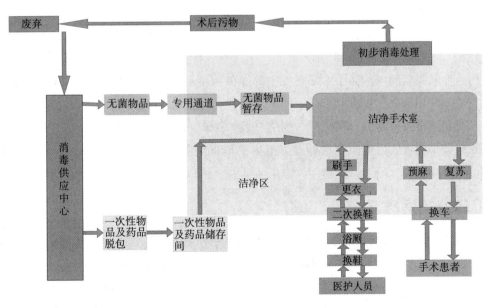

图10-2 洁净手术室人流、物流简易图

（三）手术部（室）感染管理

1. 手术（部）室人员管理 人员的管理是手术室管理的核心。

（1）医务人员管理　医务人员由非限制区进入限制区应经过卫生处置，更换手术专用拖鞋、洗手衣裤、戴口罩、圆帽，将口鼻、头发完全遮盖。走医务人员专用通道。术前严格执行外科手卫生规范，按无菌技术原则穿手术衣和戴无菌手套等。术毕应原路退回手术部。外出时应更换外出服和鞋。手术护士术前应准备好手术所用物品，不允许随意走动，缩短手术创口暴露的时间，减少感染的机会。

（2）手术间人数限制　严格限制进入手术室人员的数量。洁净手术室应规定和控制室内医护人员的设定人数，Ⅰ级手术间 12～14 人，Ⅱ级手术间 10～12 人，Ⅲ、Ⅳ级手术间 6～10 人。

（3）患者管理　手术患者从非限制区进入后，应在换车区换清洁车辆，进入限制区进行麻醉、手术和恢复，术后退至非限制区至病房。

2. 环境管理　手术部（室）工作区通风换气采用洁净技术或空调系统，尽量减少人员流动，紧闭门窗，防止尘埃和飞虫进入。温度保持在 22～25℃，相对湿度 40%～60%。一般手术在结束之后手术间应自净 20 分钟后方可进行连台手术；感染手术在手术结束后手术间需自净 2 小时；特殊感染手术结束后整个手术间以及所有物品均需自净 6 小时。

3. 物品管理

（1）无菌物品管理　无菌物品由专人负责管理，每日严格检查各种无菌物品的有效期，按需送入手术间。无菌物品在消毒供应中心消毒灭菌后，通过闭环转运或专用洁净通道进入限制区，并在限制区无菌物品存放区储存。对外来的手术器械应按器械的性能及用途送消毒供应中心重新清洗、消毒灭菌后方可带入手术间内使用。手术使用的可复用器械应由消毒供应中心闭环式回收；可复用敷料由洗衣房闭环式回收。一次性使用无菌物品存放环境应干燥、温湿度适宜。护士使用一次性物品前须核对产品名称、型号、规格、无菌有效期、生产批号等，如不合格、不配套、潮湿、字迹模糊等均不可使用，进口产品要有中文标识。

（2）手术室医疗废物的管理　手术室应对医疗垃圾的收集、存放、处理进行严格的管理。医疗废物与生活垃圾严格进行分类包装和处理，特殊感染废物双层袋严密封装。通过污物专用通道运送到手术室外围走廊，由专职人员统一处理。

4. 手术室感染监测　手术室应常规监测医院感染发生率，特别是手术部位感染的相关监测。可设专人每季度监测手术间空气、手术人员的手和物体表面的细菌菌落数。检查化学消毒液的配制方法、浓度及有效期。

（1）空气消毒效果监测　洁净手术部空气中的细菌菌落总数符合 GB 50333—2013 的要求；普通手术室细菌总数≤4cfu/（15min·Φ90）皿。

（2）物体表面消毒效果监测合格标准　细菌总数≤5cfu/cm²。

（3）医务人员手消毒效果监测合格标准　卫生手消毒细菌菌落总数应≤10cfu/cm²；外科手消毒细菌菌落数应≤5cfu/cm²。

三、重症监护病房

重症监护病房（intensive care unit，ICU）是重症医学学科的临床基地，是随着医疗护理专业的发展、新型医疗设备的诞生和医院管理体制的改进而出现的一种集现代化医疗护理技术为一体的医疗组织管理形式。它对因各种原因导致一个或多个器官与系统功能障碍危及生命或具有潜在高危因素的患者，及时提供系统的、高质量的医学监护和救治技术，是医院集中监护和救治重症患者的专业科室。由于大多数患者病情危重、免疫功能受损或频繁接受侵入性诊疗操作等原因，ICU 内发生医院内感染的危险性远远高于其他普通病房。有资料表明，我国 ICU 的床位数占全院床位数的不足 5%，患者数不足全院患者数的 10%，但 ICU 医院感染数却超过全医院感染数的 20%。ICU 医院感染主要有呼吸机相关肺炎、导管相关血流感染及导尿管相关的尿路感染等。因此，预防控制 ICU 院内感染是护士的重要职责，也是护理管理的重要任务之一。

（一）重症监护病房建筑要求

依据《中国重症加强治疗病房（ICU）建设与管理指南》的建设标准，ICU 应放置在方便患者转运、检查和治疗的区域，宜接近手术室、医学影像科、检验科和输血科等。ICU 病房建筑装饰遵循不产尘、不积尘、耐腐蚀、防潮防霉、防静电、容易清洁和符合防火要求的原则。

（二）重症监护病房分区与布局

ICU 的整体布局分为清洁区、半清洁区、污染区。①清洁区包括工作人员生活及休息区、办公室、更衣室、值班室等。②半清洁区包括护士站、治疗室、仪器室等。③污染区包括病房、污物处理室等。各区域具有相对独立性，以减少彼此之间的相互干扰，并有利于感染的控制。具备足够的非接触式洗手设施，每两张床至少 1 套，单间病房应每房 1 套。ICU 应设人流（医务人员、患者）、物流的不同的进出通道，以最大限度减少各种干扰和交叉感染。

（三）重症监护病房感染管理

1. 人员管理

（1）工作人员管理 遵循标准预防的原则及手卫生标准。①ICU 护士应穿着清洁的工作服、戴圆帽和一次性口罩（接触有传染性呼吸道疾病患者时应戴外科口罩或 N95 口罩）。②严格执行洗手的指征，落实手卫生的措施。接触黏膜或非完整皮肤或进行无菌操作时，需戴无菌手套；接触血液、体液、分泌物或处理污染的物品时，建议戴清洁手套；特殊情况下，如手部有伤口、给 HIV/AIDS 患者进行高危操作，应戴双层手套。

（2）患者管理 应将感染与非感染患者分开放置。对疑似传染性的特殊感染或重症感染应隔离单间管理；对空气传播的疾病应放置在负压病房内；对多重耐药菌感染的患者或携带者，尽量隔离于单间病房，给予醒目标识。护理人员分组固定，不可同时护理隔离与普通的患者。

（3）探视人员管理 护士采取多种形式向探视人员介绍医院感染及其预防的基本知识，严格执行探视制度，尽量减少不必要的探视。探视患者时应穿专用隔离衣、鞋套及一次性口罩，进出病室时应洗手或用手消毒液消毒双手。对于疑似有高度传染性的呼吸道感染患者如禽流感、SARS 等，应避免探视。探视期间，尽量避免接触患者及患者周围物体表面。

2. 环境管理

（1）ICU 应采光良好，医疗区域内的温度维持在（24±1.5）℃，保持良好的通风。开窗通风、机械通气是保持 ICU 室内空气流通、降低空气微生物密度的最好方法，洁净 ICU 气体交换每小时至少 12 次，普通 ICU 可以开窗换气每日 2~3 次，每次 20~30 分钟，负压隔离间气体交换每小时至少 6 次。不建议使用紫外线照射或消毒剂喷洒消毒空气。

（2）墙面与地面应保持无尘，每天可用清水或清洁剂湿式拖擦，对于多重耐药菌感染或医院感染暴发时，每日采用消毒剂擦拭，每日至少一次；不同区域的清洁用具应分开使用和放置。

3. 物品管理

（1）仪器设备 呼吸机的面板用 75% 乙醇擦拭，外壳用含氯消毒剂擦拭，每日一次。呼吸机管道首选机械热力消毒，亦可选择氧化电位水、0.1% 过氧乙酸或含氯消毒剂浸泡消毒。护理患者过程中使用的非一次性物品，如监护仪、输液泵、微量注射泵、听诊器、血压计、氧气流量表、心电图机等，应每天进行物体表面的清洁消毒；对于多重耐药菌感染患者，仪器设备应专用或一用一消毒。

（2）患者使用物品 患者的床头桌、床、治疗车等每日用含氯消毒剂进行擦拭消毒。患者使用的便器应专人专用,每天消毒。

（3）废物与排泄物管理 ICU应有完善的污水处理系统,患者的尿液、粪便、分泌物应直接倒入患者卫生间;生活垃圾放置于黑色垃圾袋内密闭运送到生活垃圾集中处置点,医院医疗废物按照《医疗废物分类目录》要求分类收集、密闭运送并进行无害化处理。

4. 护理操作的管理

（1）深静脉导管护理 ICU护士在深静脉置管和维护中,应遵守最大限度的无菌操作要求,怀疑导管相关感染时,应考虑拔除导管。

（2）留置导尿管 尽量避免不必要的留置导尿。有需要留置导尿管的患者,插管时严格无菌操作,动作轻柔,减少黏膜损伤,采用密闭式抗返流引流系统,保持引流系统的完整性,做好留置尿管的护理。

（3）气管插管/机械通气 对气管插管的患者,护士在吸痰时严格执行无菌操作;呼吸机螺纹管每周更换2次,有明显分泌物污染时应及时更换;湿化器每日更换无菌蒸馏水,螺纹管内冷凝水应及时清除,防止冷凝水返流引起肺炎的发生。

（4）各种引流管 放置和更换引流管时应严格执行无菌操作原则,保持整个引流系统的密闭性,减少因频繁更换而导致的污染机会。

5. 重症监护室感染监测

（1）ICU应常规监测医院感染发病率、感染类型、常见病原体和耐药状况等,特别是对导管（中心静脉导管、人工气道和导尿管）相关感染的监测。

（2）定期进行生物学监测。定期对ICU病室空气、物体表面、医务人员手皮肤微生物进行监测（表10-3）。

表10-3 ICU生物学监测标准

部位	细菌菌落数
空气	≤4cfu/（15min·Φ90）皿
物体表面	≤5cfu/cm^2
医务人员手	≤10cfu/cm^2

四、血液透析室

血液透析室（hemodialysis room）是利用血液透析的方式,对由于相关疾病导致慢性肾衰竭或急性肾衰竭的患者进行肾脏替代治疗的场所。通过血液透析治疗以清除体内代谢废物,排出体内多余的水分,纠正电解质和酸碱失衡,部分或完全恢复肾功能。血液透析是经过透析液与患者血液的物质交换的过程,极易发生院内感染。因此,血液透析室是感染管理和护理管理的重点部门。

（一）血液透析室建筑要求

依据《医疗机构血液透析室管理规范》的要求,血液透析室的建筑布局应当遵循环境卫生学和感染控制的原则,做到布局合理、分区明确、标识清楚,符合功能流程合理和洁污区域分开的基本要求。

（二）血液透析室分区与布局

血液透析室分为辅助区域和工作区域。辅助区域包括工作人员更衣室、办公室等。工作区域包括透析治疗区、治疗室、水处理间、候诊区、接诊区、储存室、污物处理区等。透析治疗区、治疗室、水处理间等是清洁区。开展透析器复用的,还应设复用间。

治疗室和透析治疗区应具有良好的通风,保持空气清新干燥。通风不良时应安装辅助通风设备,必要时配备空气净化消毒设备。每4~6个透析单元应配备一套便捷有效的洗手设施：流动水、非手接触式水龙头、洗手液、干手物品或设施，每个透析单元配备快速手消毒剂。

（三）血液透析室感染管理

1. 人员管理

（1）医护人员管理　医务人员进入透析治疗区应穿工作服，换工作鞋，对患者治疗或进行护理操作时应按照医疗护理常规和诊疗规范，在诊疗过程中实施标准预防，应先洗手、戴口罩，必要时戴手套、防护面罩或护目镜等。严格执行手卫生规范和无菌操作技术。

医师、护士、技师等上岗前均应接受消毒隔离基本知识相关培训，至少每年接受1次健康体检，包括 HBV（乙型肝炎病毒）、HCV（丙型肝炎病毒）、HIV（人免疫缺陷病毒）等血源性传播疾病病原体相关标志物的检查。

（2）透析患者管理　①对于第一次透析的患者必须在治疗前进行 HBV、HCV、HIV 和梅毒螺旋体等感染标志物检查；对长期透析患者应每6个月检查 HBV、HCV 感染标志物，每年检查 HIV 和梅毒螺旋体等感染标志物并进行记录。乙型肝炎病毒、丙型肝炎病毒、梅毒螺旋体及艾滋病病毒感染的患者在各自隔离透析治疗间或区进行专机透析，相互不能混用。②患者进行血液透析治疗时应当严格限制非工作人员进入透析治疗区，减少院内感染发生的机会。

2. 环境管理

（1）空气　治疗室、透析治疗区采取通风方式进行清洁，必要时开启空气动态净化消毒设备。

（2）地面墙面、门窗　保持清洁，采取湿式擦拭，有血液、体液等污染时，应立即消毒，不同区域的清洁工具应分开清洗、消毒、晾干。护理站桌面及物品保持清洁，必要时使用消毒剂擦拭。

3. 物品管理

（1）透析单元　每位患者透析结束后，对其透析单元内所有物品表面进行擦拭消毒，床单、被套、枕套等物品应一人一用一更换。透析机每次透析结束后应擦拭消毒透析机外部，透析中有污染时随时擦拭消毒，机器内部管路一用一消毒。透析液的配置室应相对独立，保持环境清洁无污染。

（2）无菌物品　隔离患者使用的设备和物品，如病历、血压计、听诊器、治疗车、机器等应有标识，不得与普通透析患者混用。

4. 血液透析室感染监测

（1）透析液检测　每月采集透析液检测细菌总数，应少于 200cfu/ml，超过 50cfu/ml 应提前干预。采样部位为透析液进入透析器的位置，每台透析机每年至少检测一次。每季度采集透析液检测内毒素，应小于 2EU/ml，超过 1EU/ml 应提前干预，采样部位为透析液进入透析器的位置，每台透析机每年至少检测一次。

（2）血源性疾病检测　①初次透析或其他透析中心转入的患者进行乙型肝炎病毒、丙型肝炎病毒、梅毒、艾滋病病毒感染的相关检查，每6个月复查1次。②透析过程中患者出现 HBV、HCV 感染标志物阳性时，应立即对密切接触者进行 HBV、HCV 感染标志物检测。③对怀疑感染 HBV 或 HCV 但病毒感染标志物检测阴性者，应1~3个月后重新检测。

（3）环境卫生学监测　每季度对透析治疗区和治疗室进行环境卫生学监测，空气平均菌落数≤4cfu/（5min·Φ90）皿，物体表面平均菌落数≤10.0cfu/cm^2。

五、静脉药物调配中心（室）

静脉药物调配（pharmacy intravenous admixture service，PIVAS）是指医疗机构药学部门根据医师用

药医嘱（处方），经药师审核其合理性，由药学专业和（或）经过药学专业知识培训的护理人员按照无菌操作要求，在洁净环境下对静脉用药物进行加药混合调配，使其成为可供临床直接静脉输注使用的成品输液操作过程，其性质属于药品调剂。

（一）静脉药物调配中心建筑要求

按照《静脉用药调配中心建设与管理指南》要求，静脉药物调配中心（室）选址应远离污染源，不能设置于地下或半地下室，周围的环境、路面、植被等不会对调配过程造成污染。宜设置在人员流动少的安静区域，且便于与医护人员沟通和成品输液的运送。洁净区采风口应设置在周围 30 米内环境清洁、无污染地区，离地面高度不低于 3 米。

（二）静脉药物调配中心分区与布局

静脉药物调配中心（室）总体区域整体布局、各功能区的设置和面积应当符合相关规定，与其工作量相适应，并能保证洁净区、非洁净控制区和辅助工作区的划分与合理缓冲衔接。各区域标识明显，界限清楚、同行路线明确。并能保证洁净区、非洁净控制区和辅助工作区的划分，不同区域之间的人流和物流出入应按照规定合理走向，不同洁净级别区域间应有防止交叉污染的相应设施。各功能区应当有适宜的空间摆放相应的设施与设备。洁净区应当包括调配操作间、一次更衣室、二次更衣室及洗衣洁具间；非洁净控制区应当包括普通更衣室、用药医嘱审核、打印输液标签、摆药贴签核对、成品输液核对与包装、配送和清洁间等区域；辅助工作区应当包括药品二级库、物料贮存库、药品脱外包区、转运箱/转运车存放区、综合性会议示教区与休息室等。

表 10 - 4　PIVAS 基本功能区的划分及功能

功能区	功能
排药准备间	摆放拆开外包装的输液、注射用药品等，不允许带有纸盒的药品进入；准备次日需要配置的药品
审方打印间	审阅输液处方，确保药物的相容性、稳定性及合理性，打印输液标签
核对、包装间	核对已配好的药品，确认药品种类、剂量无误，药剂无沉淀、异物、变色等，输液容器无渗漏
一次更衣间	洗手、换鞋、一次更衣
二次更衣间	换洁净服、戴口罩、手套等
药物配置间	摆放层流工作台，药物配置。可根据需要分为细胞毒药物、抗生素类药物配置间和静脉营养药物及其他药物配置间
二级药库	储存药品

在空间充足的情况下，应尽可能考虑配备其他区域，如办公室、洁具间、休息室、会议室等。

（三）静脉药物调配中心（室）感染管理

静脉药物调配中心（室）应当由医疗机构药学部门统一管理。医疗机构药事管理与药物治疗学委员会和药事管理质控组织负责监督和检查。

1. 人员管理

（1）清洁消毒管理　　PIVAS 由药剂人员、护理人员、工勤人员构成。控制室内人员进出和活动是 PIVAS 感染管理的重要环节。凡进入 PIVAS 的人员应按规定更衣、换专用鞋，只有经过批准或经过专门培训的人员才能进入洁净区。进入洁净区的人员必须按人员消毒、更衣要求清洗并消毒双手，戴上一次性无菌帽、口罩和鞋套，穿上无尘无菌防静电连体衣服，戴无菌无粉乳胶手套，经缓冲区后才能进入洁净区，并应严格按照无菌技术操作规程配药。工作人员进入配置间后要尽量一次完成配置工作，避免不必要的走动和频繁进出，以保证洁净室内相对密封状态，维持正压。配置人员应当有健康档案，定期体检。传染病、皮肤病患者和体表有伤口者不得从事药物配置工作。

（2）知识和技能要求　PIVAS 工作量大、责任重大。所有工作人员必须进行专门严格的岗前培训，实行准入制度，确保其明确工作的意义与责任，掌握岗位技术操作技能。PIVAS 负责人应当由具有药学专业本科及以上学历、药学专业中级及以上药学专业技术职务任职资格，有药学调剂工作经验和管理能力的药师担任；负责用药医嘱审核的人员应当具有药学专业本科及以上学历、药师及以上药学专业技术职务任职资格、具有 3 年及以上静脉用药集中调配工作经验，接受过处方审核岗位专业知识培训并考核合格；负责摆药贴签核对、加药混合调配的人员，应当具有药士（护士）及以上专业技术职务任职资格；负责成品输液核对的人员，应当具有药师及以上专业技术职务任职资格；从事静脉用药集中调配工作的药学专业技术人员，均应当经岗位专业知识和技术操作规范培训并考核合格，每年应当接受与其岗位相适应的继续医学教育。

表 10 - 5　静脉药物配置中心工作人员要求

工作人员	要求	工作内容
药剂人员	熟悉了解注射药物的药理作用、配伍禁忌、相容性、稳定性和用法用量等	医嘱接受、审方、定批次、排药、校对药品管理等
护理人员	熟悉了解注射药物的基本药理作用，具备无菌观念，熟练掌握相应技术	药物配置、工作间及用具的清洁消毒等
工勤人员	熟悉 PIVA 布局和医院科室分布情况，并有强烈的责任感	环境清洁、药物拆包、上架、包装、运送等非技术工作

2. 环境管理

（1）环境要求

1）PIVAS 应当根据本医疗机构床位、日调配工作量设计其规模，并根据调配药品品种、外部环境状况等配置空调净化系统，使净化区内的有效通风以及温度、湿度控制和空气净化过滤符合规范，确保净化区环境的质量要求。

2）PIVAS 应当根据药物性质分别建立不同的送、排/回风系统。洁净间内的气流循环模式、送风口和排/回风口数量和位置应当满足不同洁净调配操作间对环境的需求。

3）PIVAS 应当配置水平层流洁净台、生物安全柜、网络信息系统、医用冰箱等相应设备，水平层流洁净台和生物安全柜应当符合国家标准，且生物安全柜应当选用 Ⅱ 级 A2 型号。

4）PIVAS 洁净区的洁净度、噪声、静压差、温度、相对湿度及工作区域照明度等进行检测与现场验收，符合规定后方可投入使用。

（2）净化系统设计要求

1）洁净级别要求　一次更衣室、洁净洗衣洁具间为 D 级（十万级）；二次更衣室、调配操作间为 C 级（万级）；生物安全柜、水平层流洁净台为 A 级（百级）。洁净区洁净标准应符合国家相关规定，经检测合格后方可投入使用。

2）换气次数要求　D 级（十万级）≥15 次/小时，C 级（万级）≥25 次/小时。

3）静压差要求　①电解质类等普通输液与肠外营养液洁净区各房间压差梯度：非洁净控制区＜一次更衣室＜二次更衣室＜调配操作间；相邻洁净区域压差 5～10Pa；一次更衣室与非洁净控制区之间压差≥10Pa；②抗生素及危害药品洁净区各房间压差梯度：非洁净控制区＜一次更衣室＜二次更衣室＜抗生素及危害药品调配操作间；相邻洁净区域压差 5～10Pa；一次更衣室与非洁净控制区之间压差≥10Pa；③调配操作间与非洁净控制区之间压差≥10Pa。

3. 物品管理　是不可忽略的感染控制环节，药品必须拆除包装并消毒表面才能传递到排药间，各区用物应严格区分，固定使用，不可相互传递混用。在排药间内将所需配置的药物放进用 75% 乙醇消毒后的容器中，从控制区侧放入传递窗内，经紫外线消毒 30 分钟后由洁净区内的操作人员取出；操作人员完成药物配置后，将药物放入容器，从洁净区侧放入传递窗内，由控制区侧的操作人员取出。避免同时开放窗口，室内物品存放数量尽量控制在最小范围。配置好的药液瓶口做无菌封装处理后，通过专用通道密闭送至各病区。

4. 感染管理监测

（1）洁净环境监测　在日常维护基础上，至少每 3 个月通过取样对不同洁净级别区域进行空气监测、物体表面监测，以评估洁净区域环境质量状况。①空气监测：连续测定不同洁净级别区域空气中微生物和尘埃粒子数量，评估空气质量，以保证洁净的环境状况。②空气中尘埃粒子监测：采用计数浓度法监测洁净区悬浮粒子，即通过测定洁净区内单位体积空气中含大于或等于某粒径的悬浮粒子数，以评定洁净区的洁净度。

（2）物体表面监测　为控制污染风险，评估洁净区域物品洁净度质量状况，应每 3 个月对水平层流洁净台、生物安全柜等物体表面进行一次微生物检测。一般采用静态检测，在当日工作结束，清洁消毒后进行，采取擦拭采样法、拭子采样法、印压采样法等通过细菌培养。

（3）设施、仪器设备检测与维护　应当按规范切实加强日常管理工作，执行落实设施、仪器设备维护保养制度，做好日常维护保养工作。①洁净区仪器设备检测与维护：检测仪器应每年进行一次校正；洁净区应每日至少进行一次整体的常规性巡视检查，以确认各种仪器设备与设施处于正常工作状态；水平层流洁净台和生物安全柜应每年进行一次各项参数的检测，并根据检测结果进行维护和调整；应定期检查水平层流洁净台预过滤器的无纺布滤材，并进行清洁消毒或更换；水平层流洁净台高效空气过滤器应定期检测。生物安全柜下降风速偏离正常值范围或菌落数监测指标结果不达标时，应及时更换高效空气过滤器，并请具有此专业资质的企业协助完成，更换后再次进行检测，合格后方可使用。②空气处理机组检测与维护：空气处理机组、新风机组应依据周围环境和当地空气质量状况制定定期检查制度；新风机组风口滤网，每个月清洁一至三次；初效过滤器，每个月检查清洁一次，2～4 个月更换一次，如发现污染和堵塞应及时更换；中效过滤器，每 2 个月检查清洁一次，3～6 月更换一次，如发现污染和堵塞应及时更换；末端高效过滤器，每年检查一次，使用 2～3 年更换，高效过滤器更换后应及时对洁净区进行洁净度检测，合格后方可投入运行使用；定期检查回风口过滤网，每日擦拭回风口，每周清洁一次，每年更换一次，如遇特殊污染，应及时检查更换，并用消毒剂擦拭回风口内表面。

（4）其他　成品输液质量监测，医疗废物管理等的管理与监测。

目标检测

答案解析

1. 简述医院感染的概念。

2. 简述医院感染常见的原因与影响因素。

3. 论述医院预防和控制感染的护理措施。

4. 案例分析：某医院的手术室建在医院外科楼（17 层）的 5 层，因医院条件有限，更衣室出入一个通道，进入手术区时需二次换鞋，但有些手术和麻醉医师经常不换鞋直接进入手术区，而且医院每天有见习学生参观手术，每个手术间有术者、麻醉师、护士、进修医师、见习学生 15 人左右，人员进出，手术间的门总是关不住，术者的手术衣有时出现孔洞，手术医师在进行外科手消毒时总是嫌麻烦，简单洗手或直接戴 2 副手套；接台手术有时清洁完直接接台手术。这个手术室的 SSI 高于其他同级医院水平。

　　讨论：（1）此手术室存在哪些院内感染的问题？

　　　　　（2）如果你是手术室的护士长应该采取哪些措施预防院内感染的发生？

书网融合……

本章小结　　　　　　微课　　　　　　题库

第十一章 护理工作中的法规与制度

学习目标

知识要求：

1. 掌握 建立护理规章制度的基本原则和实施要点。

2. 熟悉 护理工作中潜在的法律问题。

3. 了解 卫生法的概念、特点、分类以及我国卫生法体系；护理法的分类和基本内容；护理立法的目的和意义；与护理工作相关的法律、法规的基本内容；护理规章制度的概念和分类。

技能要求：

具备识别护理工作中潜在的法律问题的能力。

素质要求：

在护理工作中，具有仁爱、同情、道德与责任感。

案例引导

案例 患者，男，71岁，脊柱侧弯矫形术后2天，病房责任护士带领一名刚过试用期的徐护士护理此患者。徐护士在其他省医院工作3年后来到此医院，但护士执业地点尚未变更。责任护士在更换另一房间患者的液体时，徐护士自行为此患者更换液体，更换时仅核对了患者床号，等责任护士去床旁核对液体时，发现徐护士错将他人的液体输给了该患者。

讨论 1. 本案例中责任护士和徐护士是否触及法律问题？

2. 护士在执业过程中如何使自己的行为符合法律规范？

随着社会经济发展，人们的法律观念日益增强，对护理质量的要求越来越高，同时也对护理管理者提出了更高的挑战。因此，护理管理者必须高度重视增强护士的法律意识，使护士做到知法、守法，有效地避免护理纠纷。

PPT

第一节 护理法规建设

一、我国的卫生法体系

（一）卫生法的概念和特点

卫生法（health laws）是指由国家制定或认可，并由国家强制力保证实施的，在保护人体健康活动中具有普遍约束力的社会规范的总和。其规范形式包括专门的法律、法规、规章及宪法和其他法律规范中与之相关的条款。其中，行政法律规范构成卫生法的主体。卫生法还包括民事法律规范，如调整医患关系的规范和刑事法律规范。卫生法的特点如下。

1. 富有变动性 卫生法是由宪法、法律、行政性法规等众多的法律文件所构成，是以有关卫生防疫、医疗、卫生事务为调整对象，而这些事项本身经常变化，并时常有突发性的公共卫生事件发生，因而其调整的范围具有不稳定性，表现形式多样化。

2. 具有广泛性 卫生法的内容从卫生行政组织、卫生行政管理、卫生行政监督、医院管理、医护资格、卫生行政执法等都作了具体的规定，涉及社会的多个领域，具有广泛性。

（二）我国的卫生法体系

随着我国法制建设的健全，卫生法制建设进一步加强，已初步形成了卫生法体系。卫生法体系主要是由公共卫生与疾病防治法、医政法、药政法、妇幼卫生法等组成。医政法是卫生法中很重要的一部分，我国的护理法属于医政法律体系的一部分。

医政法是指国家制定的用以规范国家医政活动和社会医事活动，调整因医政活动而产生的各种社会关系的法律法规的总称。医政法具有 4 个特点：①以保护公民的生命健康权为根本的宗旨；②跨越卫生法和行政法两大法律体系；③社会管理功能显著；④技术规范多。目前，我国还没有一部医政管理法，而是由有关医政、药理的法律、法规、规章等法规性文件和有关规范性文件以及相关的法律制度共同组成医政管理法律体系。

二、护理法 📱 微课1

护理法起源于 20 世纪初。1919 年英国公布了《英国护理法》，随后，荷兰、芬兰、意大利、波兰等国也相继公布了护理法。1947 年国际护士委员会发表了一系列有关护理立法的专著。1953 年，世界卫生组织（WHO）发表了第一份有关护士立法的研究报告。1968 年，国际护士委员会特别设立了一个立法委员会，制定了护理立法史上划时代的文件《系统制定护理法规的参考指导大纲》，为各国护士立法涉及的内容提供了权威性的指导。至 1984 年，WHO 调查报告，欧洲 18 国、西太地区 12 国、中东 20 国、东亚 10 国及非洲 16 国，均已制定了护理法规。

在我国，1936 年国民政府卫生署发布了《护士暂行规则》。1948 年，在广州召开的第三届中国护士学会全国会员代表大会上，由国民政府卫生部徐蔼诸提出"护士法草案提请商讨案"，经大会开会讨论一致通过，但由于国内战事未付诸实施。1949 年后，我国的护理事业不断发展壮大。1982 年卫生部在发布的《医院工作制度》和《医院工作人员职责》中，规定了护理工作制度和护士的职责。1985 年，卫生部起草《中华人民共和国护士法》，并以多种形式广泛征求意见及建议，对草案进行了修改与完善。1993 年 3 月 26 日，卫生部颁布了《中华人民共和国护士管理办法》，确立了护士执业资格考试制度和护士执业许可制度。2002 年，国家分别颁布了《医疗事故处理条例》《医疗事故技术鉴定暂行办法》《医疗事故分级标准（试行）》《医疗机构病历管理规定》和《病历书写基本规范》。2008 年 1 月 23 日国务院颁布了《护士条例》，5 月 4 日卫生部颁发《护士执业注册管理办法》于 2008 年 5 月 12 日正式施行，2010 年，卫生部、人力资源和社会保障部颁布了《护士执业资格考试办法》。根据 2020 年 3 月 27 日《国务院关于修改和废止部分行政法规的决定》对《护士条例》完善修订，标志着我国护理管理工作逐步走上法制化道路。

护理法规的制定和完善对于我国发展护理事业，促进护理学科的发展，加强护士队伍建设，加强护士管理，提高护理质量，保障医疗护理安全，保护护士的合法权益，重视和发展护士在医疗、预防、保健和康复工作中的作用是十分必要的。

（一）护理法的分类与基本内容

护理法（nursing laws）是指国家、地方及专业团体等颁布的有关护理教育和护理服务的一切法令、法规的总和。护理法中确立了护理的概念、独立性教育制度，规定了护理活动的内容、教师资格、护士资格考试及注册制度、护士的执业及行政处分原则等。它的规定受国家宪法的制约，既包括国家立法机关颁布的护理法规，也包括地方政府的有关法令。

1. 护理法的分类   各国现行的护理法规，基本上可以分为以下几大类。

（1）是国家主管部门通过立法机构制定的法律法规。可以是国家卫生法的一个部分，也可以是根据国家卫生基本法制定的护理专业法。

（2）是根据卫生法，由政府或地方主管部门制定的法规。

（3）是政府授权各专业团体自行制定的有关护士资格的认可标准和护理实践的规定、章程、条例等。

除上述 3 类以外，劳动法、教育法、职业安全法乃至医院本身所制定的规章制度等，都对护理实践具有重要影响。

2. 护理法的基本内容

（1）总纲   阐明护理法的法律地位、护理立法的基本目标、立法程序的规定、护理的定义、护理工作的宗旨与人类健康的关系及其社会价值等。

（2）护理教育   包括教育种类、教育宗旨、专业设置、编制标准、审批程序、注册和取消注册的标准和程序等，也包括对入学的护生的条件、护校学制、课程设置，乃至课时安排计划、考试程序及护校一整套科学评估的规定等。

（3）护士注册   包括有关注册种类、注册机构、本国或非本国护理人员申请注册的标准和程序，授予从事护理服务的资格或准予注册的标准等详细规定。

（4）护理服务   包括护理人员的分类命名，各类护理人员的职责范围、权利义务、管理系统及各项专业工作规范、各类护理人员应达标准的专业能力、护理服务的伦理学问题等，还包括对违反这些规定的护理人员进行处理的程序和标准等。

（二）护理立法的目的与意义

1. 维护护理人员权益   通过护理立法，明确了护士的地位、作用和职责范围，护士在行使护理工作的权利、义务时，可最大限度地受到法律的保护，任何人都不可随意侵犯和剥夺。

2. 规范护理人员职业行为   护理法规定的护理道德规范为护理人员从事护理实践提供了行为准则。护理人员有义务依据有关法律、法规、制度进行工作，其工作行为受国家行政机构监督。如《护士条例》《医院护理工作制度》等对护理工作的具体事项、方法、标准等直接作出规定。

3. 维护护理服务对象的合法权益   护理法规定了护士的义务，护理人员在从事护理服务工作时必须无条件地保障公民的权力，应以高度责任心为患者服务。无法律的许可，不得以任何借口拒绝护理、抢救患者。在医疗差错、事故发生后，不得弄虚作假，伪造病历及其他证据材料，不得侵犯护理对象的权利。护理法对护理对象的权益起到了保护作用。

4. 促进护理管理科学化发展进程   护理法集中了最先进的法律思想的护理观，通过护理立法制定的一系列制度、标准、规范，使护理管理纳入规范化、标准化、专业化、现代化的轨道，确保护理质量和护理安全。如护士执业考试制度的建立促进了护理教育质量的提高，提高了护士质量，促进了护理队伍的专业化建设。

第二节　与护理工作相关的法律、法规及法律问题

PPT

法律、法规直接或间接约束着护士的行为规范，保障着患者的安全。护士在工作中，除了应熟知国家法律条文，更应明白工作中潜在的法律问题，以便自觉地遵纪守法，必要时保护自己的一切合法权益，维护法律的尊严。

一、与护理工作相关的法律、法规 微课2

我国最早出现的与护理工作相关的法律、法规是 1994 年颁布的《中华人民共和国护士管理办法》，2008 年 5 月 1 日国家卫计委正式实施了《中华人民共和国护士条例》。其他与护理工作相关的法律、法规有《中华人民共和国执业医师法》《中华人民共和国药品管理法》《中华人民共和国献血法》《侵权责任法》《医疗事故处理条例》《医疗卫生机构医疗废物管理办法》等。以下介绍几种和护理工作密切相关的法律、法规。

（一）护士条例

《护士条例》于 2008 年 1 月 23 日国务院第 206 次常务会议通过，2008 年 5 月 12 日起正式施行，2020 年 3 月 27 日完善修订。本条例从护士的执业注册、护士的权利与义务、医疗卫生机构的职责和法律责任等方面进行详细的规定。从立法层面维护护士的合法权益，明确护士的权利、义务及执业规则，保障医疗安全和人民群众的健康。《护士条例》的施行填补了我国护士立法空白，对于保障护士合法权益、强化医疗卫生机构管理职责、规范护士行为，促进护理事业发展具有重要意义。

1. 护士执业注册应具备基本的条件 护理工作直接关系到服务对象的身体健康和医疗安全。为保证从事护理专业的护士真正具有保障患者健康和医疗安全的水准，必须要求只有接受专业训练并经专业注册考试，取得护士执业证书的人员才能从事护理工作。按照《护士条例》要求，申请护士执业注册应当具备完全民事行为能力、获取相应的学历证书、通过护士执业资格考试、符合规定的健康标准 4 个基本条件。

⊕ **知识链接**

民事行为能力

民事行为能力是指民事主体通过自己的行为取得民事权利、承担民事义务的资格。根据《民法通则》民事行为能力包括完全民事行为能力、限制民事行为能力和无民事行为能力三种。完全民事行为能力人是指 18 周岁以上的公民成年人，或者 16 周岁以上不满 18 周岁，以自己的劳动收入为主要生活来源的公民，均视为完全民事行为能力人。

---

2. 申请延续及变更注册

（1）延续注册 根据《护士条例》规定，护士执业注册有效期为 5 年。执业期满需要继续执业的，应当在护士执业注册有效期满前 30 日向执业地省、自治区、直辖市人民政府卫生主管部门申请延续注册，延续执业注册有效期为 5 年。对不具备《护士条例》规定条件的，不予延续。

（2）变更注册 护士在其执业注册有效期内变更执业地点的，应当办理变更注册。变更注册应当提交《护士变更注册申请审核表》以及申请人的《护士执业证书》。注册部门应当自受理之日起 7 个工作日内为其办理变更手续。对不具备条件的，不予延续，需书面说明理由。

3. 护士的权利

（1）保障护士的工资、福利待遇 被当作护士的第一项权利。护士执业，按照国家规定应获取工资报酬、享受福利待遇、参加社会保险。任何单位或者个人不得克扣护士工资，降低或者取消护士福利待遇。

（2）卫生防护与医疗保健服务 护士执业，有获得与其所从事的护理工作相适应的卫生防护、医疗保健服务的权利。医疗机构有为护士提供卫生防护用品，采取有效的卫生防护措施、医疗保健措施的责任。对从事直接接触有毒有害物质、有感染传染病危险工作的护士，有依照有关法律、行政法规的规定获得赔偿的权利。患职业病者，有依照法律、行政法规的规定获得赔偿的权利。

（3）职称晋升和参加学术活动的权利　护理工作属于专业技术工作，国家依法设立有护士的专业技术职务。《条例》第 14 条明确规定："护士有按照国家有关规定获得与本人业务能力和学术水平相应的专业技术职务、职称的权利；有参加专业培训、从事学术研究和交流、参加行业协会和专业学术团体的权利。"

（4）接受教育和参加培训的权利　为了避免医疗机构为压缩和减少医院开支，不给或者限制给护士提供培训的机会，《条例》中明确规定了医疗机构在护士培训中的义务。《条例》第 24 条规定："医疗卫生机构应当制定、实施本机构护士在职培训计划，并保证护士接受培训"。《条例》第 30 条还规定："医疗卫生机构未制订、实施本机构护士在职培训计划或者未保证护士接受培训的，由县级以上地方人民政府卫生主管部门依据职责分工责令限期改正，给予警告"。接受培训既是护士的权利，也是护士的义务。

（5）执业知情权、建议权　护士作为医疗机构的主体，作为医疗行为的主要参与者，在执业上应当享有与医师同样的权利。护士有获得疾病诊疗、护理相关信息的权利和其他与履行职责相关的权利。同时，护理人员作为国家认可的医疗卫生技术专业人员，在实际工作中可能会发现医疗卫生工作中的问题，因此他们有权利向医疗卫生机构和卫生主管部门提出意见和建议。这也是宪法赋予公民的言论自由、参政议政的权利的具体体现。

（6）护士的其他职业权利　在岗护士培训、医疗机构配备护理人员的比例、政府对护理人员表彰等方面，也体现了对护理人员权利的保障。对在护理工作中作出杰出贡献的护士，应当授予全国卫生系统先进工作者荣誉称号或者颁发奖章，受到表彰、奖励的护士享受省部级劳动模范、先进工作者待遇，对长期从事护理工作的护士应当颁发荣誉证书。

4. 护士的义务

（1）依法执业义务　护士执业过程中通过法律、法规、规章及诊疗技术规范的约束，履行对患者、患者家属及社会的义务。《条例》第 16 条明确规定："护士执业应当遵守法律、法规、规章和诊疗技术规范的规定。"这是护士执业的最基本的准则。如完成护理工作的人必须具有护士执业资格，严格按照规范进行护理操作；认真执行医嘱，注重与医师之间相互沟通交流；为患者提供良好的环境，确保其安全和舒适；主动征求患者及其家属的意见，及时改进工作中的不足；积极开展健康教育，指导人们建立正确的卫生观念并培养健康行为，加强民众对健康的重视，促进地区或国家健康保障机制的建立和完善等。

（2）紧急处置义务　《条例》第 17 条明确规定："护士在执业活动，发现患者病情危急，应当立即通知医师；在紧急情况下为抢救垂危患者生命，应当先行必要的紧急救护。"

（3）医嘱审核义务　护士的医疗行为直接表现为执行医嘱，护士是医嘱的执行者、也是医嘱的审阅者。护士发现医嘱违反法律、法规、规章或者诊疗技术规范规定的，应及时向开具医嘱的医师提出，必要时向上级医师进行汇报。因此，护士在执行医嘱的过程中如果发现以下情况：医嘱书写不清楚，医嘱书写有明显错误（包括医学术语错误和剂量、用法错误），医嘱内容违反诊疗常规、药物使用的规则，医嘱内容与平常医嘱内容有较大的差别，其他医嘱错误或者有疑问等情况，应当首先要求开出医嘱的医师核实情况，如果提出疑问后医师未予理睬，或找不到开出医嘱的医师时，护士应向该医师所在科室的负责人或医疗机构负责医疗服务管理的人员报告。

（4）尊重患者关爱患者，保护患者隐私的义务　患者的隐私权是一项基本的人格权，我国法律明确规定予以保护，侵犯他人隐私权的行为应当承担相应的法律责任。《条例》第 18 条规定："护士应当尊重、关心、爱护患者，保护患者的隐私"。

◀◀

⊕ 知识链接

医院环境下患者的隐私

在医院环境下患者的隐私主要包括以下几个方面：①患者私生活方面的一般信息，包括患者婚姻状况、工作单位、工作性质、家庭住址、配偶情况、电话号码、宗教信仰等。②患者私生活方面的特殊信息，如个人不良嗜好、夫妻性生活、婚外恋情等。③患者身体方面的信息，如患者的病史、疾病诊断（尤其是传染病）、身体缺陷、身体特殊标记等。④患者私人物品，如患者放在病床、床头柜中的物品，尤其是随身携带的手机、挎包等，不得擅自接触，如确实需要移动，可以请患者及其家属自己摆放。⑤患者的私人空间，在病房中患者所生活的场所虽然是医疗机构的公共场所，但是具体到患者使用的部分，应当视为患者的私人空间。护士应当尽可能不要接触患者的抽屉、衣橱、枕头下等。

（5）服从国家调遣的义务　护士是国家的卫生资源，其个人职业具有一定的公益性。在国家遇到突发紧急事件，尤其是发生重大灾害、事故、疾病流行或者其他意外情况时，护士应当服从国家的调遣，参加医疗救护。

5. 护士执业中的医疗卫生机构职责　医疗机构是依照法定程序设立的从事对人的疾病进行诊断、治疗、预防、保健活动的社会组织，其任务是救死扶伤、防病治病，为公民提供健康服务。医院、卫生院、诊所是我国医疗机构的主要形式。《护士条例》中规定了医疗卫生机构三方面的职责。

（1）按照卫健委要求配备护理人员　护士的配备是否合理，直接关系到护理质量、患者安全及医疗质量。根据条例要求，医疗卫生机构配备护士的数量不得低于卫健委规定的护士配备标准。

（2）保障护士合法权益　在我国，护士是在一定的医疗卫生机构中执业，护士义务的履行需要医疗卫生机构直接进行监督，护士权利的实现有赖于医疗卫生机构提供保障。

（3）加强护士管理　①应当按照卫健委的规定，医疗卫生机构应设置专门机构或者配备专职或者人员负责护理管理工作，未取得护士执业证书、未依照规定办理执业地点变更手续及未按规定延续执业注册的人员不得在本机构从事诊疗技术规范规定的护理活动。教学、综合医院的护理临床实习的人员应当在护士指导下开展相关工作。②应当建立护士岗位责任制并进行监督检查。护士因不履行职责或违反职业道德受到投诉的，其所在医疗卫生机构应当进行调查和处理。

（二）医疗事故处理条例

为了更好地保护医患双方合法权益的目的，有助于公平、公正地处理医疗纠纷和事故，国务院发布了《医疗事故护理条例》，该条例于2002年9月1日起执行。条例就医疗事故的范围、鉴定、赔偿和处理作了详细的规定。条例分总则、医疗事故的赔偿、罚则、附则，共7章63条。

1. 医疗事故的构成要素　医疗事故是指医疗机构及其医务人员在医疗活动中，违反医疗卫生管理法律、行政法规、部门规章和诊疗护理规范、常规，过失造成患者人身损害的事故。"医疗事故"的构成至少包括以下几个要素。

（1）医疗事故的主体必须是医疗机构及其医务人员　"医疗机构"是指按照国务院1994年2月发布，2016年2月6日修订的《医疗机构管理条例》取得医疗机构执业许可证的机构。"医务人员"是指依法取得职业资格的医疗卫生专业技术人员，如医师、护士等。"医疗事故"即指依法取得执业许可或者职业资格的医疗机构及其医务人员在其合法的医疗活动中发生的事故。根据条例，护士可能成为医疗事故的主体之一。

（2）主观上必须存在诊疗护理过失　过失与故意是行为人两种不同的心理状态，过失是由于疏忽大意或过于自信而导致不希望发生的危害结果发生。故意是指行为人明知自己的行为会造成危害社会的结果，并且希望或者放任这种结果发生的心理状态。故意是行为人对所追求的危害结果希望看到并积极追求。医疗事故的主体在主观上必须是过失，这种过失主要表现在医疗机构及其医务人员在诊疗活动中违反医疗卫生管理制度、行政法规、部门规章和诊疗护理规范。

（3）过失造成患者人身损害　两个含义：一是"过失"造成的，即是医务人员的过失行为，而不是有伤害患者的主观故意；二是对患者要有"人身损害"后果。过失行为和后果之间存在因果关系。虽然存在过失行为，但是并没有给患者造成损害后果，这种情况不应该被视为医疗事故；虽然存在损害后果，但是医疗机构和医务人员并没有过失行为，也不能判定为医疗事故。这种因果关系的判定，还关系到追究医疗机构和医务人员的责任，确定对患者的具体赔偿数额等。

以上3个条件必须同时存在，缺一不可，违反行为必须是发生在医疗活动中。

2. 医疗事故的分级　《医疗事故处理条例》第4条规定，根据对患者人身造成的损害程度，将医疗事故分为四级。

（1）一级医疗事故　造成患者死亡、重度残疾的，可分为甲等和乙等两个等级；甲等是指造成患者死亡；乙等是指造成患者重要器官缺失或功能完全丧失，其功能不能代偿，存在特殊医疗依赖，生活完全不能自理，如植物人状态、极重度智能障碍等。

（2）二级医疗事故　造成患者中度残疾、器官组织损伤导致严重功能障碍的。

（3）三级医疗事故　造成患者轻度残疾、器官组织损伤导致一般功能障碍的。

（4）四级医疗事故　造成患者明显人身损害的其他后果。

3. 医疗事故的预防和处置　条例第2章规定："医疗机构有责任做好医疗事故的预防和处置"。条例明确规定病历书写在预防和处置医疗事故中的重要性，要求要保持病历完整，严禁涂改、伪造、隐匿、销毁或者抢夺病历资料；规定了患者的知情权，要求在医疗活动中，医疗机构及其医务人员应当将患者的病情、医疗措施、医疗风险等如实告知患者，及时解答其咨询；患者有权复印或者复制其门诊病历、住院证、体温单、医嘱单、化验单（检验报告）、医学影像检查资料、特殊检查同意书、手术同意书、手术及麻醉记录单、病理资料、护理记录及国务院卫生行政部门规定的其他病历资料等。关于医疗事故的预案及报告制度，条例规定医务人员在医疗活动中发生或者发现医疗事故、可能引起医疗事故的医疗过失行为或者发生医疗事故争议的，应当立即逐级上报，立即进行通报、解释。发生或发现医疗过失行为，医疗机构及其医务人员应当立即采取有效措施，避免或者减轻对患者身体健康的损害，防止损害扩大。

4. 医疗事故的技术鉴定　条例规定了医疗事故技术鉴定的法定机构是各级医学会。根据《医疗事故技术鉴定暂行办法》及其他相关规定，委托鉴定的途径共有以下3种：医患双方共同委托、行政委托、司法委托。医学会不接受医患任何单方的申请，也不接受非法行医造成的人身损害，由医学会出具医疗事故技术鉴定书。技术鉴定主要是分析：医疗行为是否违反医疗卫生管理法律、行政法规、部门规章和诊疗护理规范、常规；医疗过失行为与人身损害后果之间是否存在因果关系。技术鉴定结论主要包括：医疗事故等级；医疗过失行为在医疗事故损害后果中的责任程度；对医疗事故患者的医疗护理医学建议。

⊕ **知识链接**

医疗过失行为责任程度

医疗事故中医疗过失行为责任程度分为：①完全责任，指医疗事故损害后果完全由医疗过失行为造成；②主要责任，指医疗事故损害后果主要由医疗过失行为造成，其他因素起次要作用；③次要责任，指医疗事故损害后果主要由其他因素造成，医疗过失行为起次要作用；④轻微责任，指医疗事故损害后果绝大部分由其他因素造成，医疗过失行为起轻微作用。

由于医学自身的局限性或其他原因，仍然使患者遭受不良后果，第 33 条规定了不属于医疗事故的几种情形：①在紧急情况下为抢救垂危患者生命而采取紧急医学措施造成不良后果的。②在医疗活动中由于患者病情异常或者患者体质特殊而发生医疗意外的。③在现有医学科学技术条件下，发生无法预料或者不能防范的不良后果的。④无过错输血感染造成不良后果的。⑤因患者原因延误诊疗导致不良后果的。⑥因不可抗力造成不良后果的。

5. 罚则 条例在罚款中规定了对造成医疗事故的医疗机构与医务人员的处罚。包括：医务人员由于严重不负责任，造成就诊人死亡或者严重损害就诊人身体健康的，处 3 年以下有期徒刑或者拘役。该条文的罪名为（重大）医疗事故罪。以下情形属于对医疗机构违反相关规定的行政处罚：①未如实告知患者病情、医疗措施和医疗风险的。②没有正当理由，拒绝为患者提供复印或者复制病历资料服务的。③未按照国务院卫生行政部门规定的要求书写和妥善保管病历资料的。④未在规定时间内补记抢救工作病历内容的。⑤未按照本条例的规定封存、保管和启封病历资料和实物的；⑥未设置医疗服务质量监控部门或者配备专（兼）职人员的。

（三）侵权责任法

《侵权责任法》由中华人民共和国第十一届全国人民代表大会常务委员会第十二次会议于 2009 年 12 月 26 日通过，自 2010 年 7 月 1 日起实行，共 12 章 92 条，前 4 章为一般侵权责任，5～11 章为特殊侵权责任。该法主要解决民事权益受到侵害时所引起的责任承担问题。第 7 章是医疗损害责任，共 11 条，对明确医疗损害责任，化解医患矛盾纠纷有着重要意义。本章明确了医疗损害责任的归责原则（第 54 条）、医务人员的过错界定（第 57 条）、医疗机构的过错推定（第 58 条）和医疗机构的免责事由（第 60 条）。此外，本章对医疗损害责任的其他一些重要内容也作了规定，包括患者的知情同意权及其例外（第 55 条、第 56 条），药品和血液等造成患者损害的责任（第 59 条），医疗机构填写、保管并向患者提供病历资料的义务（第 61 条），保护患者隐私权的义务（第 62 条），不得过度检查的义务（第 63 条）以及医疗机构和医务人员的合法权益保护（第 64 条）等。

1. 医疗损害责任的归责原则 《侵权责任法》第 54 条规定，患者在诊疗活动中受到损害，医疗机构及其医务人员有过错的，由医疗机构承担赔偿责任。"侵权责任法规定责任主体是医疗机构。虽然医疗损害责任的行为人是医疗机构及其医务人员，但后者的行为属于执行工作的行为，所以侵权责任均由医疗机构承担。

2. 医务人员的说明告知义务 《侵权责任法》第 55 条规定，医务人员在诊疗活动中应当向患者说明病情和医疗措施。需要实施手术、特殊检查、特殊治疗的，医务人员应当及时向患者说明医疗风险、替代医疗方案等情况，并取得其书面同意；不宜向患者说明的，应当向患者的近亲属说明，并取得其书面同意。医务人员未尽到前款义务，造成患者损害的，医疗机构应当承担赔偿责任。本法明确规定医务人员的"说明义务"和患者的"同意权"，体现了对患者自主决定权的尊重。

《侵权责任法》同时也对紧急情况下的告知进行了规定，因抢救生命垂危的患者等紧急情况，不能取得患者或者其近亲属意见的，经医疗机构负责人或者授权的负责人批准，可以立即实施相应的医疗措施。就是说在抢救危急患者等紧急情况下，虽然没有患者同意，经医院负责人同意，也可以进行紧急抢救。

3. 医疗机构的过错推定 第 58 条对医疗机构的过错推定进行了详细描述。患者有损害，因下列情形之一的，推定医疗机构有过错。

（1）违反法律、行政法规、规章及其他有关诊疗规范的规定。

（2）隐匿或者拒绝提供与纠纷有关的病历资料。

（3）伪造、篡改或者销毁病历资料。

4. 医疗机构不承担责任的情形　《侵权责任法》第 60 条规定，以下 3 种情况医疗机构不承担责任。

（1）患者或者其近亲属不配合医疗机构进行符合诊疗规范的诊疗。

（2）医务人员在抢救生命垂危的患者等紧急情况下已经尽到合理诊疗义务。

（3）限于当时的医疗水平难以诊疗。

5. 患者的隐私权　《侵权责任法》第 62 条规定，医疗机构及其医务人员应当对患者的隐私保密。泄露患者隐私或者未经患者同意公开其病历资料，造成患者损害的，应当承担侵权责任。临床常见的侵犯患者隐私权的情况如下：未经患者许可而允许学生观摩；未经患者同意公开患者资料；乘机窥探与病情无关的身体其他部位；其他与诊疗无关故意探秘和泄漏患者隐私。但如果患有传染病、职业病及其他涉及公共利益和他人利益的疾病就不应当隐瞒。

二、护理工作中潜在的法律问题

1. 侵权行为　是指行为人故意或者过失侵害他人权利的不法行为或故意违背公共秩序、道德准则而加害于他人的不当行为。在诊疗、护理工作中，因医务人员诊疗护理的过错，致使病员死亡、残废、组织器官损伤，导致功能障碍或者其他人身损害的，为医疗过错侵权行为，应当承担民事责任。患者在诊疗过程中享有平等医疗的权利、有拒绝治疗的权利、有要求保密的权利、有参与评估的权利、有监督维护自己医疗权利实现的权利，护士应维护患者所享有的权利。例如，患者的隐私是个人不愿被外人所知的个人情况，如果随意谈论并扩散，则应视为侵犯了患者的隐私权。

2. 过失与渎职罪　个人由于疏忽或者懈怠而未尽合理义务的称为过失。工作中应做到的没有做到，应观察到的没有观察到，未将观察的病情作出及时、正确的书面记录，口头医嘱执行不记录，工作不细致造成失误。渎职罪是指护士严重不负责任，以致患者遭受重大损失的行为。如一例外伤性鼻出血患者住院治疗，由于医嘱单记录出现疏漏，患者起诉医院同一时间内有两份不同医嘱单，医院被追究法律责任。如护士因疏忽大意而错给一位未做过青霉素皮试的患者注射了青霉素，若该患者幸好对青霉素不过敏，那么该护士只是犯了失职过错。假若该患者恰恰对青霉素过敏，引起过敏性休克致死，则需追究该护士法律责任，她可能被判渎职罪。

3. 临床护理记录的法律效力　临床护理记录不仅是检查衡量护理质量的重要资料，也是医生观察诊疗效果、调整治疗方案的重要依据。在法律上，临床护理记录具有法律效力，是法律认可的证据。若与患者发生了医疗纠纷或与某刑事犯罪有关，护理记录则成为判断医疗纠纷性质的重要依据，或成为侦破某刑事案件的重要线索。不认真记录，或漏记、错记等均可能导致误诊、误治、引起医疗纠纷。因此，在诉讼之前对原始记录进行添删或随意篡改，都是非法的。严禁涂改、伪造、隐匿、销毁或者抢夺病历资料。

4. 执行医嘱的法律责任　医嘱是医生诊断后提出处置的依据，也是护理人员对患者实施诊断和治疗措施的依据，具有法律效力。一般情况下，护理人员对医生开具的医嘱应一丝不苟地执行，随意更改或无故不执行医嘱应认为是违法行为。如发现医嘱有明显的错误，护理人员有权拒绝执行，并向医生提出质疑和申辩。此外，若明知该医嘱可能给患者造成损害，仍照旧执行，或因疏忽、因业务水平不足未看出错误医嘱酿成严重后果，将与医师共同承担法律责任。

5. 药品管理中的法律问题　药品管理和使用是一个充满潜在性危险的领域，管理和使用不当将引起诸多法律方面的问题。在给药时要确实做到"三查七对"，并且熟悉所使用药物的作用、机制及不良反应。护士用药应严格执行医嘱，并遵守药品管理制度。如麻醉药品临床上只用于晚期癌症或术后镇痛等，护理人员若将这些药品提供给一些不法分子倒卖或吸毒者自用，则这些行为事实上已构成了参与贩毒、吸毒罪。因此，护理管理者应严格抓好这类药品管理制度的贯彻执行，并经常向有条件接触这类药品的护理人员进行法制教育。

6. 语言表达不妥当与医疗纠纷 护理人员没有树立全心全意为患者服务的思想，在与患者接触中缺乏同情心，被询问过多后易产生烦躁情绪，语态失常。还有护士遇到挫折不快时，将不良情绪带到工作中，影响护患语言沟通，一旦病情恶化死亡则易产生医疗纠纷。因此，在与患者进行语言交流时，护士要善于控制自己的情感，使用规范性语言。在沟通过程中态度要真诚，要善于倾听。在回答患者的问题时，应以实事求是的态度，避免信口开河，埋下纠纷隐患。

7. 护生的职责与法律责任 教学是医院的一项职能，通过临床实习培养锻炼学生的实践能力是教学的必然过程。这个过程中因操作不当或未严格执行规章制度出现差错，责任由指导老师承担，护生不负法律责任。但如果学生擅自独立操作造成了患者的损害，则应承担相应的法律责任。因此，护生进入临床实习前，应该明确自己法定的职责范围。

8. 职业保险与法律判决 职业保险是指从业者通过定期向保险公司交纳保险费，使其一旦在职业保险范围内发生责任事故时，由保险公司承担对受损害者的赔偿。保险公司可在政策范围内为其提供法定代理人，以保证其受到法庭的公正审判，参加职业保险是对护理人员自身利益的一种保护。医院作为护理人员的法人代表，对护理人员所发生的任何护理损害行为，也应负有赔偿责任。当患者控告护士，法庭作出判决时，若医院出面承受这个判决，则对护士的判决常常可以减轻，甚至可以免除。因此，医院参加保险，可使护理人员的职业责任保险效能大为增强。

第三节 护理规章制度

护理规章制度是护理工作长期实践的经验总结，是客观工作规律的反映，不仅是护理人员进行护理活动的准则，还是保护患者利益的重要措施，对护理工作和护理人员具有约束力，是实现管理制度化、操作常规化、工作规范化、设置规格化的基础。

一、概述

(一)护理规章制度的概念

护理规章制度是对护理人员在为患者和社会人群服务过程中应当履行的工作职责，享有的工作权限，以及工作程序、工作方法等作出的文字规定。

(二)护理规章制度的意义

1. 规范护理人员的行为，保证护理工作正常运行 护理工作具有细致、复杂、涉及面广等特点，如果没有一个统一的行为规范作为共同的行为准则，护理工作就不能安全有序地进行，护理目标就难以实现。建立科学、系统的护理规章制度，可以使护理人员行为有章可循，保证护理工作正常进行。

2. 协调护理工作，防止护理差错事故 护理工作复杂繁琐，又具有严格的连续性和继承性。护理人员在为患者实施护理的过程中，既需要分工又需要协作。护理规章制度的建立，不但可以使分工更加细致周密，协作更加协调，使群体力量得到充分发挥，提高护理工作效率；同时可以使各项工作，各个时间段、各个人员之间的衔接更加紧密，保证护理工作无缝隙的衔接、延续，预防差错事故的发生，保证护理质量和护理安全。

3. 维护患者权益，提升患者满意度 护理工作的目标是为患者提供优质护理服务，满足患者的需求。规章制度的建立是保证护理目标实现的有力措施。如优质护理服务工作制度、分级护理制度等从各个方面界定了护理服务项目内容，使护理服务内容更为规范和充实，为维护患者权益，提升患者满意度起到了一定的作用。

（三）护理规章制度的分类

常见的护理规章制度有一般管理制度、部门管理制度、护理技术操作规程、护理业务管理制度等。

1. 一般管理制度 是指护理行政管理部门与各科室护理人员需要共同贯彻执行的有关制度。主要包括：护士岗位管理制度，人力资源管理制度，护理核心制度值班、交接班制度，查对制度，分级护理制度，患者入院、出院制度，消毒隔离制度，探视制度，护理风险防范管理制度，差错事故管理制度，护理业务查房制度，药品管理制度等。

2. 业务部门管理制度 是指具体部门的护理人员共同遵守和执行的有关工作制度。主要包括：病房工作制度、门诊工作制度、急诊科（室）工作制度、手术室工作制度、分娩室工作制度、婴儿室工作制度、供应室工作制度、DSA室工作制度、内镜中心工作制度等。

3. 护理技术操作规程 是对护理技术工作的程序、方法和质量等方面作出的规定，是护理技术管理的基本制度。包括基础护理技术操作规程，如铺床、无菌技术、口服给药、吸氧等操作技术规范。其次是专科护理技术操作规程，包括内、外、妇、儿等各专科特有的护理技术操作，如心电监护仪的使用、除颤术、呼吸机的使用等。

4. 护理业务管理常规制度 是指护理业务管理的基本制度，分为一般护理常规和专科护理常规两类。一般护理常规如高热患者的护理常规、疼痛护理常规等。专科护理常规是根据专科疾病特点而制定的特定的护理常规，如骨折患者护理常规、血液透析患者护理常规等。

二、护理规章制度的建立与实施

（一）建立护理规章制度的基本原则

1. 把握基本目的 护理工作是为患者提供服务的，所以在制定任何规章制度时，必须以患者的利益和安全为重，将保护患者利益和安全作为基本出发点，不能因考虑便于工作或便于管理而有所偏离。

2. 体现科学性 规章制度是开展工作的依据和规范，所以必须具有良好的科学性，充分体现工作的基本规律，符合工作的质量要求，包括执行者应具备的基本条件和岗位职责。

3. 保证可行性 规章制度应重点突出，文字简明扼要，便于护理人员理解、记忆和执行。规章制度只有被执行者掌握才能发挥作用，因此不宜内容繁杂、条目过多，应有较好的可行性。工作中必须掌握的重点内容应突出，按工作顺序排列，便于护理人员掌握执行。

4. 注意更新完善 规章制度应在实践的基础上不断修订、不断更新。随着医学与护理学的发展，高新技术在医药卫生领域应用不断增加，医疗仪器设备不断更新，医护人员的水平不断提高，规章制度应注意完善、修订，以便达到规章制度的目的要求。

5. 程序规范 规章制度的制定应按规范程序进行，首先应明确目标和质量标准，起草初稿；其次，应在广泛征求各级护理人员的意见的基础上修订初稿，使之具有较好的群众基础；再次，应先试行，然后经有关领导审核批准执行。

（二）护理规章制度的贯彻实施要点

1. 加强组织领导 制定的规章制度得到贯彻执行，才能发挥作用。因此，各级领导应该予以重视，领导要以身作则。护理指挥系统应该发挥组织领导作用，督促各部门认真贯彻落实。

2. 重视培训工作 贯彻实施规章制度要重视培训工作，使全体护理人员明确执行规章制度的重要性和必要性，充分理解规章制度的科学基础和法律意义，掌握各项规章制度的内容、要求，提高执行的自觉性。

3. 注重部门协作 医院是一个整体，规章制度的贯彻实施需要有关各部门的协作和全体人员的共同努力，包括患者及其家属的理解与配合。

4. 建立监督、指导、反馈机制　护理管理部门应该对临床一线加强监督和指导，特别是对工作的薄弱环节要重点管理。要建立反馈机制，对有章不循或破坏规章制度的情况，要给予纠正；对执行规章制度中存在的问题，要及时研究解决，保证工作正常进行。

答案解析

目标检测

1. 护理立法的目的和意义有哪些？

2. 护士在工作中潜在的法律问题有哪些？

3. 建立护理规章制度的基本原则和实施要点是什么？

4. 案例分析：患儿，男，8 岁。1 小时前因为误用氯氮平 6 片、阿普唑仑 4 片后出现昏迷，送急诊室抢救。入院后检查发现患者处于深昏迷状态，进一步诊断为急性药物中毒。医师开其病危通知书告知家属，并给予洗胃、吸氧等对症处理。同时，当班刘护士给予药物右侧臀部肌内注射，在注射时未按照儿童臀部注射定位方法进行。20 天后患儿因右下肢疼痛行走跛行至某三级甲等医院就诊。查体发现：右髋部外展受限，右股后侧坐骨神经行径叩痛明显，腱反射亢进，肌力、肌张力尚可。肌电图显示为右侧坐骨神经损伤。患方就诊医院医疗行为中的肌内注射位置不当造成患者右侧下肢损害情况申请进行医疗事故鉴定。

讨论：（1）本案是否属于医疗事故？为什么？

　　　（2）分析刘护士的护理行为是否存在过错？

　　　（3）如何防范此类事件的发生？

书网融合……

本章小结

微课 1

微课 2

题库

参考文献

［1］张璐璐. 医院管理学［M］. 北京：人民卫生出版社，2014.

［2］吴欣娟，王艳梅. 护理管理学［M］. 北京：人民卫生出版社，2017.

［3］王倩，张廷辉，杨显东. 自我管理能力训练教程［M］. 北京：中国人民大学出版社，2018.

［4］张晓玲. 突发公共卫生事件的应对及管理［M］. 成都：四川大学出版社，2017.

［5］汪伟全. 突发公共事件应急知识与技能［M］. 北京：北京大学出版社，2021.

［6］饶伟，王继红，李天颖. 卫生法学［M］. 西安：第四军医大学出版社，2014.

［7］谢红，王桂云.《护理管理学》［M］. 北京：北京大学医学出版社，2021.

［8］张育，徐凤霞，李秋萍，等.《国内外护理质量管理模式及应用启示》［J］. 中华现代护理杂志，2021，27（12）：1541－1545.

［9］侯建花. 医院感染预防控制［M］. 天津：天津科技出版社，2019.

［10］杨思进. 医院感染重点部门风险管理实用手册［M］. 成都：四川科技出版社，2020.

［11］蒋飞. 现代医院管理精要［M］. 北京：科学技术文献出版社，2019.

［12］成翼娟，陈忠兰，谷波，等. 我国护理管理20年的发展变化与展望［J］. 中国护理管理，2021，21（9）：1283－1287.

［13］徐向艺. 管理学［M］. 北京：经济技术出版社，2018.

［14］李继平. 护理管理学［M］. 北京：人民卫生出版社，2017.

［15］李小寒. 基础护理学［M］.6版. 北京：人民卫生出版社，2017.

［16］曹世华. 护理信息学［M］. 杭州：浙江大学出版社，2012.

［17］罗爱静. 卫生信息管理学［M］. 北京：人民卫生出版社，2017.

［18］茅一萍，顾玉明. 医院感染预防与控制［M］. 南京：东南大学出版社，2021.

［19］陈爱琴，张静. 医院消毒供应中心设备管理实施指南［M］. 广州：广东科学技术出版社，2020.

［20］徐向艺. 管理学［M］. 北京：经济技术出版社，2018.

［21］沈志莹，钟竹青，丁四清，等. 我国护理管理信息化的研究进展［J］. 中华护理杂志，2020，55（3）：5.

［22］刘小情，陈新忠. 面向行业需求的中国护理人才培养研究［J］. 中国卫生事业管理，2021，38（8）：6.